U0303215

THE ECONOMICS OF PUBLIC HEALTH CARE REFORM IN ADVANCED AND EMERGING ECONOMIES

经济学前沿译丛 / 主编 王宇

〔美〕贝内迪克特·克莱门茨
〔爱尔兰〕戴维·科迪
〔印度〕桑吉夫·古普塔　编
王宇　等译

医保改革的经济学分析

THE ECONOMICS OF PUBLIC HEALTH CARE REFORM IN ADVANCED AND EMERGING ECONOMIES

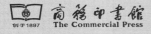

商务印书馆
创于1897　The Commercial Press

2017 年·北京

图书在版编目(CIP)数据

医保改革的经济学分析 / (美)贝内迪克特·克莱门茨,(爱尔兰)戴维·科迪,(印)桑吉夫·古普塔编;王宇等译. —北京:商务印书馆,2017
(经济学前沿译丛)
ISBN 978 - 7 - 100 - 14950 - 1

I. ①医… Ⅱ. ①贝… ②戴… ③桑… ④王… Ⅲ. ①医疗保健制度—体制改革—经济分析—研究 Ⅳ. ①R197.1

中国版本图书馆 CIP 数据核字(2017)第 162859 号

医保改革的经济学分析

〔美〕贝内迪克特·克莱门茨 〔爱尔兰〕戴维·科迪
〔印度〕桑吉夫·古普塔 编
王宇 等译

商 务 印 书 馆 出 版
(北京王府井大街 36 号 邮政编码 100710)
商 务 印 书 馆 发 行
北 京 冠 中 印 刷 厂 印 刷
ISBN 978 - 7 - 100 - 14950 - 1

2017 年 11 月第 1 版　　　　开本 880×1230　1/32
2017 年 11 月北京第 1 次印刷　　印张 16 5/8
定价:49.00 元

推荐者序　全球医改：人类的共同挑战、教训和经验

朱民

在过去数十年中，世界各国在推进医疗服务体系和医疗保险制度建设方面取得了重大成就。人类预期寿命大幅上升，公众健康水平明显提高，医疗服务可得性不断提高，医疗保险制度逐步完善。不过，挑战依然存在。发达国家面临的主要挑战是如何降低公共卫生支出，维持医疗服务的可持续性；发展中国家面临的主要挑战是如何提高医疗服务效率，实现基本医疗全覆盖。

本书作者通过对各国医疗服务体系和医疗保险制度的理论分析、实证研究和国别比较，说明了医改对于降低公共卫生支出、提高医疗服务水平、实现基本医疗全覆盖的重要性。在总结各国医改经验教训的基础上，提出了相关政策建议。

一、发达国家面临的主要挑战：减少公共卫生支出

一个时期以来，世界各国的公共卫生支出都出现了大幅攀升。在发达国家，公共卫生支出占国内生产总值的比重从 6% 上升至 12%；在发展中国家，公共卫生支出占国民生产总值的比重由 3% 上升至5%。发达国家的上涨幅度是发展中国家的一倍以上。

更严峻的挑战是，过去四十多年发达经济体的人均医疗支出增长了四倍多，其中医疗支出增长的 2/3 源于不断上升的公共卫生支出，公共卫生支出占医疗支出的比重由 55% 上升至 60%。国际货币基金组织预测，如果不采取有效措施，未来二十年，发达国家的公共卫生支出将无法持续——2011—2030 年新增公共卫生支出净值占国内生产总值的比重将升至 26%；2011—2050 年新增公共卫生支出净值占国内生产总值的比重将升至 98%。

造成发达国家公共卫生支出快速上升主要原因包括居民收入增加、人口老龄化、医疗技术进步等。在发达国家公共卫生支出占国内生产总值比重的升幅中，大约有 1/4 是由人口因素推动的，比如人口老龄化，其余 3/4 是附加成本增长，反映了非人口因素的综合影响，包括居民收入增长和医疗技术进步等。

公共卫生支出如此快速增长显然不可持续，如何扭转这一趋势？本书作者分析了多个发达经济体医疗服务和医疗保险的改革经验。加拿大和荷兰主要是在引入市场机制的基础上，实行预算上限和供给约束。芬兰通过一揽子的宏观改革和微观改革来降低成本、提高效率。意大利采取价格管理和成本分担机制来控制公共卫生支出。意大利的经验是"中央政府不对地方医疗服务体系实施救助"。瑞典建立了分

权模式下的问责制度，通过加强公共管理，较为成功地控制了公共卫生支出的过快增长。英国的成就则主要归功于对全国医疗服务体系的整合和改革，以及建立新的管理规范。美国的"全科医生制度"和"管理式医疗计划"也发挥了减少公共卫生支出的作用。

二、发展中国家面临的主要挑战：基本医疗全覆盖

医疗全覆盖是指，"以可承担的成本让所有人享受促进型、预防型、治疗型和康复性的健康干预"。到目前为止，在世界卫生组织的近200个成员国中，约有一半左右的国家和地区实现了基本医疗全覆盖。其中，大多数发达国家实现了基本医疗全覆盖；一些发展中国家，由于受到经济发展水平和财税政策等因素的限制，公共卫生支出不足，在实现基本医疗全覆盖方面尚存较大差距。医疗服务低效率是发展中国家面临的另外一个问题，世界卫生组织预测，每年大约有20%—40%的医疗资源被低效率浪费了，尤其是在发展中国家。主要原因包括不合理的药物使用、医疗事故、不负责任的治疗和护理、浪费和腐败等。为此，提高医疗服务效率是扩大基本医疗全覆盖的一个重要方面。

在本书中，作者着重介绍了一些发展中国家，尤其是亚洲国家，如何通过医改逐步提高医疗服务水平的经验教训。比如，印度用于医疗、卫生和健康方面的公共支出长期低于国内需求水平，一些经济学家认为，公共卫生支出不足与收入分配不公平是印度贫困的根源之一。近年来，为了实现基本医疗全覆盖，印度政府着手实施了两个计划：一是全国农村健康计划，主要内容是扩大公共医疗卫生支出，让广大农村地区享有平等的医疗服务。二是全民健康保险计划，

主要内容是为那些处于贫困线以下的人群建立国家医疗保险制度。泰国主要是通过三大公共医疗保险计划，实现基本医疗全覆盖。这三个医疗保险计划分别为：针对私人部门雇员的社会医疗保险计划，针对政府雇员的公务员医疗福利计划，以及针对其他人群的基本医疗全覆盖计划。

本书作者认为，医疗全覆盖是指基本医疗全覆盖，而不是全部医疗全覆盖。并且大多数发展中国家对于"基本医疗由政府提供"和"高级医疗由市场提供"已经取得共识。为此，对于发展中国家来说，政府有责任将更多的公共卫生支出用于为全体居民提供基础性医疗服务上来。在此过程中，如何处理好政府与市场的关系，还是一个世界性难题。本书作者的观点是，如果一个国家希望依据医疗价格和居民负担能力分配医疗资源，医疗服务体系的大部分功能都可以交给市场，政府只需要进行必要的监管；如果一个国家希望建立一个人人平等的医疗服务体系，让所有人享受平等的医疗服务，就需要政府对医疗服务体系和医疗保险市场进行严格的监管。

三、全球医改：内容与成效

医疗服务关系到人类健康，医疗部门具有非常特殊的重要性和复杂性，因此，世界各国的医疗服务体系改革和医疗保险制度改革都存在两难：一方面要提高人们的健康水平，另一方面要控制公共卫生支出。在过去数十年中，世界多数国家的医改分为三类，即宏观改革、微观改革和需求管理改革。

（一）宏观改革

一是预算上限。预算上限通常表现为政府对公共卫生支出总规模制定上限约束，包括限制医院的总预算规模，规定对全科医生补贴费用的支出上限等。预算上限对于控制公共卫生支出的过快增长较为有效，世界各国在财政整顿期间，通常都会实行预算上限管理。二是供给约束。供给约束旨在对医疗服务体系的投入和产出进行数量管制，包括限制医疗机构人数，界定药物补贴范围，对高科技固定资产设备实行配给等。三是价格管理。价格管理是指对医疗服务体系投入产出的相关价格进行管理，比如对医疗服务行业的工资水平进行管理，对医院的收费标准进行管理，制定药物参考价格，以及对特定治疗项目实施价格指导等。本书作者认为，不同国家价格管理的成效各不相同，比如德国政府对药物价格的管制仅使药物支出出现了短暂下降，而荷兰政府对药物价格的管制则使药物支出出现了较长时间下降。

（二）微观改革

一是加强公共管理。公共管理包括守门人制度和地方政府参与。守门人制度主要是指由全科医生协调安排病人向二级和三级医疗机构转诊，通过减少不必要的医疗服务环节，优化医疗服务体系的内部安排，控制医疗成本。同时，在分权体系下，为控制公共卫生支出，需要正确处理中央政府与地方政府之间的关系，在加强中央政府监督的同时，激励地方政府更多地参与。二是引入市场机制。包括建立内部市场，全科医生购买由医院提供的服务；实行医疗服务的购买与提供相分离的政策，鼓励医疗服务机构和医疗保险机构竞争；增加患者对医院和医保机构的选择权。

（三）需求管理改革

医疗服务体系的需求管理改革包括发展私人医疗保险和引入成本分担机制等，避免对医疗服务的过度消费，降低由患者负担的医疗成本比例。其中，患者的医疗费用自付率和私人医保机构的税收是与需求管理改革直接相关的两个重要问题。

我在国际货币基金组织工作时也关注全球医疗改革的进展，并专程去日本主持了由国际货币基金组织举办的全球医疗改革的挑战、经验和教训的研讨会。本书就是该会议发言和论文的文集。本书作者都是我在国际货币基金组织工作时的同事。多年来，他们一直关注全球医疗改革，持续地总结各国医改的困难和经验，不懈地为提高人类健康水平做出努力。我很高兴他们的研究成果能够在中国出版。译者王宇是我在人民银行的同事，她对新鲜事物总是保持敏感和思考。繁忙的工作之余，常年坚持翻译国际最新的经济金融研究成果，译作丰盈。我去了国际货币基金组织任职后，每每读到好书，总会寄她一册，王宇则勤勤恳恳地翻译了一册又一册。我很高兴再次为她的新译作序。

目前中国正在推进医疗服务体系和医疗保险制度改革，中国政府也面临着如何降低公共卫生支出水平、维持医疗服务的可持续性，以及如何提高医疗服务效率、实现基本医疗全覆盖的挑战。希望本书所提供的国际经验和国别比较能够为广大读者提供借鉴。

译者序　资金筹集与服务提供：医改再选择

王宇

医改是一个世界性难题。无论是发达国家还是发展中国家，医疗改革都是一个政策难题，需要在多重政策目标之间艰难取舍，形成共识；医疗改革也是一个实践难题，医疗市场因存在着严重的信息不对称而引起市场失灵，医改就是要在政府与市场、公平与效率之间寻找均衡；医疗改革还是一个理论难题，由于医疗卫生体系的专业性、特殊性和复杂性，要求医改研究者必须理清医疗、医保和医药部门及其相互之间的主要矛盾，在庞大而复杂的现象背后发现内在逻辑，明晰内在关系。

本书是由国际货币基金组织研究报告和专家论文组成的文集，这些论文和报告主要来自国际货币基金组织的"全球医疗改革的挑战、经验和教训国际研讨会"，当时朱民博士作为国际货币基金组织副总裁主持了这一会议，并向国内读者推荐了这本书。在本书中，有十几位国际顶级专家，针对全球几十个国家的医改情况进行了详细而全面的理论研究、实证分析、国别案例讨论和国际经验比较。作为本书的翻译者和研究者，在认真学习、反复思考的基础上，我尝试理清医疗卫生体系的三大关系。是为序。

一、政府与市场：明确政府的基本医疗服务责任

一般情况下，市场要依靠较为完备的信息来引导供求，形成价格，以实现资源合理配置。信息不对称会扭曲交易行为，造成市场失灵。与一般商品市场不同，医疗市场存在着严重的信息不对称问题。在医疗市场上，医生是信息的绝对优势方，无论是对于患者的病情分析、治疗方案、预期结果，还是对于药品定价、住院收费和治疗时间，医生都具有患者无法比拟的优势，拥有无可置疑的信息控制权。"供给诱导需求"就是由此而产生的。"供给诱导需求"是指，为了谋取私利，医生利用信息优势去影响甚至创造患者的需求，从而使得需求曲线向外移动，使均衡价格超过初始价格。

由于医疗卫生体系的信息严重不对称，在完全竞争市场上，基本医疗服务的供给可能无效。为此，政府应当成为医疗服务的主要提供者，承担起维护国民健康的责任。具体来讲：第一，政府作为医疗服务的供给者，应当建立健全公立医疗机构，直接提供基本医疗服务和公共卫生产品。政府应当通过强制储蓄和税收优惠等形式，建立健全个人老年医保储蓄账户，鼓励个人通过该账户积累老年医保资金。这里有两个问题值得重视：对于医保体系来说，政府提供医疗健康保险可能比政府直接建立和运营公立医院更为有效；对于低收入人群来说，政府直接向医保公司提供补贴可能比直接向低收入者提供医保更为有效。第二，政府作为医疗服务的监管者，一方面应当推动商业保

险机构完善公司治理，理顺产权关系，强化内在激励机制和外在约束机制；另一方面应当建立健全医务人员资格考试和认证制度，医疗机构的设立资格、标准和规范，以及医疗机构等级、医务人员技术水平的评价体系等。第三，政府作为医疗服务的规划者，应当建立健全适应经济社会发展需要的基本医疗服务体系，建立国家、企业和个人责任明确、分担合理的多渠道筹资机制。明确政府与市场的功能，理顺社会保险与商业保险的关系。建立合理的税收制度，防止不当税收对医疗市场的扭曲。

总之，在医疗卫生体系改革中，必须坚持社会公平的原则，以保证国民享有医疗资源的公平机会和医疗系统筹资的公平性，同时，完善医疗救助制度，以保证低收入者的医疗需求。政府要加大对医疗卫生系统的财政支持力度，适当扩大公共医疗支出，加强公立医院的建设，鼓励发展私立医疗机构和商业健康保险。

二、筹资者和购买者：重新定位医保机构的功能

在医疗卫生体系中，医保作为连接供给与需求的桥梁、作为沟通资金筹集与费用支付的纽带，而成为医改的基础和医改成败的关键。在本书中，作者从不同角度分析了世界各国医保改革的历史变迁和经验教训，从筹资与支付两个方面，为我国提供了深化医保制度改革的参考和借鉴。关于多渠道的筹资来源：英国医疗筹资主要来自政府税收；德国实行双重筹资制度，即医院的基本建设由地方政府预算基金投资，包括公立医院和私立医院，医院运行费用由医疗保险基金支付和患者自付；美国医疗服务筹资源于私人医疗保险体系和社会医疗保险体系。关于多元化的支付方式：英国对医院的支付方式主要按照医

院过去一年所提供卫生服务数量和运营成本做出预算，然后通过地方卫生部门拨付给医院；德国实行预付制，医保机构根据与医院达成的协议，将资金拨付给医院，拨付金额主要根据医院诊治病人所发生的实际费用；美国政府补偿给医院的资金是根据当年医院提供的医疗服务数量来决定。

由于医疗市场存在着严重的信息不对称，无论是患者被动搜寻信息，还是医疗机构自愿披露信息，都存在着难以克服的矛盾。患者搜寻信息的成本极高，医疗机构则缺少信息披露激励。为此，建立社会医疗保险的第三方购买机制，明确医保机构在医疗服务市场的筹资者和购买者的双重功能，明确医保机构作为患者利益代表者和医疗服务购买者的双重作用，有利于解决医疗市场由于信息不对称而可能产生的逆向选择和道德风险，实现医疗服务体系的激励相容。

在实践中，为了解决医疗市场的信息不对称问题，发达国家的医保体系主要是由医疗服务提供者（医生）、医疗服务消费者（患者）和医疗保险公司组成，社会医保机构作为第三方购买者，重塑了医疗服务供给者与医疗服务消费者之间的关系。患者直接向医疗保险公司付费，再由医疗保险公司根据医生服务质量和数量向医院付费，这会促使医院为患者提供性价比较高的诊疗方案和用药方案，从而提高患者在医疗市场的博弈能力。目前我国的医疗服务市场还缺乏这种意义上的医保机构——我国的医疗保险公司只是行使事后赔付功能，缺乏对医生和患者的第三方激励和约束机制。未来中国的医改需要重新定位社会医保机构的功能，让医保机构代表患者成为医疗服务的主要付费者，让医保机构以集团购买的方式向医院支付费用，遏制医疗服务供给者"供给诱导需求"，保护医疗服务消费者的权益。

三、资金筹集与服务提供：医疗卫生模式的国际比较

从理论上讲，一个国家的医疗卫生体系主要由两部分组成，即医疗服务体系和医疗筹资体系。各国医疗改革面对的共同问题都是"医疗服务由谁提供"和"医疗经费由谁承担"。前者对应一国的基本医疗卫生体制和医疗服务机构，后者涉及一国的医疗经费筹集和资金支付。

也就是说，尽管医疗市场庞大而复杂，影响一国医疗卫生体系的因素很多，但最重要的有两个方面：一是资金筹集与支付模式，即医疗卫生体系的需求方；二是医疗服务提供方式，即医疗卫生体系的供给方。筹资与支付模式可分为国家出资、强制保险、强制储蓄、自愿保险和患者自付；服务提供方式可分为公共部门和私人部门，其中公共部门多为公立医疗机构，私人部门包括私人非营利性医疗机构和私人营利性医疗机构。

根据医疗资金筹集方式与医疗服务提供方式的不同，世界各国的医疗卫生模式和医疗保险制度大体上可以分为五种，即全民医疗服务模式、社会医疗保险模式、商业医疗保险模式、储蓄型医疗保险模式，以及混合型医疗服务模式。从某种意义上讲，世界医改的过程就是这些模式在自我完善、自我修正的同时相互取长补短、相互融合、逐步趋同的过程。

（一）全民医疗服务模式

英国是全民医疗服务模式的代表性国家。国家卫生服务体系（National Health Service, NHS）是英国医疗卫生体系的基石，主要由

三级医疗服务机构组成，即基本护理机构、地区医院和中央医疗服务机构。基本护理机构以社区医院为主，包括全科医生、牙医和药房等，主要负责提供初次诊断、小病治疗和预防性保健等医疗服务。地区医院是地区性的医疗服务中心，主要提供综合医疗服务和专科医疗服务。中央医疗服务机构主要负责疑难病症诊治和紧急救助。在英国的三级医疗服务体系中，二三级医疗服务的供给者是公立医疗机构，由国家财政提供经费。国民可享受公立医院免费或低收费的医疗服务。

英国医疗保险体系的筹资来源：一是公共资金筹集，主要包括政府税收、社会保险缴费以及全民医疗服务信托基金等。二是商业保险性质的医保资金，即政府通过税收优惠等政策措施，鼓励有需求的个人购买商业保险，由商业保险公司直接向投保人就诊的医疗服务机构付费。三是个人自费支付渠道，主要指医疗费中需要个人承担的自费部分，以及超出医保服务范围的特殊医疗服务，由个人直接向医疗机构支付。需要强调的是，英国国家卫生医疗服务体系主要通过全科医生和公立医院提供医疗服务。全科医生所开的诊所是私人医疗机构，政府通过合同的方式采购其所提供的医疗服务，并根据其就诊人数和工作量发放经费。

（二）社会医疗保险模式

社会医疗保险的代表性国家是德国和日本。

德国的社会医疗保险制度

德国是社会医疗保险制度的发源地，社会医疗保险制度已经覆盖了德国 90% 的人口，商业保险占比仅为 9%。德国社会医疗保险由法定医疗保险和私人医疗保险两大系统构成，国民可以在两者之间进行选择，也可以在参加法定医疗保险的基础上，参加私人保险所提供的补充医疗保险。德国社会医疗保险机构以非政府、非营利性质的"疾病基金协会"为主体。德国有 100 多家"疾病基金协会",参保者可自愿选择。德国的医院主要包括由政府出资建立并管理的公立医院、由教会和慈善机构建立并管理的私立非营利医院,以及由政府建立并委托给私人机构经营的私立营利医院。

德国医保资金的主要来源:一是社会医疗保险机构的保费收入,约占医保总收入的 50%。二是政府财政补贴,政府规定退休教师、大学教授、公务员以及其他的永久性公共雇员不必参加社会医疗保险,由政府补贴 50% 以上的医保费用。三是商业医疗保险保费收入,居民自愿参保,作为社会医疗保险的补充。四是患者自费部分,主要指医疗费中需要个人承担的自费部分,以及超出医保范围的特殊医疗服务,由个人直接向医疗机构支付。

德国医保资金支付方式:首先将保费归集到全国健康基金,然后在各地区的"疾病基金协会"之间进行再分配;收到全国健康基金拨款后,地区"疾病基金协会"将与当地医生协会进行谈判,按照医疗总费用和参保人数确定支付总额预付;地区"疾病基金协会"将资金分配给医院和医生。

日本的医疗保险制度

日本社会医疗保险制度历史悠久,分为"职工医疗保险"和"国民健康保险"两部分。"职工医疗保险"主要包括产业工人、政府机关工作人员、公共事业人员等在职职工及家属。"国民健康保险"主要包括农民和自由职业者,以及各类职业的退休人员。

日本医疗保险费主要由国家、企业和个人共同负担。就个人和企业看,对工薪收入者,每月缴纳医疗保险费率约为工资收入的 8.2%,

其中企业和个人各负担一半。个人所缴部分，由企业从工资中代扣，并由企业直接代缴至保险机构。不同险种的保险费率略有差别，但企业与个人分别负担50%。在个人和企业缴纳的基础上，政府适当给予补贴。政府对不同险种的补贴有所区别，具体比例视市町村的财政情况而定。为了方便征收，绝大多数市町村采取纳税方式。在由自营业者和农民参加的国民健康保险中，个人和国家各自负担50%。对于老年人的保健医疗，所需经费分别由保健医疗机构、中央、都道府县、市町村按比例分担，个人不缴纳任何费用。

日本不同保险制度下的支付形式基本相同：一是现物支付，即医疗服务部门向患者（被保险者）提供诊断、治疗、住院、药品和护理等服务，患者按照相关规定仅向医疗保险公司支付部分费用就可以接受这些医疗服务，然后由医疗保险公司按照相关规定向医疗服务部门支付患者所发生的费用。二是偿还式支付，即患者先向医疗服务机构全额支付医疗费用，然后再从医疗保险公司报销。

（三）储蓄型医疗保险模式

新加坡是储蓄型医疗保险模式的典型。新加坡的储蓄型医疗保险制度主要包括三大计划，即"全民保健储蓄计划"、"健保双全计划"和"保健基金计划"，并且以"全民保健储蓄计划"为主体，以"健保双全计划"和"保健基金计划"为补充。"全民保健储蓄计划"要求，有薪金收入的国民必须按月缴纳国家设立的中央公积金，由雇主和雇员共同承担，以雇员工资总额为基数，并按照依雇员年龄和月收入进行细分的缴费比例，分别向中央公积金账户缴费，再按照一定比例依次计入保健储蓄账户、特殊账户和普通账户三种不同类型的中央公积金账户。"健保双全计划"，主要用于弥补"全民保健储蓄计划"在保障重病或慢性病方面的不足。"健保双全计划"是非强制性的，居民自愿参保，主要通过财政补贴的方式向无力支付医疗费用的重病人群和贫困人口提供医疗保障。

新加坡实行公立与私人相结合的医疗服务体系。公立医疗机构包括联合诊所和公立医院，私立机构主要包括私人诊所和私人医院。初级卫生保健主要由私人诊所（全科医生）和联合诊所提供；住院服务主要由公立医院和私人医院提供。私人诊所承担了80%的初级保健服务，联合诊所承担20%；住院服务中的80%由公立医院提供，20%由私立医院提供。

（四）商业健康保险模式

实行商业健康保险制度的典型国家是美国。美国医疗卫生体系以私人为主，政府主要是以公立医疗形式为老年、病残、穷困和失业人口提供医疗保障和医疗援助。美国医疗服务主要由家庭医生和各种类型的医院提供。医院可分为私立营利性、私立非营利性和政府公立三种。其中，私立非营利性医院占全国医院总数的一半以上。

美国医保体系由商业健康保险和社会医疗保险组成。商业健康保险是美国医保体系的主体，大约有1,000多家商业医疗保险公司，覆盖了美国80%的人口。商业健康保险公司分为两类：一是享受税收优惠待遇的非营利性公司，主要由医生和医院联合会发起成立，向投保者提供门诊和住院服务；二是营利性公司，向个人或团体提供住院医疗保险，承担费用较高的医疗项目。在商业健康保险体系中，保险公司分别与医疗机构或私人诊所、医生、投保人签约，由保险公司来管理医疗机构、医生和投保人。医生负责治疗，医疗机构提供场所和设备，投保人在得到治疗后，由保险公司审核医疗费用并进行结算。

美国商业保险也有类似全科医生的"守门人"制度，保险公司为投保人制定初级诊治医生名单，由其负责投保人的日常治疗，只有在指定初诊医生介绍下才能转入专科诊疗，否则保险公司可能拒付保费。

美国的社会医疗保险分为四个部分：一是老人健康保险（Medicare），即政府为65岁以上的老人提供的医疗费减免制度；二是贫困者医疗援助（Medicaid），即政府为穷人或残疾人等无力支付医疗费用的人提供的免费医疗服务；三是儿童健康保险（SCHIP）；四是军人与少数民族医疗保险，即政府向现役军人、退伍军人及其家属提供的特别医疗保障。

美国医保体系资金来源：一是商业健康保险保费收入，主要由企业雇主通过购买团体险的方式承担了大部分费用。二是社会健康保险保费收入。老人健康保险的医保费用以工薪税形式收缴，统一纳入医疗保险信托基金。三是财政投入。老人健康保险中的补充医疗保险保费收入75%来自财政支出；医疗援助计划由联邦政府和各州政府共同出资；儿童健康保险由联邦政府负担70%、各州政府负担30%；军人医疗计划和少数民族免费医疗全部由联邦政府负担。四是个人自费部分。老人健康保险中的补充医疗保险保费收入25%来自个人缴纳保费，处方药物补贴由个人少量缴费。

除了这四种医疗卫生模式之外，世界上还存在一些混合型模式，比如一些东欧国家选择了国家医疗保障与社会保险相结合的方式——医疗保障资金由国家税收以及雇主和雇员共同承担，医疗服务由公立医疗机构和私立医疗机构共同提供。

（五）各国医保体系逐步趋同

一是政府与市场相结合，走向多元化的医疗服务体系。在世界医保改革实践中，完全由政府主导的全民医保模式和完全由市场主导的医疗卫生模式正在淡出，各国逐步走向政府与市场相结合的多元化的医疗服务体系。英国在国家卫生服务体系中引入竞争机制，建立了医疗服务的"内部市场"。日本和德国政府坚持为特殊疾病治疗提供资金，为老人、穷人、儿童的医疗服务提供补助。中国政府提出要在2020年建立起全民医疗保障体系，不仅意味着高水平的全民覆盖，更是医疗公平和政府责任的体现。美国商业医疗保险逐步实现了向"管理式医疗保险制度"的转型——"管理式医疗保险制度"是医疗服务的付费者（医疗保险机构）参与监督医疗服务部门，医疗保险机构与医疗服务部门共享利益、共担风险、共同控制不当医疗费用支出。

二是强制保险与自愿保险相结合，建立更加灵活有效的医疗筹资机制。英国以税收形式征缴医疗费用，德国和日本以立法形式强制缴纳社会医疗保险，新加坡推行强制性储蓄保险，美国对商业健康保险实行强制性参保规定。与此同时，近年来各国自愿性大病统筹保险和商业性健康保险快速发展，社会公众自愿参加各种各样的补充性医疗保险，以满足个性化、多样化和差异化的医疗服务需求。

三是基本医疗服务与非基本医疗服务相结合，坚持政府为主导的基本医疗服务制度。在基本医疗服务领域，强调公平优先理念，坚持社会正义原则，落实政府责任，维护基本医疗卫生事业的公益性。在非基本医疗卫生服务领域，充分发挥市场力量，鼓励发展商业健康保险和私立医疗机构。

目　录

推荐者序　全球医改：人类的共同挑战、教训和经验 .... Ⅰ
　　　　　朱民

译者序　资金筹集与服务提供：医改再选择 .... Ⅶ
　　　　王宇

前　言 1

致　谢 3

第一部分　公共卫生支出的历史演变及展望 5

　第一章　医疗保障改革面临挑战：发达经济体与新兴经济体 7
　　　　　桑吉夫·古普塔　贝内迪克特·克莱门茨　戴维·科迪

　第二章　公共卫生支出的历史演变 36
　　　　　戴维·科迪　柏濑健一郎

　第三章　公共卫生支出预测（2010—2050） 56
　　　　　毛里西奥·索托　尚保平　戴维·科迪

第二部分　私人部门在投资医疗事业和提供医疗
服务方面的作用……………………………… 81

第四章　亚洲公共和私人医疗保险的未来 ················· 83
　　　　路德维希·坎茨勒　亚历山大·额

第五章　私人部门在满足医疗需求方面发挥的作用 ··········· 104
　　　　郑宗美　乌韦·E.赖因哈特

第三部分　国际比较研究…………………………… 147

第六章　控制公共卫生支出的增长：发达经济体的经验教训 ······· 149
　　　　贾斯汀·泰森　柏濑健一郎　毛里西奥·索托
　　　　贝内迪克特·克莱门茨

第七章　新兴经济体医疗保障改革的经验教训 ··············· 183
　　　　埃娃·延克纳　尚保平　贝内迪克特·克莱门茨

第八章　东亚和太平洋地区的医疗筹资体系：
　　　　早期的成功与当前的挑战 ···························· 194
　　　　约翰·C.朗根布鲁纳　阿贾伊·坦登

第九章　医疗保障改革对提高社会公众健康水平的作用 ·········· 227
　　　　乔纳森·斯金纳　凯瑟琳·苏亚雷斯

第四部分　发达经济体案例研究……………………… 253

第十章　加拿大、芬兰、意大利、荷兰、瑞典、英国和
　　　　美国的公共卫生支出改革 ·························· 255
　　　　贾斯汀·泰森　伊莎贝拉·卡尔波维茨

第十一章　日本医疗保障体系改革面临的挑战 ······················302

　　　　　Masako Ii

第十二章　韩国医保覆盖范围的扩大及成本控制 ·················320

　　　　　权纯晚

第十三章　德国医疗保障体系的市场化改革及公共卫生支出 ······337

　　　　　迈克尔·斯托尔佩

第十四章　中国台湾实现医保全覆盖的经验 ······················363

　　　　　郑宗美

第五部分　新兴经济体案例研究 ································· 399

第十五章　印度分散制医疗保障体系下的医疗筹资改革 ············401

　　　　　M. 戈文达·拉奥　米塔·乔杜里

第十六章　泰国以研究分析为基础的医疗保障改革 ················435

　　　　　Pongpisut Jongudomsuk　Supon Limwattananon

　　　　　Phusit Prakongsai　Samrit Srithamrongsawat

　　　　　Kumaree Pachanee　Adun Mohara

　　　　　Walaiporn Patcharanarumol　Viroj Tangcharoensathien

第十七章　爱沙尼亚、匈牙利、中国、智利和墨西哥的

　　　　　医疗保障改革 ··464

　　　　　尚保平　埃娃·延克纳

注　释 ··· 493

译后记 ··· 506

前　言

国际货币基金组织（IMF）的主要使命是关注宏观经济稳定。虽然我们知道医疗保障改革问题有着更为广泛的影响，但在本书中，我们仍以国际货币基金组织的使命为主要切入点来研究医疗保障改革问题，即侧重于宏观经济稳定，特别是在国际货币基金组织财政事务部看来尤其重要的财政稳定。

医疗保障改革对财政稳定具有重要影响。过去 40 年，公共卫生支出已经成为公共支出总额上升的主要驱动力。我们预计，未来公共卫生支出将继续快速增长，其与 GDP 之比还会不断上升，除非我们通过深化医疗保障改革打破这一趋势。关于公共卫生支出快速增长的预测性研究，会推动政府进行重大财政整顿，从而将公共债务率降低到更加审慎的水平。由此可见，公共卫生支出确实是一个重要的宏观财政问题。减缓与年龄有关的开支的增长，例如健康支出，将是发达经济体未来财政整顿战略的重要内容。对许多新兴经济体来说，健康消费前景较好，直接的公共卫生支出压力有望减缓。但是，新兴经济体要在有限的财政空间内增加公共卫生支出、拓宽医疗资源渠道、提高医疗服务水平，却并非易事。

　　尽管医疗保障改革本身就具有财政重要性，理论界关于医疗保障改革对发达经济体和新兴经济体宏观财政影响的研究成果却相对较少。国际货币基金组织财政事务部最近正在努力填补这一空白：不仅在假定目前政策不变的基础上预测未来的医疗卫生支出，还评估了各种遏制医疗卫生支出增长的改革方案的潜在财政影响。我们参考了 2011 年 1 月提交给国际货币基金组织执行董事会的关于医疗保障改革对宏观财政影响的最新研究成果，以及外部专家 2011 年 6 月提交给国际货币基金组织区域办事处欧洲办公室会议的论文和 2011 年 10 月亚太办公室会议的论文。

　　国际货币基金组织在这一领域的研究目标以及与健康专家进行对话的目的在于，提高我们对减缓医疗卫生支出增长的认识；反过来，这对推进财政整顿战略亦具有重要影响。如果遏制医疗卫生支出增长的余地不足，就会把削减支出的负担转移到其他领域，或要求增加财政收入。

　　医疗保障改革的确是一个困难的政策议题。它涉及政策目标之间的复杂权衡。例如，如何在确保公众获得高质量医疗服务的同时，保持公共卫生支出处在财政可负担的范围内。关于政府在提供和资助医疗服务方面的作用问题，各国的做法存在较大差异，其中许多问题超出了我们的研究范畴。尽管如此，我们还是通过跨国别的综合分析和案例研究，做出了以高效和公平的方式缓解公共卫生支出压力的政策建议。当然，还有许多问题需要我们学习和研究，国际货币基金组织将在这一复杂的政策领域继续跟上时代发展并保持洞见。

卡洛·考特赫里（Carlo Cottarelli）
国际货币基金组织财政事务部主任

致　谢

首先感谢本书的撰稿人，没有他们的辛勤工作和热情奉献，就没有呈献在读者面前的这本书。本书还得益于国际货币基金组织财政事务部和其他部门的工作人员，得益于我们研讨会中来自欧盟委员会、世界银行，以及经合组织的参与者。本书中的大部分文章曾在 2011 年 6 月巴黎和 2011 年 10 月东京的国际货币基金组织健康会议上展示过，感谢所有与会者提出的宝贵意见。

感谢国际货币基金组织对外关系部的乔安妮·布莱克（Joanne Blake）和迈克尔·哈勒普（Michael Harrup）对出版本书的贡献。感谢国际货币基金组织财政事务部支出政策司的皮埃尔·让·阿尔伯特（Pierre Jean Albert）、杰弗里·毕考奇（Jeffrey Pichocki）和米列娃·拉蒂撒乌列维奇（Mileva Radisavljevic）在整个编辑和出版过程中的支持。还要感谢尚保平（Baoping Shang），从本书的构思开始，他就与我们一起工作，不仅为本书撰稿，还为本书出版过程中的所有环节都付出了辛劳。

贝内迪克特·克莱门茨（Benedict Clements）

戴维·科迪（David Coady）

桑吉夫·古普塔（Sanjeev Gupta）

第一部分
公共卫生支出的历史演变及展望

第一章 医疗保障改革面临挑战：发达经济体与新兴经济体

桑吉夫·古普塔　贝内迪克特·克莱门茨　戴维·科迪

根据世界卫生组织（WHO）的定义，改善人们的健康状况、为人们就医提供资金保障以及满足人们对医疗和健康的期望是医疗保障体系的三大目标。

医疗保障体系的首要目标是改善人们的健康状况。由于医疗费用高昂且就医需求无法预测，建立风险分担机制和资金保障机制是医疗保障体系的第二大目标。医疗保障体系的第三大目标是满足人们对医疗和健康的期望（WHO，2000）。此外，公平是医疗保障体系隐含的第四大目标，因为改善医疗保障体系不仅意味着最大限度地提升社会公众的整体健康水平，还意味着缩小不同个体之间及不同群体之间的健康水平差异。

感谢埃娃·延克纳（Eva Jenkner）和尚保平对本文的贡献。

在过去几十年中，世界许多国家在医疗保障体系建设方面取得了很大成就，社会公众的预期寿命大幅提升，医疗服务可得性不断提高（WHO，2010a，2010b）。这极大地提升了社会福利水平（Murphy and Topel，2006）。从微观层面看，社会公众的健康水平对劳动生产率、教育以及储蓄等多个方面都有不同程度的影响，因而社会公众健康状况的改善有助于促进经济增长（Bloom and Canning，2008；Basta，Soekirman，and Scrimshaw，1979；Kalemli-Ozcan，Ryder，and Weil，2000；Bloom，Canning，and Graham，2003；Hurd，McFadden，and Gan，1998；Alsan，Bloom，and Canning，2006）。但宏观层面的研究结论尚未达成一致。有些研究者认为，社会公众健康状况的改善会对宏观经济产生显著影响（Bloom and Canning，2008；Bloom，Canning，and Sevilla，2004；Sala-i-Martin，Doppelhofer，and Miller，2004；Baldacci，2008）；另外一些研究者却认为，这些影响并不显著（Acemoglu，Johnson，and Robinson，2003；Acemoglu and Johnson，2007）。无论如何，由于世界上还有许多国家仍然存在医疗服务可得性差、医疗成本高昂并且呈继续上涨趋势以及公共卫生支出效率低下等现象，医疗保障改革仍然是发达经济体和新兴经济体共同面临的重大挑战。

医疗保障改革面临的挑战：综述

医疗服务可得性差

建立全民医保对于实现医疗保障体系的三大目标至关重要。建立医疗保险的初衷是为了实现风险共担、保费共济。到目前止，仍有相当一部分居民难以负担医疗费用，医疗保险能够帮助他们享受到公共医疗服务，并由此提升社会公众的整体健康水平（WHO，2010b；Card，Dobkin，and Maestas，2009）。除美国外，大多数发达经济体已经实现了全民医保。美国也于2010年通过了新的医改法案，正在朝着全民医保的目标努力，这在美国历史上具有里程碑意义。

新兴经济体的情况则各不相同。大多数新兴欧洲国家以及部分新兴亚洲国家、新兴拉丁美洲国家已经实现了全民医保。但是，还有一些新兴经济体距离实现全民医保尚有较大差距，其中一个重要的问题就是如何以合理的成本实现全民医保。其实，实现全民医保的形式有许多种，例如税收支持、公共医疗保险、私人医疗保险以及公共与私人混合医疗保险等。这些形式各有利弊（Gottret and Schieber，2006）。在很多国家，实现全民医保的最大障碍是缺乏足够的医疗资源（WHO，2010b）。政治稳定、政策环境健全以及国民素质良好更有利于实现全民医保。政府致力于将公共卫生支出用于为全体居民提供基础医疗服务，而不是仅仅惠及中上收入群体，对实现全民医保也非常重要。

健康水平差异大

尽管很多国家的健康水平都有了较大改善，但不同国家之间以及同一国家不同群体之间仍存在较大差异（CSDH，2008；European Commission，2010）。健康水平的差异主要由收入、教育以及职业等社会因素决定，而不是由医疗保障体系决定（Joumard，Andre，and Nicq，2010）。目前尚无证据表明，改善居民的平均健康水平与减少医疗服务的不公平不能兼顾。换言之，公平与效率是有可能同时实现的。此外，医疗保障体系的一些特殊性质也可能引致不公平。例如，一些新兴经济体所采取的非正式的付费方式会加重穷人的负担

（Jakab，2007）。

公共卫生支出持续上升

过去数十年间，公共卫生支出大幅攀升。1970 年以来，实际人均公共卫生支出增长了 3 倍左右。在发达经济体，公共卫生支出与国内生产总值（GDP）之比由 6% 上升至 12%；在新兴经济体，公共卫生支出与国内生产总值之比由 3% 上升至 5%。公共卫生支出的增加不仅增加了政府的财政负担，也增加了家庭和企业的财务压力。

推动公共卫生支出不断上升的主要因素包括收入增加、人口老龄化以及医疗技术进步等。同时，鲍墨效应（Baumol effect）[1]、医保覆盖面扩大以及医疗政策等因素也在一定程度上推高了公共卫生支出（Newhouse，1992；European Commission，2010；CBO，2010；Smith，Newhouse，and Freeland，2009；Finkelstein，2007）。由于上述各因素之间存在相互作用（Weisbrod，1991；Smith，Newhouse and Freeland，2009），我们很难识别单一因素的影响。未来，这些因素仍将是公共卫生支出增长的主要推动力量。

此外，疾病类型的变化及相关风险因素也会影响公共卫生支出。大多数发达经济体和一些新兴经济体已经从主要应对传染性疾病（CDs）转变为重点防治非传染性疾病（NCDs），还有一些新兴经济体则处在转变的过程中。目前非传染性疾病已经成为世界各国的主要疾病杀手，每年非传染性疾病的死亡人数超过其他所有疾病死亡人数的总和，而且将近 80% 的非传染性疾病死亡病例发生在中低收入国家（WHO，2010c）。非传染性疾病在很大程度上是由不健康的生活习惯导致的，例如，抽烟、喝酒、不健康的饮食习惯以及缺少运动等。如果政府和公民都能够采取有效措施，例如，提高烟酒税，实施烟草控制以及减少盐的摄入量等，这些不良习惯本是可以改变的（WHO，2010c）。

公共卫生支出效率低下

大量文献表明，公共卫生支出效率低下的问题非常严重（Gupta and Verhoeven，2001；Hauner，2007；Mattina and Gunnarsson，2007；Verhoeven，Gunnarsson，and Carcillo，2007；Gupta，2008；Joumard，Andre，and Nicq，2010）。公共卫生支出效率低下主要表现为配置效率低下（allocative inefficiencies）和生产效率低下（productive inefficiencies）两个方面（Garber and Skinner，2008）。如果能够提高公共卫生支出的效率，很多国家用较少的公共卫生支出就可以实现同等的健康水平。经合组织（OECD）的一项研究表明，如果经合组织国家公共卫生支出的效率提升 50%，其平均预期寿命可以提高 1 年多（Joumard，Andre，and Nicq，2010）；而如果人均公共卫生支出增加 10%，其平均预期寿命仅可以延长 3—4 个月。根据世界卫生组织的预测，世界上大约有 20%—40% 的医疗资源被低效率地浪费了。公共卫生支出低效率的主要原因包括不合理的药品使用、医疗事故、不负责任的护理、浪费、腐败甚至欺诈等（WHO，2010b）。

医疗保障改革的复杂性

医疗保障改革的目标存在两难的权衡——既要提高人们的健康水平，又要控制医疗支出，因此，医疗保障改革具有内生的复杂性。

所有国家都面临这样一个问题：合理的公共卫生支出究竟是多少（Savedoff，2007）？影响社会公众健康水平的因素有很多，除公共卫生支出之外，还有生活习惯、教育、污染、收入等。虽然公共卫生支出是最重要的因素之一，可有些国家的公共卫生支出确实是太高了（Weisbrod，1991；Docteur and Oxley，2003）。如前所述，由于医疗保障体系存在严重的低效率问题，提高效率，而非增加支出，才是改善社会健康状况的最优选择。

医疗市场并不是一个完美的市场，这就要求政府发挥应有的作用。但政府究竟应该如何发挥作用却是一个仁者见仁、智者见智的问题。由于存在市场失灵，无论发达经济体的政府还是新兴经济体的政府都希望建立一个能够为所有人（所有有需要的人）提供基本医疗服务的公共医疗保障体系，力图确保没有人因无力支付而无法享受基本医疗服务（Musgrove，1996）。事实上，各国政府的干预形式（包括明令规定、实施监管、提供服务以及资金支持等）和公共卫生支出水平不仅会因国别的不同而存在差异，还会因时间的不同而发生变化。这些差异反映了各国对医疗保障的态度以及制定相关政策时面临的约束条件。因此，并不存在适用于所有国家的唯一的"最优"公共卫生支出水平。各国制定公共卫生政策时需要考虑很多因素。例如，如何保障公民平等获得医疗服务的机会、本国的财政状况以及如何在既定的财政状况下合理安排公共卫生支出与其他公共支出等。在这些问题上的不同选择决定了各国医疗保障模式的差异。

医疗保障改革是财政政策面临的主要挑战之一

未来，医疗保障改革将成为各国财政政策面临的主要挑战。1970年以来，发达经济体的公共卫生支出与国内生产总值之比上升了4个百分点，其中大约一半来自非利息支出的增长。在未来20年中，考虑到医疗技术进步及其他非人口因素可能继续推升成本，公共卫生支出压力将日益增大，公共卫生支出形势将更为严峻。本书预测，从 2011 年到 2050 年，新增公共卫生支出的净现值将逼近当前的国内生产总值。此外，新兴经济体的医疗保障改革也很重要，因为这些国家不仅健康水平大大落后于发达经济体，并且面临着严重的财政约束。

2008 年全球金融危机爆发后，为了降低公共债务水平，很多国家实施了大规模的财政整顿。一般而言，确定财政整顿规模的原则是，让基础财政收支（剔除利息支出的财政赤字）的变化能够使公共债务与国内生产总值之比降至危机前的中位数——60% 左右。根据 2011 年国际货币基金组织（IMF）《财政状况监测报告》（*Fiscal Monitor*）的预测，为了达到上述要求，基础财政收支的削减规模约为国内生产总值的 8%。

发达经济体的财政整顿主要包括增收和节支两个方面。其中，在节支方面，稳定与年龄相关的财政支出与国内生产总值之比是发达经济体进行财政整顿的重要内容，可采取的措施包括控制公共卫生支出增长等。一些新兴经济体由于财政状况较好，还有进一步增加公共卫生支出的空间。对于这些仍有增支余地的亚洲国家和拉丁美洲国家来说，如何在保证财政可持续的前提下扩大基本医疗的覆盖面是一项非常重要而艰巨的任务。同时，已经在发达经济体出现的医疗保障体系高成本和低效率等问题也需要新兴经济体引以为戒。尤其对于已经实现较高医保覆盖率的多数新兴欧洲经济体而言，如何提升公共卫生支出的效率、限制其增长速度（与国内生产总值之比）是这些国家面临的主要挑战。

不同国家在控制公共卫生支出方面的做法是不同的，公共卫生服务的质量和效率也不尽相同。在医疗保障改革方面，政策制定者需要着重考虑以下问题：

• 公共卫生支出的发展趋势因国家和时间的不同而具有哪些特点？影响公共卫生支出的因素主要有哪些？人口老龄化对公共卫生支出增长的影响到底有多大？

• 在未来 20 年中，公共卫生支出将发生哪些变化？鉴于各国控制公共卫生支出的难度不同，哪些国家的公共卫生支出压力较大？

• 发达经济体应该进行怎样的医疗保障改革才能高效、公平地控制公共卫生支出增长？各种医疗保障改革政策的潜在节支效果为何不同？为了确保人们能够公平地获得医疗服务，需要采取哪些医疗保障改革措施？

• 新兴经济体如何在不大幅提高财政成本的前提下扩大医保覆盖面，并改善社会公众的健康状况？

本书将围绕上述问题展开讨论。与已有文献相比，本书的贡献主要在于：本书分析了过去 40 年中公共卫生支出的历史演变，并对 50 个发达经济体及新兴经济体 2011—2050 年间的公共卫生支出情况进行了预测。本书运用国别估计法预测发达经济体的公共卫生支出，改进了已有文献的研究方法。本书采用包括国别案例分析在内的多种分析方法分析了医保改革对公共卫生支出的影响。这些分析为发达经济体高效、公平地控制公共卫生支出的增长提供了政策建议。另外，本书还介绍了一些新兴经济体在不大幅提高财政成本的情况下，扩大医保覆盖面并改善社会公众的健康状况的成功案例；详细分析了亚洲和拉丁美洲一些大型新兴经济体的医疗保障改革经验及所面临的挑战，尤其是日本、韩国、德国、印度、中国台湾、泰国和整个亚洲地区的情况。最后，本书对比了公共医疗保险与私人医疗保险，讨论了私人部门在医疗保障体系中的作用，以及医疗保障改革对社会公众健康水平的影响。

本书的结构

本书共分为五部分。第一部分分析了公共卫生支出的历史演变，并对发达经济体和新兴经济体未来的公共卫生支出情况进行了预测。第二部分讨论了私人部门在投资医疗事业和提供医疗服务方面的作用。第三部分是医疗保障改革的国际比较，并总结了其中的经验教训。第四部分和第五部分分别分析了发达经济体和新兴经济体的医疗保障改革案例。

第一部分 公共卫生支出的历史演变及展望

只有充分了解公共卫生支出的历史演变及其在既定政策下的未来走向，才能正确地认识医疗保障改革的紧迫性。在这个问题上，有两个方法论问题需要我们格外注意：

• 公共卫生支出的未来走向在多大程度上延续了历史趋势？过去快速增长的公共卫生支出是否会在未来某个时点转变为低速增长，其增速会逐渐接近国内生产总值的增速吗？

• 是否可以用一个国家的历史数据预测该国公共卫生支出的未来走向？

对影响特定国家公共卫生支出的因素进行量化分析是较为困难的一件事。由于有关不同群体的支出差异以及人口老龄化预测方面的数据较为可靠并且容易获得，人们对"人口老龄化对于公共卫生支出的影响"已经研究得比较透彻。相比之下，人们对非人口因素与公共卫生支出的关系还需要进一步研究，例如，医疗技术进步对公

15

共卫生支出的影响问题。非人口因素导致的公共卫生支出增长被称为"附加成本增长"（excess cost growth，ECG）。鉴于人口老龄化对公共卫生支出增长的影响有所减弱，附加成本增长是影响未来公共卫生支出增长的最重要因素（European Commission，2009；Smith，Newhouse，and Freeland，2009）。

一些国际比较研究对附加成本增长的保守估计显示，未来公共卫生支出的增长速度将比过去有所放缓。例如，欧盟委员会在《2009年老龄化报告》（2009 Ageing Report）（EC and EPC，2009）中预测，除了人口老龄化的影响外，每年由其他因素导致的公共卫生支出增长不会超过0.2%。该预测大大低于我们实际观察到的历史增速，有可能会误导我们低估公共卫生支出对财政的影响。

一些研究将公共卫生支出过去的高增长与未来的增速放缓结合起来考虑（OECD，2006；CBO，2010）。它们认为，公共卫生支出不可能以过去那样高的速度持续增长，因为公共卫生支出高增长会导致财政政策的不可持续，或者公共卫生支出超过国内生产总值的100%。这种观点有点武断，它所隐含的另外一个假设是政策调整将有助于降低公共卫生支出。因此，最好避免将这一观点作为研究的出发点，在预测未来20—40年的公共卫生支出压力时尤其应当避免这样做。

在第二章中，戴维·科迪（David Coady）和柏濑健一郎（Kenichiro Kashiwase）分析了27个发达经济体和23个新兴经济体的公共卫生支出在过去40年中的发展与变化。分析表明，在过去40年中，医疗支出大幅增长，其中公共卫生支出的增长占了2/3。从公共卫生支出与国内生产总值之比看，该比重1/4的升幅源于人口老龄化，其余3/4源于附加成本增长。同期，新兴经济体的医疗支出增幅较为平缓，其中，公共卫生支出与国内生产总值之比从 150% 增至 250%，与私人医疗支出的增幅大体相同，这说明，新兴经济体安排财政支出时并未优先考虑公共卫生支出。在过去几十年中，发达经济体的公共卫生支出与国内生产总值之比由于曾经较高而有所回落，但新兴经济体的这一指标却没有因为曾经较低而有所增长。国别分析表明，一国的公共卫生支出较高，并不总是意味着该国社会公众的健康状况更好。虽然增加公共卫生支出有助于改善社会公众的健康状况（对比发达经济体与新兴经济体可以看出，增加公共卫生支出对社会公众健康状况的改善程度明显不同），但提高公共卫生支出效率才是更为有效的解决之道。

在第三章中，毛里西奥·索托（Mauricio Soto）、尚保平和戴维·科迪在改进研究方法的基础上，预测了发达经济体和新兴经济体公共卫生支出的变动趋势。他们的预测是根据历史数据和对各国附加成本增长的估计做出的。预测结果显示，发达经济体的公共卫生支出将大幅增长。其中，未来 20 年，发达经济体公共卫生支出与国内生产总值之比将上升 3 个百分点；未来 40 年将上升 6.5 个百分点。从驱动因素看，人口老龄化和附加成本增长对公共卫生支出增长的贡献率分别为 1/3 和 2/3。他们认为，美国和欧洲的公共卫生支出前景不容乐观，美国和欧洲近年来实施的医疗保障改革未能扭转公共卫生支出持续上升的趋势。相比之下，未来 20 年，新兴经济体公共卫生支出与国内生产总值之比只上升 1 个百分点。新兴经济体目前的公共卫生支出水平较低是导致其增幅仅为发达经济体的 1/3 的原因之一。从驱动因素看，人口老龄化对新兴经济体公共卫生支出增长的贡献率约为 50%。与新兴亚洲经济体相比，新兴欧洲经济体和新兴拉丁美洲经济体将面临更大的公共卫生支出压力。但从总体上看，在未来 20 年中，新兴经济体不会因为公共卫生支出而背负沉重的财政负担，其面临的主要挑战是如何提升公共卫生支出的效率。

第二部分　私人部门在投资医疗事业和提供医疗服务方面的作用

尽管医疗市场存在市场失灵现象，但私人部门仍能在医疗保障体系中发挥重要作用。私人部门的参与度并没有统一的最优标准，各国可以根据自己的政策目标以及约束条件具体掌握。

在第四章中，路德维希·坎茨勒（Ludwig Kanzler）和亚历山大·额（Alexander Ng）分析了私人医疗保险在亚洲国家的作用。在亚洲，政府通常是医疗保险的主要提供者，私人医疗保险的作用微乎其微。不过，随着亚洲国家公共卫生支出的不断上升，出于在财政可持续的前提下扩大医保覆盖面的需要，亚洲各国有必要重新审视私人医疗保险的作用：是用私人医疗保险替代公共医疗保险，还是二者共同发挥作用？提升私人医疗保险的作用将对医疗成本和医疗服务质量产生什么影响？需要制定哪些监管法规以确保私人医疗保险市场的顺畅运作？除了偿付医疗费用这一传统业务之外，私人医疗保险可否涉足其他领域？对于上述问题，我们的结论是，基于当前的社会观念，私人医疗保险在亚洲国家的作用不会发生太大的变化。作为公共医疗保险的补充，私人医疗保险的发展有助于提升医疗质量，不过，这需要强有力的监管体系作为保障。此外，私人医疗保险有可能在与公共医疗机构的合作中发挥更大的作用，例如提供疾病管理（disease management）服务或者管理疾病管理网络等，这些都有助于从整体上提高医疗保障体系的运行效率。

关于私人部门在投资医疗事业和提供医疗服务中的作用，实证分析尚未得到明确的结果，学者们的争论主要集中在意识形态（ideology）领域。在第五章中，郑宗美（Tsung-Mei Cheng）和乌韦·E. 赖因哈特（Uwe E. Reinhardt）重点研究了私人部门在促进医疗保障体系的经济功能和目标的实现方面所发挥的作用，这些作用包括投资医疗事业和提供医疗服务，为个人和家庭提供灾害保险，以及维持和改善社会公众的健康状况等。然而，私人部门的作用能否得到充分发挥严重依赖于医疗保障体系中的分配伦理（distributive social ethic）。私人部门的作用还受制于市场失灵，例如信息不对称、定价不透明以及垄断等。如果一个国家希望依据医疗服务的价格和居民的负担能力分配医疗服务，那么，医疗保障体系的大部分功能都可以交给市场，政府只需要进行必要的监管以确保医疗市场的诚信和高效就行了。反之，如果一个国家希望建立一个人人平等的医疗服务体系，即不管人们的社会经济地位如何，均可享受同等的医疗服务，那就需要政府进行适当干预，并对私人部门施以较为严格的监管。可行的做法是构建公私合作的医疗保障体系，并基于公共医疗保险建立以社会连带关系为基础的医疗资源分配伦理。在社会连带关系非常重要的国家，私人医疗保险机构往往难以较好地发挥风险共担、保费共济的作用，但私人医疗保险可以成为医疗保障体系的有效补充，能够通过签订竞争性承包合同开展保险购买、索赔处理、质量及成本控制等业务。

第三部分 国际比较研究

为设计有效的医疗保障改革政策，我们需要深刻理解哪些改革措施是有效的、哪些改革措施是无效的。开展国际比较研究，既可以掌握各国医疗保障改革中遇到的共性问题，也可以了解不同国家实施医疗保障改革时遇到的特殊情况（第四部分和第五部分）。医疗保障改革的影响是多方面的，例如医疗成本、健康状况、社会公众获得医疗服务的平等性以及财政支持等。

在第六章中，贾斯汀·泰森（Justin Tyson）、柏濑健一郎、毛里西奥·索托和贝内迪克特·克莱门茨（Benedict Clements）进行了计量经济分析、事件研究以及案例研究。这些结果显示，对于发达经济体而言，控制公共卫生支出应该将制定控制医疗成本的宏观政策与推进提高公共卫生支出效率的微观改革结合起来。在宏观层面，预算限额和政府监督（central oversight）是控制公共卫生支出增长的有效工具。在微观层面，强化市场机制有利于控制医疗成本。例如，扩大患者选择医疗保险机构的空间，允许医疗保险机构之间进行更加充分的竞争，更多地依靠私人部门提供医疗服务，以及增强医疗机构之间的竞争等。提高公共卫生支出效率的核心是对管理和签约方式的改革（management and contracting reforms），例如，推广管理式医疗（managed care）、实行按病例付费等。虽然需求方改革（例如扩大私人医疗保险和提高成本分担水平）还不太普遍，但也不失为控制公共卫生支出增长的有效方法。从目前的情况看，价格管制并不是控制医疗成本的有效方法。

第六章的模拟分析（simulation analysis）结果显示，医疗保障改革将大大减轻未来 20 年公共卫生支出的财政负担。其中，引入市场机制的节支效果最佳，能够使公共卫生支出与国内生产总值之比下降0.5 个百分点；改善公共管理和协调的效果次之；加强预算控制和政府监管可以使公共卫生支出与国内生产总值之比下降 0.25 个百分点。需求方改革（例如成本分担）的效果虽然比上述措施弱一些，但也不容忽视。不过，各种改革措施的重要性和适用性会因各国医疗保障体系的不同而有所不同。虽然本章的模拟分析所考察的改革措施对公共卫生支出均具有重大影响，但仍不足以帮助一些国家稳定与年龄相关的公共卫生支出与国内生产总值之比。因此，我们需要制定更多的增收节支措施以实现财政调整目标。

在第七章中，埃娃·延克纳、尚保平和贝内迪克特·克莱门茨指出，新兴经济体面临着与发达经济体不同的挑战，而且不同的新兴经济体面临的挑战也不同。一方面，由于基本实现了全民医保，而且疾病类型与发达经济体基本类似，新兴欧洲经济体的公共卫生支出水平在新兴经济体中相对较高。但是，由于社会公众的总体健康状况仍然较差，提高公共卫生支出效率，进而改善社会公众的健康状况和医疗服务质量，是这些国家面临的最大挑战。而随着财政收入的增加和医疗保障体系的日益庞大，大多数新兴亚洲经济体和新兴拉丁美洲经济体面临的主要挑战是如何在中期扩大医保覆盖面，并避免产生过度的财政压力。在亚洲，增加公共卫生支出还具有促进经济增长的作用，因为公共卫生支出的增加降低了人们的预防性储蓄。此外，在增加公共卫生支出方面，各新兴经济体可利用的财政空间差别也很大。一些基本不需要进行财政整顿的国家能够比较轻松地应对公共卫生支出的增长（例如巴西和爱沙尼亚）；而大量新兴欧洲经济体由于公共卫生支出的增长较快，则面临较大的财政整顿压力（例如保加利亚、拉脱维亚、立陶宛、罗马尼亚和波兰）。

所有新兴经济体都需要提升公共卫生支出效率，尤其是那些财政空间有限的国家。经济有望实现高增长的国家，得益于财政的可持续性，在扩大公共卫生支出方面游刃有余；经济增长较为温和的国家则只能通过渐进的方式，逐步增加公共卫生支出。大多数新兴欧洲经济体需要更多地依靠微观改革而不是扩大公共卫生支出来提升社会公众的健康水平，新兴亚洲经济体和新兴拉丁美洲经济体则拥有较大的公共卫生支出增长空间。对于所有新兴经济体来说，为保持财政政策的可持续性，应当在没有能力承担更多的公共卫生支出之前，仅提供涵盖基本医疗服务的医疗保险。

在第八章中，约翰·C. 朗根布鲁纳（John C. Langenbrunner）和阿贾伊·坦登（Ajay Tandon）研究了东亚和太平洋地区（EAP）经济体医疗筹资改革的成功经验和挑战。东亚和太平洋地区各经济体的健康水平相对较高，但医疗支出水平却并不算高。尽管如此，许多东亚和太平洋地区经济体在社会公众的健康水平、医疗服务可得性等方面仍然长期存在严重的不平等现象，这意味着这些经济体在医保覆盖的广度和深度上仍存在缺陷。导致不平等的另外一个原因是中低收入国家的公共卫生支出并不是为了帮助穷人，一些高收入经济体（例如中国香港、马来西亚和泰国）则不存在这种情况。各国医疗资金普遍来自政府一般收入、社会保险资金以及个人自付（out-of-pocket，OOP）三个部分，但这三个部分的比重在不同国家有所不同。目前，对于现有资源能否满足不断增长的医疗卫生需求以及实现医保全覆盖，担忧情绪与日俱增。其他令人担忧的方面还包括，低收入国家对捐赠资金的依赖程度较高，中低收入国家个人负担比例较高，以及当前的财政投入缺乏可持续性等。在一些国家还存在这样的现象，即小规模保险基金数量众多而整合不够，这种分散状况限制了分担共保的潜力，增加了管理成本，还扩大了不公平的程度。医疗保险的保障范围设计得也有问题，部分医疗资源被用到了资助三级医疗服务（tertiary care）和城市医疗卫生设施建设上，而不是资助穷人或提供面向全民的基本医疗服务。有些国家还同时存在多种医保制度，使社会公众不能平等地获得医疗服务。

通常，东亚和太平洋地区经济体的公共医疗保障体系更倾向于与私人医疗机构签约。对这些国家来说，应确保基于服务质量、成本控制及业绩等标准选择签约方。此外，有些国家还要求初级医疗机构发挥守门人（gatekeeping）*作用。未来，很多国家希望采取按服务付费（fee for service，FFS）以外的付费方式，例如按地区设置上限（geographic caps）、医院总额预算（hospital global budgets）以及病例组合调整（case mix adjustment）等。此外，为了实现医保全覆盖，东亚和太平洋地区经济体在设计医疗保障制度时还需要考虑，应该在多大程度上依靠医疗保险体系（医疗保险体系被认为将随着非正规劳动力市场的收缩而扩张）以及应该在多大程度上依赖一般政府收入。一些国家已经开始动用一般政府收入为更多的居民提供医疗保障。在某些情况下，公共卫生支出应当优先覆盖低收入群体以及最贫困人群。从长期看，人口结构以及流行病的变化将成为决定东亚和太平洋地区经济体医疗成本和医疗需求的主要因素。

在设计医疗保障改革方案时，除了考虑公共卫生支出外，还应当关注社会公众的健康状况。在第九章中，乔纳森·斯金纳（Jonathan Skinner）和凯瑟琳·苏亚雷斯（Catherine Suarez）围绕社会公众的健康状况进行了讨论。所有国家都面临公共卫生支出不断攀升的挑战，因此，实现公共卫生支出的可持续增长成为很多国家医

---

* 在加拿大、英国和北欧国家中，全科医师担当着医疗服务机构守门人的角色。病人要想住院（二级医疗、三级医疗、四级医疗）或接受专科医师的诊断治疗，必须经由全科医师转诊，才能进入医院或接受专科医师的诊疗。否则，国家不给报销医药费。美国的管理式医疗组织也是这样做的。——译者注

疗保障改革的主要目标。作者首先讨论了医疗服务面临的最大挑战，即不同治疗方法的疗效存在明显差异。例如，给心脏病发作的病人服用阿司匹林和使用经杀虫剂处理的蚊帐都是很有效的方法，但对稳定型心绞痛患者实施支架植入术的疗效就不那么好了，用微创手术治疗膝关节炎的疗效也并不明显。由于不同国家各类医院的经验均表明，医疗支出与医疗质量的关联度很低（有时甚至负相关），在实践中，医疗保障改革的成效既要看其对公共卫生支出的影响，也要考察其改善医疗效果的情况。实现节支的理想方式是减少没有疗效或疗效较差的治疗方案的使用，而不是减少使用像经杀虫剂处理的蚊帐那样的有效方法。各国政府应当更好地利用已有的数据资料加强对治疗效果的监测，以确保医疗保障改革在实现节支目标的同时，不会影响医疗质量。

第四部分 发达经济体案例研究

在第十章中，贾斯汀·泰森和伊莎贝拉·卡尔波维茨（Izabela Karpowicz）分析了七个发达经济体的医疗保障改革经验，着重介绍了这些国家在过去 30 年中控制公共卫生支出的成功做法。每一个国家，在医疗保障改革成功的阶段，都实现了公共卫生支出与国内生产总值之比的下降，并且其下降趋势都持续了一段时间，同时实际公共卫生支出增长放缓。加拿大在 20 世纪 70 年代末以及整个 90 年代的经验表明，预算上限和供应控制是控制公共卫生支出增长的有效手段。芬兰在 20 世纪 90 年代的医疗保障改革则通过实施一揽子的宏观改革和微观改革，成功实现了节支目标，具体的改革措施包括供应控制、预算上限、价格管制以及公共管理和协调等。意大利在 20 世纪 90 年代的改革经验证明，价格管制和成本分担是短期内控制公共卫生支出的有效方式，不过，节支效应是否持续尚存疑问。意大利医疗保障改革成功的关键在于人们就"中央政府不对负债累累的地方医疗保障体系实施救助"达成了共识，这种做法不同于过去的经验。在荷兰，20世纪80年代医院预算改革使得公共卫生支出的增速放缓。20世纪90年代中期，通过推广预算上限管理和进行药品改革，大幅削减了公共卫生支出。与此同时，荷兰医疗保障改革的历史也表明，实施激进式改革不仅非常困难而且耗时过多。20世纪80年代和90年代初期，瑞典曾通过实施预算上限管理和公共管理及协调，尤其是加强分权模式下的问责制，成功地控制了公共卫生支出的增长。当然，瑞典仍然需要引入市场机制，以应对供应方面的不利影响。20世纪70年代后期和80年代，英国公共卫生支出增速放缓，甚至出现负增长，这主要归功于英国对医疗保障体系的整合，例如撤销区域性医疗管理机构，引入新的管理规范等。20世纪90年代，美国医疗支出下降的主要原因在于广泛实施了管理式医疗（managed care），建立了全科医生制度，并开展应用情况审查（utilization reviews）；此外，管理式医疗计划与医疗机构就医疗服务进行价格协商，也起到了控制公共卫生支出增长的作用。

　　在第十一章中，Masako Ii介绍了日本的医疗保障体系。日本的人均预期寿命是世界上最长的，日本还拥有相对较低的公共卫生支出，其医疗保障体系被誉为高效率的体系（Murray，2011；Hashimoto and others，2011）。但是，由于日本的公共卫生支出并不包括公共医疗保险支出，因而被低估了1/3。日本面临的挑战之一是用于老年人的公共卫生支出日益增长。虽然该支出得到了中央政府和地方政府的大量补贴以及其他保险机构的转移支付，但日本保障老年人就医的可持续的筹资机制仍然不足。人均医院床位过多以及住院时间过长是日本面临的又一挑战。究其原因，一方面是缺乏高效的初级医疗体系，以及提供初级医疗服务的医生与专门医师之间没有明确分工；另一方面是成本分担水平较低以及实行"按服务付费（fee-for-service）"。因此，日本的医疗保障体系也需要改革。例如，政府当局的保险人职能（responsibility of municipalities as insurers）依然不明确。而且，保险人（insurers）不应仅承担偿付费用的职责，还应在提升医疗服务效率方面发挥作用，例如淘汰那些效率低下的医疗机构，促进竞争，制定临床标准，指导大额医疗设备采购等。

在第十二章中，权纯晚（Soonman Kwon）分析了过去10年韩国的医疗保障改革。韩国的医疗保障改革旨在扩大医保覆盖面、控制成本和提升效率。其中，将医疗保险社（health insurance societies）纳入统一的医疗保障体系，降低了此前因医疗保障体系割裂而产生的不公平和低效率，扩大了风险分担群体，降低了管理成本。除此之外，韩国还实施了"医药分离"改革，削弱了医生多开药的经济动机。不过，医生的抵制稀释了改革效果，并且导致按诊断相关组付费的制度〔diagnosis-related groups（DRG）-based payments〕未能在全国范围内实施。为此，韩国政府只好提高医疗服务费，并以此弥补药品改革带给医生的收入损失。面对人口老龄化，韩国建立了老年人长期护理（long-term care，LTC）保险制度。长期护理保险的资金由保费收入、政府补贴和自付金额三部分构成。能否享受长期护理保险主要基于患者的年龄以及自理能力。长期护理保险主要提供实物福利，仅在个别情况下才提供现金福利（例如，需要为患者提供选择，或者为了促进正式与非正式医疗卫生服务者之间的竞争时）。长期护理保险面临的挑战包括如何实现财务可持续，以及如何协调医疗保险与长期护理保险。权纯晚还指出，由于医疗保险的不断扩展，私人医疗支出在医疗总支出中的占比不断下降。不过，由于不受政府监管，医保未涵盖的医疗服务的价格大幅攀升，从而稀释了改革的效果。为了控制快速增长的医药支出，韩国国民健康保险公司（National Health Insurance Corporation）与制造商协商定价，而不是接受统一定价。即便如此，韩国仍然是经合组织国家中药品价格最高的国家之一。此外，要通过监管来控制原创药与仿制药的混用及使用剂量也很重要，尤其要监管医生的处方行为，避免医生出于经济利益的考虑开药方。

在第十三章中，迈克尔·斯托尔佩（Michael Stolpe）回顾了德国 20 世纪 80 年代以来的医疗保障改革。他认为，1990 年东西德合并是德国公共卫生支出与国内生产总值之比不断上升的重要原因之一。德国出台了一系列医疗保障改革政策及配套措施，包括实施预算上限、引入市场机制以及激励机制等。德国的医疗保障改革有很多经验可供借鉴。例如，预算上限有助于在短期内削减公共卫生支出，但如若无法解决导致公共卫生支出增长的根本问题，该措施就无法使公共卫生支出长期保持在较低的水平上；要使市场机制发挥作用，需要人们的动机与行为保持一致。

德国各种医疗保障改革措施的效果各异。由于疾病基金（sickness funds）存在撇脂效应（cream skimming），基于年龄和性别的风险调整机制效果一般。但基于发病率的风险调整机制（Morbi-RSA）效果较好，不仅弱化了疾病基金的风险偏好动机，而且增加了将某些慢性疾病纳入医疗保险的财务可行性。不过，由于随着新医疗技术的运用，治疗某些疾病的成本收益状况会发生改变，基于发病率的风险调整机制是否仍然具有充分的灵活性还有待观察。在德国，与地区性医生协会相比，疾病基金享有买方垄断地位，并因此有效控制了法定医疗保险（SHI）的医疗服务成本。近来，按诊断相关组（DRGs）付费的制度在控制医疗成本上涨和推动医院竞争行为与管理战略转变方面发挥了积极作用。药品价格方面，普通药品的参考价格并没有明显调整；不过，当允许疾病基金就因购买量巨大而享受的价格折扣进行自主谈判之后，法定医疗保险的平均药品价格出现了大幅下降。总之，尽管经历了一些反复，德国的医疗保障改革还是较为成功地实现了控制公共卫生支出和提高医疗质量的双重目的。

在第十四章中，郑宗美讨论了台湾地区的医疗保障改革。台湾地区于1995年建立了单一支付、由官方运营的医疗保障体系，并且在不到一年的时间内基本覆盖了整个地区。不过，提供医疗服务的主要是私人机构。医疗保障体系的资金来源于官方收入、工资税、家庭缴纳的保费以及成本分担。由于官方为弱势群体提供了补贴，因此不同群体缴纳保费的比例各异。成本分担根据具体的医疗服务及设施有所不同，约占公共卫生支出的37%。随着医疗信息技术的广泛应用，管理成本仅占"健康保险"（NHI）预算的1.3%。此外，私人医疗保险的作用不大，理赔时通常向投保人赔付现金。台湾地区的医疗保障改革改善了社会公众的健康状况，深受公众欢迎。不过，由于保费缴纳比例难以提高，医疗保障体系的财务稳定性受到了挑战。

台湾地区的医疗保障改革为我们提供了以下经验教训。第一，在单一支付体系下，建立总额预算制度以及提高官方制定和控制价格的能力，能够有效控制公共卫生支出。第二，单一支付为实现服务均等化以及建立统一的医疗信息体系提供了良好的平台。第三，通过与私人医疗机构合作，单一支付体系可以为受保人提供更多选择，医疗机构之间的质量竞争而不是价格竞争有助于医疗服务生产力的提高。第四，在实施全覆盖性的医保的前、中、后，保持经济的较快增长至关重要，因为只有这样才能为全覆盖性的医保提供持续的资金来源。

尽管台湾地区的医疗保障改革较为成功，但仍存在进一步改进的空间。例如，提高疗效比较分析能力和医疗技术评价能力，将按服务付费（fee-for-service payment）改为按人头付费（capitation payments），努力应对非传染性疾病和长期医疗带来的挑战等。

第五部分　新兴经济体案例研究

在第十五章中，M. 戈文达·拉奥（M. Govinda Rao）和米塔·乔杜里（Mita Choudhury）考察了印度的医疗保障体系。印度的医疗保障体系面临众多挑战。例如，公共卫生支出不足，医疗服务质量低下，社会公众的健康状况较差，对预防性保健重视不够，医疗费用自付率太高，以及各州之间差异较大等。为此，印度政府近年来实施了一系列改革。全国农村健康计划（National Rural Health Mission）是一项旨在帮助更多的农村贫困人口获得医疗服务的综合性计划，预计该计划将使印度的公共卫生支出与国内生产总值之比在2005—2012年间提高1—2个百分点。不过，全国农村健康计划的设计和实施还存在许多问题：一是公共卫生支出的分配方案未能充分考虑各邦的需求；二是没有明确要求各邦提供配套资金以解决公共卫生资金来源不足的问题；三是由于各邦未能提供相应的配套资金，公共卫生支出未能按计划增长。因此，全国农村健康计划对公共卫生支出及社会公众健康状况的影响微乎其微。此外，为了减轻医疗费用自付率过高的压力，印度劳工部（Union Labor Ministry）通过发起 RSBY（Rashtriya

Swasthya Bima Yojana）计划向社会公众提供财务支持。RSBY 计划的资金由中央政府及州政府共同提供，旨在为生活在贫困线以下的居民支付特定的住院费用和子女日托费用。但是，该项目的参与率一直低于 50%，这种不尽如人意的效果主要受制于中央政府及邦政府捉襟见肘的财政状况。计量分析表明，邦政府在获得中央政府的转移支付之后，大幅减少了自身的公共卫生支出，相关的弹性接近 1。

在第十六章中，Pongpisut Jongudomsuk 及其同事回顾了泰国的研究机构在医疗政策和医疗保障体系方面的研究能力不断提高的过程。他们以公务员医疗福利计划（Civil Servant Medical Benefit Scheme）的提供方支付改革和将健康干预（new health intervention）纳入全民医保为例，说明了泰国如何将研究成果运用到政策制定和实践中，并指导医疗筹资改革。泰国取得成功的主要原因在于国家主导、地方积极参与以及依靠地方资源开展研究并将研究成果服务于政策制定。得益于国内合作与资源共享、国际合作以及伦敦卫生和热带医学学院（London School of Hygiene and Tropical Medicine）等战略合作者的长期支持，泰国的合格研究人员数量迅速增加。此外，基础设施建设也取得了巨大成就，例如建立全国医疗账户，开展疾病负担研究，以及为提升监测水平完善医院管理信息和全国家庭调查数据系统等。基础设施的完善为日常监测和制定决策提供了平台。将研究成果转化为政策决策应当是一个系统、透明的互动过程，为此，泰国成立了一个官方的小组委员会，主要负责审查医保制度的保障内容。该委员会发挥了论坛的作用，通过开展坦率而慎重的讨论，大大提高了研究成果转化为政策决策的效率。

在第十七章中，尚保平和埃娃·延克纳研究了爱沙尼亚、匈牙利、中国、智利和墨西哥的医疗保障改革。这些经济体的医疗保障体系和医疗保障改革千差万别。在案例分析中，作者既分析了医疗保障改革成功的经验，也指出了有待解决的问题。对每个国家进行具体分析时，作者都介绍了该国医疗保障体系的概况、主要健康指标国别对比、医疗保障改革的进展情况、面临的挑战以及经验教训。爱沙尼亚独立后，建立了强制性社会医疗保障体系，改革了初级医疗体系，压缩了医院规模。目前，该国的医疗服务由公共部门和私人机构共同提供，但资金主要来源于强制性缴费等公共渠道。爱沙尼亚面临医疗专业人员短缺、成本压力较大以及不良生活方式引发的健康风险较高等挑战。爱沙尼亚的经验表明，实施总额预算以及建立单一的医保基金是控制公共卫生支出和扩大风险共担的有效手段。匈牙利在完成向市场经济转轨后，也实施了类似的改革。目前，匈牙利的医疗保障体系主要由公共部门提供服务，所需资金主要由政府提供。匈牙利面临的挑战主要包括医疗成本压力较大、不良生活方式引发的健康风险较高以及医疗资源使用效率低下（例如，过多地使用三级医疗和专业医疗）。因此，建立一个对医疗机构具有正向激励作用的医疗支付体系对于提升资源使用效率至关重要。

在过去 60 年中，中国以较低的公共卫生支出实现了较好的效果，最近中国在扩大医保覆盖面方面迈出了重要步伐。但中国仍面临不少挑战，包括医疗费用自付率过高、不平等问题较严重以及资源使用效率低下等。中国的医疗保障改革经验表明，增量改革是扩大医保覆盖面、让更多的人享有医疗服务的有效方法。中国的改革凸显了预防保健和公共医疗服务的重要性，中国还需要进行支付改革才能进一步提升医疗保障体系的效率。智利通过建立强制性社会保障体系和显性医疗担保（health care guarantee），基本实现了全民医保。但在智利，无论是提供医疗服务，还是为医疗保障体系提供资金，公共部门和私人机构都参与其中，其医疗保障体系也因此而处于割裂状态，公共部门与私人机构的医疗质量差异和不平等成为智利面临的主要挑战。智利之所以能够成功地扩大医保覆盖面和大幅提升社会公众健康状况，得益于财政的大力支持、经济的较快增长、高效的制度安排以及提供全民医保的政治共识。与前面介绍的几个新兴经济体不同，墨西哥尚未实现医保全覆盖，其医疗保障体系也被众多的公共部门和私人机构割裂了。医疗保障体系严重割裂、社会公众不能平等地获得医疗服务以及管理成本偏高是墨西哥面临的严峻挑战。此外，墨西哥还存在医疗费用自付率过高的问题，个人自付的医疗费用约占医疗总支出的一半。未来墨西哥社会医疗保障体系的改革将侧重于解决公共机构与私人机构的割裂问题，并在家庭可承受自付保费负担的前提下实现医保全覆盖，即大众医疗保险。

参考文献

Acemoglu, D., and S. Johnson, 2007, "Disease and Development: The Effect of Life Expectancy on Economic Growth," *Journal of Political Economy*, No. 115, pp. 925-85.

Acemoglu, D., S. Johnson, and J. Robinson, 2003, "Disease and Development in Historical Perspective," *Journal of the European Economic Association, Papers and Proceedings*, Vol. 1, pp. 397-405.

Alsan, M., D. E. Bloom, and D. Canning, 2006, "The Effect of Population Health on Foreign Direct Investment Inflows to Low- and Middle-Income Countries," *World Development*, Vol. 34, No. 4, pp. 613-30.

Baldacci, E., B. Clements, S. Gupta. and Q. Cui, 2008, "Social Spending, Human Capital, and Growth in Developing Countries," *World Development*, Vol. 36. No. 8, pp. 1317-

41.

Basta, S., K. Soekirman, and N. Scrimshaw, 1979, "Iron Deficiency Anemia and Productivity of Adult Males in Indonesia." *American Journal of Clinical Nutrition*, No. 32, pp. 916-25.

Bloom, D., and D. Canning, 2008, "Population Health and Economic Growth," Working Paper No. 24 (Washington: World Bank, on behalf of the Commission on Growh and Development).

Bloom, D. E. D. Canning. and B. Graham, 2003, "Longevity and Life-Cycle Savings," *Scandinavian Journal of Economics*, No. 105, pp. 319-38.

Bloom, D. E., D. Canning, and J. Sevilla. 2004, "The Effect of Health on Economic Growth: A Production Function Approach." *World Development*, Vol. 32, No. 1, pp. 1-13.

Card, D., C. Dobkin, and N. Maestas, 2009, "Does Medicare Save Lives?" *Quarterly Journal of Economics*, May, pp. 597-636.

Commission on Social Determinants of Health (CSDH), 2008, "Closing the Gap in a Generation: Health Equiry through Action on the Social Determinants of Health— Final Report by the Commission on Social Determinants of Health" (Geneva: World Health Organization).

Congressional Budget Office, 2010, "The Long-Term Budget Outlook" (Washington: June, revised August).

Docteur, E., and H. Oxley, 2003, "Health-Care Systems: Lessons from the Reform Experience." OECD Health Working Paper No. 9 (Paris: Organization for Economic Cooperation and Development).

European Commission, 2010, "Contributing to Universal Coverage of Health Services Through Development Policy," Staff Working Document to accompany COM (2010) 128, *The EU Role in Global Health* (Brussels).

European Commission (EC) and Economic Policy Committee (EPC),2009, *The 2009 Ageing Report: Economic and Budgetary Projections for the EU-27 Member States, 2008-2060*. European Economy Paper No. 2 (Brussels).

Finkelstein, A., 2007, "The Aggregate Effects of Health Insurance: Evidence from the Introduction of Medicare, " *Quarterly Journal of Economics*, vol. 122, No. 1, pp. 1-37.

Garber, A., and J. Skinner, 2008, "Is American Health Care Uniquely Inefficient?" NBER Working Paper No. 14257 (Cambridge, MA: National Bureau of Economic Research).

Gottret, P., and G. Schieber, 2006,*Health Financing Revisited: A Practitioner's Guide* (Washington: World Bank).

Gupta, S., G. Schwartz, S. Tareq. R. Allen, I. Adenauer, K. Fletcher, and D. Last, 2008, *Fiscal Management of Scaled-Up Aid* (Washington: International Monetary Fund).

Gupta, S.,and M. Verhoeven, 2001, "The Efficiency of Government Expenditures: Experiences from Africa," *Journal of Policy Modeling*, Vol. 23, pp. 433-67.

Hashimoto, H., N. Ikegami, K. Shibuya. N. Izumida, H. Noguchi, H. Yasunaga, H. Miyata, J. Acuin, and M. Reich. 2011, "Cost Containment and Qualiry of Care in Japan: Is There a Tradeoff?" *Lancet*, Vol. 378, No. 9797, pp. 1174-82.

Hauncr. D., 2007. "Bcnchmarking the Efficiency of Public Expenditure in the Russian Federarion, " IMF Working Paper No. 07/246 (Washington: International Monetary Fund).

Hurd, M., D. McFadden, and L. Gan, 1998, "Subjective Survival Curves and Life-Cycle Behavior," in *Inquiries in the Economics of Aging.* ed. D. Wise (Chicago: University of Chicago Press).

International Monetary Fund, 2010, *From Stimulus to Consolidation: Revenue and Expenditure Policies in Advanced and Emerging Economies*, IMF Departmental Paper (Washington).

——, 2011, "Addressing Fiscal Challenges to Reduce Economic Risks," *Fiscal Monitor*, September (Washington).

Jakab, M., 2007, "An Empirical Evaluation of the Kyrgyz Health Reform: Does It Work for the Poor?" (Cambridge, MA: Harvard University, Harvard School of Public Health, Department of Health Policy and Management).

Joumard, I., C. Andre, and C. Nicq, 2010, "Health Care Systems: Efficiency and Institutions," Economics Department Working Paper No. 769 (Paris: Organization for Economic Cooperation and Development).

Kalemli-Ozcan, S., H. E. Ryder, and D. N. Weil, 2000, "Mortality Decline, Human Capital Investment, and Economic Growth." *Journal of Development Economics*, Vol. 62, No. 1, pp. 1-23.

Mattina, T., and V. Gunnarsson, 2007, "Budget Rigidity and Expenditure Efficiency in Slovenia," IMF Working Paper No. 07/131 (Washington: International Monetary Fund).

Murphy, K., and R. Topel, 2006, "The Value of Health and Longevity," *Journal of Political Economy*, Vol. 114, pp. 871-904.

Murray, C., 2011, "Why Is Japanese Life Expectancy So High?" *Lancet*, Vol. 378, No. 9797, pp. 1124-25.

Musgrove, P., 1996, "Public and Private Roles in Health: Theory and Financing Patterns,"

Health, Nutrition, and Population Discussion Paper No. 29290 (Washington: World Bank).

Newhouse, J. P., 1992, "Medical Care Costs: How Much Welfare Loss?" *Journal of Economic Perspectives*, Vol. 6, No. 3, pp. 3-21.

Organization for Economic Cooperation and Development (OECD), 2006, "Projecting OECD Health and Long-Term Care Expenditures: What Are the Main Drivers?" Economics Department Working Paper No. 447 (Paris).

Pomp, M., and S. Vujic, 2008, "Rising Health Spending, New Medical Technology, and the Baumol Effect," Discussion Paper No. 115 (The Hague: CPB [Netherlands Bureau for Economic Policy Analysis]).

Sala-i-Martin, X., G. Doppelhofer, and R. I. Miller, 2004, "Determinants of Long-Term Growth: A Bayesian Averaging of Classical Estimates (BACE) Approach," *American Economic Review*, Vol. 94, No. 4, pp. 813-35.

Savedoff, W., 2007, "What Should a Country Spend on Health Care?" *Health Affairs*, vol. 26, No. 4, pp. 962-70.

Smith, S., J. Newhouse, and M. Freeland, 2009, "Income, Insurance, and Technology: Why Does Health Spending Outpace Economic Growth?" *Health Affairs*, Vol. 28, No. 5, pp. 1276-84.

Verhoeven, M., V. Gunnarsson, and S. Carcillo, 2007, "Education and Health in G-7 Countries: Achieving Better Outcomes with Less Spending," IMF Working Paper No. 07/263 (Washington: International Monetary Fund).

Weisbrod, B., 1991, "The Health Care Quadrilemma: An Essay on Technological Change, Quality of Care and Cost Containment," *Journal of Economic Literature*, Vol. 29, No. 2, pp, 523-52.

World Health Organization (WHO), 2000, *The World Health Report 2000—Health Systems: Improving Performance* (Geneva).

——, 2010a, *World Health Statistics 2010* (Geneva).

——, 2010b,*The World Health Report 2010—Health Systems: Improving Performance* (Geneva).

——, 2010c, *Global Status Report on Noncommunicable Diseases* (Geneva).

第二章　公共卫生支出的历史演变

戴维·科迪　柏濑健一郎

本章将分析 27 个发达经济体和 23 个新兴经济体的公共卫生支出在过去 40 年中的变动趋势。总体来看，在过去 40 年中，医疗支出大幅增长，发达经济体尤甚（见图 2.1）。[1]1970 年以来，发达经济体的人均实际医疗支出增长了 4 倍，医疗支出与国内生产总值之比由 6% 上升至 12%，[2]而医疗支出增长的大约 2/3 源于不断上升的公共卫生支出，公共卫生支出占医疗支出的比重由 55% 上升至 60%。与此同时，新兴经济体医疗支出的增长较为温和，医疗支出与国内生产总值之比仅由不足 3% 上升至约 5%，公共卫生支出与国内生产总值之比大约从 1.5% 上升至 2.5%，增幅大致与私人医疗支出相当。

本章余下部分的结构如下：首先回顾了发达经济体公共卫生支出的历史演变情况；然后分析了推动新兴经济体公共卫生支出增长的因素，讨论了健康状况与医疗体系效率之间的关系；最后的附录介绍了数据来源和衡量公共卫生支出效率的各种方法。

发达经济体公共卫生支出的历史演变

发达经济体的公共卫生支出具有"成本水平保持稳定但支出水平在短期内快速增长"的特征（见图 2.1）。1971—1975 年，由于大多数国家的医保覆盖率大幅提高，公共卫生支出与国内生产总值之比上升了 1 个百分点。紧接着，很多国家实施了医疗保障改革，并将此作为一揽子财政整顿措施的重要内容，从而实现了较长时期的成本控制。此后，在 1975—1990 年的 15 年间，公共卫生支出与国内生产总值之比仅提高了不到 1 个百分点。20 世纪 90 年代初期，公共卫生支出又开始快速增长。20 世纪 90 年代后半期，公共卫生支出的增速再次放缓，这主要是因为当时欧美国家为控制政府总支出采取了广泛的限制开支措施。2000 年以后，伴随着政府总支出的大幅增长，公共卫生支出再次强劲增长。2008 年，公共卫生支出与国内生产总值之比达到 7%，比 2000 年提高了 1 个百分点，同期政府总支出与国内生产总值之比提高了 2 个百分点（IMF，2010）。

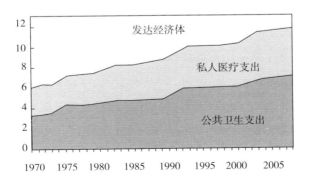

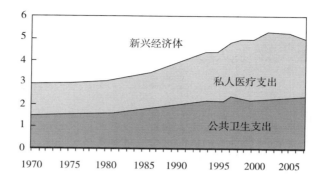

图 2.1　医疗总支出、私人医疗支出及公共卫生支出与
国内生产总值之比，1970—2008 年（％）

资料来源：经合组织国家卫生数据库（OECD Health Data）；世界卫生组织；Sivard（1974—
1996）；国际货币基金组织工作人员估算。
注：平均支出按照以购买力平价计算的国内生产总值为权重计算。对于 5 个缺乏 2008 年数
据的发达经济体，使用其 2006 年或 2007 年的数据。新兴经济体的数据截至 2007 年。

　　已有文献表明，导致公共卫生支出与国内生产总值之比上升的
主要因素包括收入增加、人口老龄化、医疗技术进步以及医疗卫生政
策改革等。从对医疗服务的需求看，公共卫生支出与国内生产总值之
比随着国民经济的发展而上升。此外，与年轻人相比，老年人需要更
多的医疗服务。从医疗服务的供给看，医疗技术进步提高了诊断和
治疗水平，使更多的疾病得以医治。医疗质量的提高推动了医疗服
务成本的上升〔例如用弥散加权成像评价血管成形术（diffusion of
angioplasty）、用磁共振成像（MRIs）代替 X 光〕。此外，医疗机构生
产率的提高慢于国民经济中的其他部门，这也是推升成本的重要因素
之一（即所谓的鲍默效应）。在所有引起公共卫生支出增长的因素中，
非人口因素占主导。总体来看，在公共卫生支出与国内生产总值之比
的升幅中，大约 1/4 是由人口因素（即人口老龄化）推动的，其余的

3/4 是附加成本增长，反映了非人口因素的综合影响，例如收入增长、技术进步、鲍默效应以及医疗政策和医疗制度等。[3] 当然，积极的附加成本增长不应被解读为公共卫生支出的成本大于收益。例如，医疗技术进步虽然造成了公共卫生支出的增长，但同时也在更大程度上改善了社会公众的健康状况，提高了社会公众的福利水平（Cutler and McClellan，2001）。无论在何种情况下，都应该进行公共卫生支出的成本收益分析，不过，这一讨论超出了本章的研究范围。

在过去 30 年中，不同国家公共卫生支出与国内生产总值之比的提高程度差异很大。这一时期，几乎所有发达经济体的公共卫生支出与国内生产总值之比都有所上升（见图 2.2）。1980 年，公共卫生支出与国内生产总值之比最低的国家（希腊）与最高的国家（瑞典）相差 5 个百分点。2008 年，上述差距大幅收窄，公共卫生支出与国内生产总值之比最低为 5.5%（澳大利亚），最高为 8.7%（法国）。总体来看，一国公共卫生支出与国内生产总值之比越低，该国公共卫生支出的增长就越快（公共卫生支出与国内生产总值之比的增幅与公共卫生支出与国内生产总值之比之间的相关系数为 -0.8；见图 2.2 的下图）。公共卫生支出与国内生产总值之比上升最多的国家包括美国（3.8 个百分点）、葡萄牙（3.4 个百分点）和新西兰（2.7 个百分点），而瑞典（-0.7 个百分点）、爱尔兰（0.0 个百分点）和丹麦（0.1 个百分点）的公共卫生支出与国内生产总值之比升幅最小。2000 年以来，加拿大、丹麦、芬兰、希腊、爱尔兰、意大利、荷兰、新西兰、卢森堡、英国和美国等 11 个国家的公共卫生支出与国内生产总值之比上升了至少 1 个百分点（见附图 2.1）。在此期间，捷克、德国和挪威的公共卫生支出与国内生产总值之比上升不超过 0.2 个百分点。

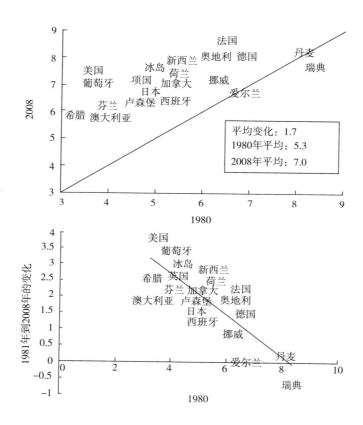

图 2.2　发达经济体公共卫生支出与国内生产总值之比，
1980 年与 2008 年（%）

资料来源：经合组织国家卫生数据库；国际货币基金组织工作人员估算。

注：该表未包括韩国，韩国公共卫生支出与国内生产总值之比 1980 年的 0.8% 上升
至 2008 年的 3.6%。2008 年数据是 2008 年或者可获得的最近年份的数据。平均值未
加权。

　　1980 年的人均国内生产总值与 1980—2008 年间公共卫生支出
与国内生产总值之比之间的相关性较低，因此，收入趋同（income

convergence）不是影响公共卫生支出的主要因素。而且，这一时期的人口结构变化不大，也不是影响公共卫生支出的主要因素。在控制了收入和人口结构的基础上进行回归分析发现，公共卫生支出与国内生产总值之比低于平均水平的国家均出现了公共卫生支出的较快增长。这说明公共卫生支出趋同主要缘于"模仿"效应，即模仿其他国家医疗保障体系的某些做法，例如增加新的医疗服务。当然，这种模仿需要对医疗制度和医疗政策进行相应的调整，决定技术扩散的因素也会发生变化。由此会引出一个问题：在趋同阶段出现的公共卫生支出高增长现象是否会持续？

新兴经济体公共卫生支出的历史演变

在历史上，新兴经济体的公共卫生支出水平及增速均大大低于发达经济体。1995 年，新兴经济体公共卫生支出占国内生产总值的 2%，比 1971 年上升了 0.5 个百分点。随后，新兴经济体的公共卫生支出加速增长，其与国内生产总值之比在 10 年内又上升了 0.5 个百分点。[4] 新兴欧洲经济体和新兴拉丁美洲经济体的公共卫生支出水平与国内生产总值之比大大高于新兴亚洲经济体，而且新兴经济体之间未出现支出趋同现象（见图 2.3）。1995 年以后，罗马尼亚、沙特阿拉伯、泰国和土耳其等国的公共卫生支出与国内生产总值之比上升了 1—1.5 个百分点，而爱沙尼亚、匈牙利、印度、拉脱维亚、俄罗斯和乌克兰等国的公共卫生支出与国内生产总值之比却出现了下降。2000 年以来，新兴经济体公共卫生支出与国内生产总值之比开始上升，但仅有 6 个国家的公共卫生支出与国内生产总值之比的增幅超过了 0.5 个百分点（巴西、保加利亚、智利、波兰、泰国和乌克兰,见附图 2.2)。

公共卫生支出与国内生产总值之比的温和增长,意味着新兴经济体安排财政支出时并未优先考虑公共卫生支出。即使在那些财政支出受到的约束较少（例如政府收入与国内生产总值之比较高）的国家,公共卫生支出水平也不高。以样本国家为例（土耳其除外）,2000—2007 年,政府收入与国内生产总值之比上升了 3.5 个百分点,而公共卫生支出与国内生产总值之比仅增长了约 0.5 个百分点。1987—2007 年,新兴经济体的公共卫生支出仅相当于其教育支出的一半（Arze del Granado, Gupta, and Hajdenberg, 2010 ）。而发达经济体的公共卫生支出和教育支出大体相当。从需求面看,由于人均收入水平较低、人口结构较为相似（例如老年抚养比较低）,新兴经济体的政府总支出和公共卫生支出均处于低位。而且,很多新兴经济体的流行病结构尚未完成从传染性疾病向癌症、糖尿病、心脏病等慢性疾病的转变,这种转变通常伴随着经济发展和医疗成本上升而出现。[5]

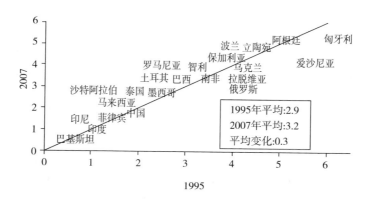

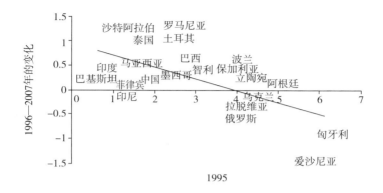

图 2.3　新兴经济体公共卫生支出与国内生产总值之比，
1995 年与 2007 年（%）

资料来源：世界卫生组织；国际货币基金组织工作人员估算。
注：平均值未加权。

健康状况及医疗体系效率

无论是发达经济体还是新兴经济体，不同国家社会公众的健康状况均存在着较大差异。发达经济体的出生时平均预期寿命为 80 岁，其中，日本人的平均预期寿命高达 83 岁，而斯洛伐克人的平均预期寿命仅为 74 岁（Joumard，Andre，and Nicq，2010）。此外，发达经济体其他反映寿命的健康指标也参差不齐。例如，65 岁人口预期寿命与健康预期寿命并不一致。又如，各国的婴儿死亡率存在较大差异，较低的如冰岛、卢森堡和瑞典，仅为 3‰ 或者更低，而加拿大、斯洛伐克和美国则超过 5‰。与发达经济体相比，新兴经济体 71 岁人口预期寿命比发达经济体短 9 年。在新兴经济体中，新兴欧洲经济体的预期寿命和婴儿死亡率等指标较好。新兴经济体的预期寿命差异也较大，最高的智利为 79 岁，最低的南非仅为 52 岁。

公共卫生支出存在严重的低效率问题。虽然增加公共卫生支出也有助于改善社会公众的健康水平，但提高公共卫生支出效率才是更有效的方法。这一结论可以从各国因缩减"效率差距（efficiency gap）"而获得的收益得到论证。"效率差距"是指，考虑到社会经济及生活方式等因素的影响，在公共卫生支出相当的情况下，一国预期寿命与预期寿命最长国家之间的差距。[6]如果将经合组织各成员国的"效率差距"缩减一半，这些国家的预期寿命将延长 1 岁多。但为了通过增加公共卫生支出达到同样的效果，则需要增加公共卫生支出 30% 以上。目前，澳大利亚、韩国和瑞士的公共卫生支出效率最高，匈牙利、斯洛伐克和美国的公共卫生支出效率则较低。对新兴经济体而言，公共卫生支出也是决定社会公众健康状况的重要因素（Baldacci and others，2008）。与发达经济体一样，不同新兴经济体的公共卫生支出效率也存在较大差异（Gupta and Verhoeven，2001；Gupta and others，2008）。因此，新兴经济体同样可以在不增加公共卫生支出的情况下，通过提升公共卫生支出效率改善社会公众的健康状况。

结论

1970 年以来，发达经济体的医疗支出与国内生产总值之比上升了 6 个百分点，其中大约 2/3 源于公共卫生支出的增长。公共卫生支出的增长是由收入增加、技术进步、老龄化以及医疗政策调整等因素共同推动的。从历史上看，各国的公共卫生支出在快速增长之后，均进入了成本控制期。新兴经济体公共卫生支出的增长慢于发达经济体。1970 年以来，由于新兴经济体在安排财政支出时并未优先考虑公共卫生支出，新兴经济体公共卫生支出与国内生产总值之比仅上升了 1 个百分点。过去数十年中，发达经济体的公共卫生支出与国内生产总值之比呈现趋同趋势，但这一趋势在新兴经济体中并未出现。

由于公共卫生支出效率低下的问题较为严重，发达经济体和新兴经济体均可以通过提升公共卫生支出效率来改善社会公众的健康状况。

参考文献

Arze del Granado, J., S. Gupta, and A. Hajdenberg, 2010, "Is Social Spending Procyclical?" IMF Working Paper No. 10/234 (Washington: International Monetary Fund).

Baldacci, E., G. Callegari, D. Coady, D. Ding, M. Kumar, P. Tommasino, and J. Woo, 2010, "Public Expenditures on Social Programs and Household Consumption in China," IMF Working Paper No. 10/69 (Washington: International Monetary Fund).

Baldacci, E., B. Clements, S. Gupta, and Q. Cui, 2008, "Social Spending, Human Capital, and Growth in Developing Countries," *World Development*, Vol. 36, No. 8, pp. 1317-41.

Cutler, D., and M. McClellan, 2001, "Is Technological Change in Medicine Worth It?" *Health Affairs*, Vol. 20, No. 5, pp. 11-29.

Evans, D. B., A. Tandon, C. Murray, and J. Lauer, 2000, "The Comparative Efficiency of National Health Systems in Producing Health: An Analysis of 191 Countries," Global Program on Evidence for Health Policy (GPE) Discussion Paper No. 29 (Geneva: World Health Organization).

Gupta, s., G. Schwartz, S. Tareq, R, Allen, I. Adenauer, K. Fletcher, and D. Last, 2008, *Fiscal Management of Scaled-Up Aid* (Washington:International Monetary Fund).

Gupta, S., and M. Verhoeven, 2001, "The Efficiency of Government Expenditures: Experiences from Africa," *Journal of Policy Modeling*, Vol. 23, pp.433-67.

Hauner, D., 2007, "Benchmarking the Efficiency of Public Expenditure in the Russian

Federation," IMF Working Paper No. 07/246 (Washington: International Monetary Fund).

Hollingsworth, B., and J. Wildman, 2003, "The Efficiency of Health Production: Re-estimating the WHO Panel Data Using Parametric and Non-parametric Approaches to Provide Additional Information," *Economics of Health Care Systems*, Vol. 12, pp. 493-504.

International Monetary Fund (IMF), 2010, *From Stimulus to Consolidation: Revenue and Expenditure Policies in Advanced and Emerging Economies* , IMF Departmental Paper (Washington).

Joumard, I., C, Andre, and C. Nicq, 2010, "Health Care Systems: Efficiency and Institutions," Economics Department Working Paper No. 769 (Paris: Organization for Economic Cooperation and Development).

Joumard, I., C. Andre, C. Nicq, and O. Chatal, 2008, "Health Status Determinants: Lifestyle, Environment, Health Care Resources and Efficiency, " Economics Department Working Paper No. 627 (Paris: Organization for Economic Cooperation and Development).

Mattina, T., and V. Gunnarsson, 2007, "Budget Rigidity and Expenditure Efficiency in Slovenia," IMF Working Paper No. 07/131 (Washington: International Monetary Fund).

Pomp, M., and S. Vujic, 2008, "Rising Health Spending, New Medical Technology, and the Baumol Effect," Discussion Paper No. 115 (The Hague: CPB [Netherlands Bureau for Economic Policy Analysis]).

Self, S., and R. Grabowski, 2003, "How Effective Is Public Health Expenditure in Improving Overall Health? A Cross-Country Analysis," *Applied Economics*, Vol. 7, pp. 835-45.

Sivard, R., various years, *World Military and Social Expenditures* (Leesburg, VA: WMSE Publications).

Smith, S., J. Newhouse, and M. Freeland, 2009, "Income, Insurance, and Technology: Why Does Health Spending Outpace Economic Growth?" *Health Affairs*, Vol. 28, No. 5, pp. 1276-84.

Verhoeven, M., V. Gunnarsson, and S. Carcillo, 2007, "Education and Health in G-7 Countries: Achieving Better Outcomes with Less Spending," IMF Working Paper No. 07/263 (Washington: International Monetary Fund).

World Health Organization (WHO), 2000, *Health Systems: Improving Performance*, The World Health Report (Geneva).

附录 2.1 数据来源

发达经济体的数据来自经合组织国家卫生数据库。该数据库包括了大多数国家的医疗支出（包括医疗总支出、公共卫生支出和私人医疗支出）与国内生产总值之比和人均实际医疗支出。各国早期数据的可得性不尽相同，但大多数国家都有 2008 年的数据。经合组织的数据包含很多结构性冲击。为了解决这个问题，使医疗支出在长期内可比，本章按照茹马尔等（2008）的方法对数据进行了调整。如果当年发生了结构性冲击，本章就以过去 5 年实际医疗支出的平均增速作为当年的医疗支出增速。[7] 实际上，只有在医疗支出呈趋势性增长的情况下，才能近似采用这种方法预测发生结构性冲击当年的医疗支出。按照这种方法调整数据，相当于对未经调整的原始数据做了内插法。本章有关医疗支出发展趋势的图表全部使用调整后的数据。

附表 2.1 为部分经合组织国家 1960—2008 年公共卫生支出的描述性统计，表中使用的数据未经上述调整。当数据缺失时，以相邻年份的数据代替。澳大利亚 1970 年的数据以该国 1969 年的数据代替，荷兰 1970 年的数据以该国 1972 年的数据代替。荷兰的公共卫生支出自 2003 年起仅包括公共卫生支出的一般性支出，比利时的公共卫生支出始终为公共卫生支出的一般性支出（而不是医疗总支出）。附表 2.2 为上述各国截至 2008 年的部分年份的公共卫生支出，表中使用的数据已经对结构性冲击进行了调整。文中的图表使用的都是经过调整的数据。在附表 2.1 和附表 2.2 中，第 2 栏至第 8 栏为各国对应年份的公共卫生支出与国内生产总值之比。附表 2.2 第 9 栏至第 12 栏为各国公共卫生支出与国内生产总值之比自对应年份至 2008 年的增幅。

新兴经济体的公共卫生支出数据来自世界卫生组织。公共卫生支出与国内生产总值之比根据国际货币基金组织《世界经济展望》数据库的数据计算。因为假定 1970—1995 年私人医疗支出在医疗总支出中的占比保持不变,本章以 1970—1994 年的公共卫生支出与国内生产总值之比作为同期公共卫生支出与国内生产总值之比。

附表 2.1　发达经济体的公共卫生支出与国内生产总值之比,1960—2008 年(%,未针对结构性冲击进行调整)

	1960	1970	1980	1990	2000	2007	2008
澳大利亚	1.8	2.3	3.8	4.4	5.4	5.7	—
奥地利	3.0	3.3	5.1	6.1	7.6	7.9	8.1
比利时	—	—	—	5.7	6.1	7.3	7.4
加拿大	2.3	4.8	5.3	6.6	6.2	7.1	7.3
捷克	—	—	—	4.6	5.9	5.8	5.9
丹麦	—	6.6	7.9	6.9	6.8	8.2	—
芬兰	2.1	4.1	5.0	6.3	5.1	6.1	6.2
法国	2.4	4.1	5.6	6.4	8.0	8.6	8.7
德国	—	4.4	6.6	6.3	8.2	8.0	8.1
希腊	—	2.3	3.3	3.5	4.7	5.8	—
冰岛	2.0	3.1	5.5	6.9	7.7	7.5	7.6
爱尔兰	2.8	4.1	6.8	4.4	4.6	5.8	6.7
意大利	—	—	—	6.1	5.8	6.6	7.0

（续表）

	1960	1970	1980	1990	2000	2007	2008
日本	1.8	3.2	4.7	4.6	6.2	6.6	—
韩国	—	—	0.8	1.5	2.2	3.5	3.6
卢森堡	—	2.8	4.8	5.0	5.2	6.6	
荷兰	—	4.1	5.1	5.4	5.0	7.3	7.4
新西兰	—	4.2	5.2	5.7	6.0	7.2	7.9
挪威	2.2	4.0	5.9	6.3	6.9	7.5	7.2
葡萄牙	—	1.5	3.4	3.8	6.4	7.1	—
斯洛伐克	—	—	—	—	4.9	5.2	5.4
斯洛文尼亚			—	—	6.1	5.6	6.0
西班牙	0.9	2.3	4.2	5.1	5.2	6.1	6.5
瑞典	—	5.8	8.2	7.4	7.0	7.4	7.7
瑞士	—	—	—	4.3	5.6	6.3	6.3
英国	3.3	3.9	5.0	4.9	5.6	6.9	7.2
美国	1.2	2.6	3.7	4.8	5.8	7.1	7.4
平均值							
加权平均	1.7	3.3	4.6	5.2	6.1	6.9	7.3
算术平均	2.3	3.7	5.0	5.3	5.9	6.7	6.9

资料来源：经合组织国家卫生数据库；国际货币基金组织工作人员估算。

注：参见文中对 1970 年数据的说明。表中卢森堡和葡萄牙 2007 年的数据以 2006 年的数据代替。

附表 2.2　发达经济体的公共卫生支出与国内生产总值之比，
1960—2008 年（％，已针对结构性冲击进行了调整）

	1960	1970	1980	1990	2000	2007	2008	增幅（百分点）[a]			
								1960—2008	1970—2008	1980—2008	1990—2008
澳大利亚	1.8	3.0	3.8	4.4	5.4	5.7	—	3.9	2.7	2.0	1.3
奥地利	3.5	3.9	6.1	6.1	7.6	7.9	8.1	4.5	4.2	2.0	1.9
比利时	—	—	—	6.2	6.5	7.3	7.4	—	—	—	1.3
加拿大	2.4	4.9	5.1	6.3	6.2	7.1	7.3	4.9	2.4	2.2	0.9
捷克	—	—	—	3.9	5.9	5.8	5.9	—	—	—	1.9
丹麦	—	6.9	8.1	7.2	7.1	8.2	—	—	1.4	0.1	1.1
芬兰	1.7	3.3	4.1	5.1	5.1	6.1	6.2	4.5	2.9	2.2	1.1
法国	2.8	4.7	6.5	7.4	8.0	8.6	8.7	5.9	4.0	2.2	1.3
德国	—	4.4	6.6	6.3	8.2	8.0	8.1	—	3.7	1.5	1.8
希腊	—	2.3	3.3	3.5	4.7	5.8	—	—	3.5	2.6	2.3
冰岛	2.0	2.8	5.1	6.2	7.1	7.5	7.6	5.5	4.7	2.5	1.3
爱尔兰	3.0	4.5	6.7	4.4	4.6	5.8	6.7	3.7	2.2	0.0	2.4
意大利	—	—	—	6.1	5.8	6.6	7.0	—	—	—	0.9
日本	1.8	3.3	4.8	4.7	6.2	6.6	—	4.8	3.4	1.9	1.9
韩国	—	—	0.8	1.5	2.2	3.5	3.6	—	—	2.8	2.1
卢森堡	—	2.6	4.6	4.7	5.2	6.6	—	—	—	—	—
荷兰	—	4.2	5.3	5.5	5.2	7.3	7.4	—	3.2	2.2	1.9
新西兰	—	4.2	5.2	5.7	6.0	7.2	7.9	—	3.7	2.7	2.2
挪威	2.4	4.3	6.3	6.7	6.9	7.5	7.2	4.8	2.9	0.9	0.4
葡萄牙	—	1.6	3.7	4.1	6.4	7.1	—	—	5.6	3.4	3.0

（续表）

	1960	1970	1980	1990	2000	2007	2008	增幅（百分点）[a]			
								1960—2008	1970—2008	1980—2008	1990—2008
斯洛伐克	—	—	—	—	4.9	5.2	5.4	—	—	—	—
斯洛文尼亚	—	—	—	—	6.1	5.6	6.0	—	—	—	—
西班牙	1.0	2.6	4.8	5.9	5.8	6.1	6.5	5.5	3.9	1.7	0.6
瑞典	—	5.9	8.3	7.5	7.2	7.4	7.7	—	1.8	-0.7	0.2
瑞士	—	—	—	4.0	5.6	6.3	6.3	—	—	—	2.3
英国	3.1	3.6	4.6	4.6	5.6	6.9	7.2	4.1	3.5	2.5	2.6
美国	1.2	2.6	3.7	4.8	5.8	7.1	7.4	6.2	4.9	3.8	2.7
平均值											
加权平均	1.7	3.4	4.7	5.2	6.1	7.0	7.3	5.6	4.1	2.8	2.1
算术平均	2.2	3.8	5.1	5.3	6.0	6.7	6.9	4.9	3.4	1.9	1.6

资料来源：经合组织国家卫生数据库；国际货币基金组织工作人员估算。

注：参见文中对结构性冲击调整方法的介绍和对 1970 年数据的说明。表中卢森堡和葡萄牙 2007 年的数据以 2006 年的数据代替。给定年份（例如 1960 年、1970 年）的平均值不包含当年数据缺失的国家，因此比较这些平均值时需要注意样本的差异。

[a] 为了比较截至 2008 年的增幅，对 2008 年数据缺失的国家，以 2007 年的数据代替 2008 年的数据。

附录 2.2　公共卫生支出效率的测度方法

效率是评价医疗保障改革效果的重要内容。已有研究发现，从医疗支出与社会公众健康水平之间的关系看，许多国家的医疗保障改革实质上是无效的。这意味着，如果能纠正这些无效的方面，即使不增加医疗支出，也有可能提高社会公众的健康水平。

各种效率测度方法简介

非参数法

数据包络分析法（data envelopment analysis, DEA）是一种常见的非参数方法。运用数据包络分析法评估效率，就是要建立医疗支出与健康水平（例如人均公共卫生支出与预期寿命）的生产前沿（production frontier）。生产前沿上各点的效率相同。各国距离生产前沿越远，效率就越低。无界分析法（free disposable hull, FDH）与数据包络分析法类似，但受到的限制更少〔参见 Gupta and Verhoeven（2001）对此问题的详细讨论〕。

非参数法的优势在于，无须估计医疗支出与健康水平之间的函数关系；劣势在于，生产前沿根据"最佳实践"确定，有可能存在较大的测量误差。

参数法

回归法（REG）能够充分利用面板数据（例如世界卫生组织或经合组织国家卫生数据库）对大样本进行分析（例如 Evans and others，2000；WHO，2000）。这种方法允许引入大量解释变量。各国的效率即为每个国家在回归方程中的固定效应。随机前沿分析法（stochastic frontier analysis, SFA）运用回归分析建立生产前沿，医疗支出的效率即为估计得到的残差项。参数法的劣势在于，必须首先估计医疗支出与健康水平之间的函数关系。

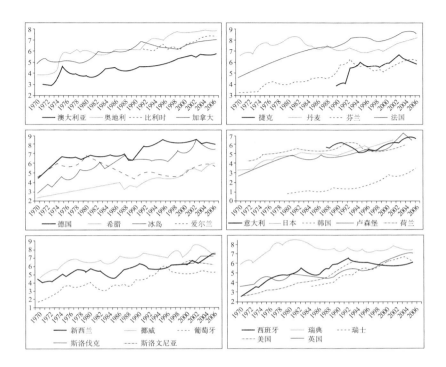

附图 2.1 发达经济体公共卫生支出与国内生产总值之比
（％，已针对结构性冲击进行了调整）

资料来源：经合组织国家卫生数据库；国际货币基金组织工作人员估算。

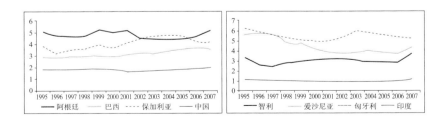

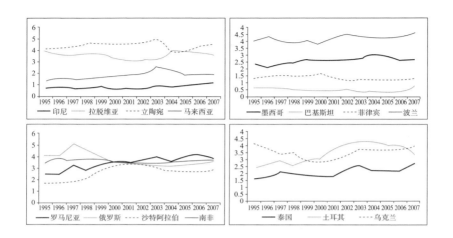

附图 2.2　新兴经济体公共卫生支出与国内生产总值之比（%）

资料来源：世界卫生组织；国际货币基金组织工作人员估算。

实证结果

非参数法

茹马尔等（Joumard and others，2008）及茹马尔、安德烈和尼克（Joumard，Andre，and Nicq，2010）在解释经合组织国家健康水平的横向差异时，考虑了三个解释变量——人均医疗支出、经济状况的代理变量〔来自国际学生评估项目（Program for International Student Assessment）〕和生活方式变量。他们发现，通过提高医疗支出效率能够明显改善大多数经合组织国家的健康水平，人均医疗支出的增长在延长预期寿命方面的作用小于效率提高所起的作用。

采用数据包络分析法和无界分析法评估教育及医疗支出效率的文献汗牛充栋，国际货币资金组织财政事务部的工作人员也经常采用这两种方法（Gupta and Verhoeven，2001；Hauner，2007；Mattina and Gunnarsson，2007；Verhoeven，Gunnarsson and Carcillo，2007；Gupta and others，2008）。这些研究都发现，许多国家的医疗支出几无效率可言。

参数法

茹马尔等（2008）及茹马尔、安德烈和尼克（2010）进行面板回归分析后发现，医疗支出、生活方式和社会经济因素都对社会公众健康水平有重要的决定性作用。而且，他们对各国效率高低的排序与数据包络分析法得到的结果相似。埃文斯等（Evans and others，2000）和世界卫生组织（WHO，2000）采用固定效应模型，对191个国家1993—1997年的数据进行了分析。霍林斯沃思和怀尔德曼（Hollingsworth and Wildman，2003）采用时变的固定效应模型和数据包络分析法重新进行了世界卫生组织的研究。他们发现，非经合组织国家间的效率差异比经合组织国家间的效率差异更大。塞尔夫和格拉博夫斯基（Self and Grabowski，2003）对相同的数据进行研究后发现，富裕国家预期寿命相对较高并不是公共卫生支出较多使然。此外，有证据表明，在中等收入国家和不发达国家，增加公共卫生支出并未改善社会公众的健康水平。霍林斯沃思和怀尔德曼（2003）采用随机前沿分析法进行分析，并比较了该方法与分析法和回归法的结果。他们发现，不同研究方法得到的效率具有很高的相关性。茹马尔等（2008）及茹马尔、安德烈和尼克（2010）也发现了类似的证据。

第三章 公共卫生支出预测
（2010—2050）

毛里西奥·索托　尚保平　戴维·科迪

　　在过去数十年中，发达经济体的公共卫生支出大幅增长，相比之下，新兴经济体的增幅较低。未来这种趋势会继续吗？本章将在改进早期研究方法的基础上，对发达经济体和新兴经济体未来公共卫生支出的变动趋势做出预测。附录 3.1 介绍了预测公共卫生支出的方法和评估医疗保障改革效果的方法，对医疗保障改革效果的评估方法的详细介绍请参看附录 6.1。

发达经济体

　　发达经济体的公共卫生支出仍将大幅增长（见图 3.1）。未来 20 年中，发达经济体公共卫生支出与国内生产总值之比将上升 3 个百分点（专栏 3.1 介绍了预测方法）。在 27 个发达经济体中，预计将有 14 个国家的公共卫生支出与国内生产总值之比上升超过 2 个百分点。在推动公共卫生支出增长的因素中，人口老龄化的影响约占 1/3，较之前有所提升；其余 2/3 来自由技术变革、收入增长、鲍墨效应和医疗政策调整等因素引起的附加成本增长。

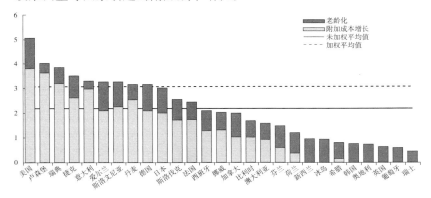

图 3.1　发达经济体公共卫生支出增长预测，2011—2030 年
（与国内生产总值之比，%）

资料来源：经合组织国家卫生数据库；世界卫生组织；国际货币基金组织工作人员估算。
注：附加成本增长是指在控制老龄化因素影响的情况下，公共卫生支出增长超过国内生产总值增长的部分。加权平均值以按照购买力平价计算的国内生产总值为权重。

　　预测结果显示，美国公共卫生支出的前景不容乐观，欧洲也由于公共卫生支出被低估而面临财政压力。未来 20 年，美国公共卫生支出与国内生产总值之比将上升 5 个百分点，这一增速是发达经济体中最高的，[1] 附加成本持续高增长是推动美国公共卫生支出上升的主要因素。欧洲的公共卫生支出也将快速增长，预计欧洲各国公共卫生支出与国内生产总值之比将上升 2 个百分点，其中有 7 个国家的公共卫生支出与国内生产总值之比将上升超过 3 个百分点。这与欧盟委员会在《2009 年老龄化报告》（2009 Ageing Report）中所做的预测相差很大，该报告预测，欧盟的公共卫生支出与国内生产总值之比在 20

年后仅会上升 0.75 个百分点（EC and ECP，2009）。欧盟的预测结果偏低是因为其认为，医疗技术的进步不会导致成本上升，因此附加成本增长不会太大（大约为 0.2 个百分点）。不过，历史数据并不支持上述观点（见图 3.2）。[2]

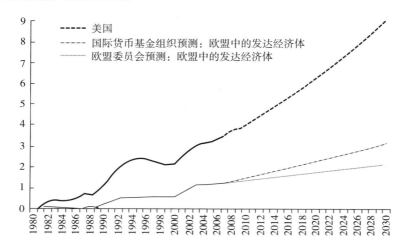

图 3.2　美国及欧洲发达经济体公共卫生支出的实际增长及预测，1980—2030 年
（与国内生产总值之比，%）

资料来源：欧盟委员会；国际货币基金组织工作人员估算。
注：欧盟委员会的预测是基于经合组织国家卫生数据库中 2008 年的数据和欧盟委员会《2009 年老龄化报告》中基本情形的变化情况做出的。

公共卫生支出的持续增长带来了沉重的财政负担。从 2011 年到 2030 年，新增公共卫生支出的净现值相当于当前国内生产总值的 26%。国际货币基金组织预测，从 2011 年到 2050 年，公共卫生支出与国内生产总值之比将上升 6.5 个百分点；据此计算，如果将预测期从 2030 年延长到 2050 年，新增公共卫生支出净现值与国内生产总值之比将从 26% 上升到 98%（见附表 3.3）。[3]

专栏 3.1 公共卫生支出的预测方法

　　本章在预测发达经济体未来公共卫生支出时改进了早期的研究方法，考虑了附加成本增长对未来公共卫生支出的影响。本章所用的计量模型尝试用实际人均收入增长、人口结构以及国别因素等变量预测实际人均公共卫生支出的增长（见附录 3.1）。该模型分别估计了各国的附加成本增长（即控制人口结构因素的影响后，实际人均公共卫生支出超过实际人均国内生产总值增长水平的额外增长）。本章使用 1980—2008 年的数据预测附加成本增长，这一时期既包括公共卫生支出快速增长的阶段，也包括对公共卫生支出施加了成本控制的阶段；在这 30 年中，各国在控制公共卫生支出增长方面均取得了一定的成效。[a]1995—2008 年，各国公共卫生支出和其他支出均快速增长，不过，这种增长并不是长期趋势。预测结果显示，附加成本增长的加权平均增长率约为 1%（见附表 3.1），这与已有的研究结果相符。[b]

　　从预测结果可以看出，过去 30 年中，各国在控制公共卫生支出增长方面取得了一定的成效。预测结果显示，趋同效应确实存在，而且实现趋同后，公共卫生支出的增速将较趋同前有所放缓。不过，最近的情况表明，那些公共卫生支出与国内生产总值之比较低国家的公共卫生支出增速逐渐向发达经济体靠拢之后，其附加成本增长并未明显下降。虽然有些国家，尤其是公共卫生支出水平较高的国家，近年来可能实施了控制公共卫生支出的改革，但本章的预测结果并不支持上述判断，因为近年来的附加成本增长增加了，而不是减少了。因此，在未实施改革的情况下，没有理由认为由模型预测的附加成本增长（未考虑支出趋同因素）夸大了未来的支出压力。[c]

　　对新兴经济体而言，预计未来公共卫生支出的增速将与过去 30 年中发达经济体的平均增速接近。由于新兴经济体的数据期限较短（1995—2007 年），模型的拟合度较差，对附加成本增长的预测并不能较好地反映未来公共卫生支出的趋势。因此，本章在预测时将所有国家的附加成本增长的增速都假定为 1%，这与新兴经济体未来附加成本增长将与发达经济体 1980—2008 年的平均水平接近的假设基本相符，也与新兴经济体附加成本增长过去的平均增速基本一致（见附表 3.2）。此外，本章在预测时还考虑了各国不同年龄人群的公共卫生支出差别，以及因年龄结构变化导致的公共卫生支出差异等。

　　[a] 样本期始于 1980 年，当时大多数发达经济体已经基本实现了全民医保，因此预测结果显示，医保覆盖面的扩大不是影响公共卫生支出的重要因素。

　　[b] 对挪威、瑞士和美国等三个国家进行预测时采用了较近期的数据，因此预测出的附加成本增长略低。具体预测方法见附录 3.1。

　　[c] 无论模型中是否考虑了趋同因素，对附加成本增长的预测结果影响不大。

　　大多数国家近年来实施的医疗保障改革都不会改变公共卫生支出的长期趋势。美国实施了旨在扩大医保覆盖率的改革，希望通过提高针对医疗服务的工资税和消费税来削减财政赤字。不过，预计由此带来的节支效果并不会太大，不确定性也较高（见专栏 3.2）。欧洲国家实施的裁减政府雇员及工资的财政整顿计划，会对短期内的公共卫生支出产生较大影响，但对附加成本增长的长期影响尚不确定。近年来，还有一些国家针对药品支出进行了改革，药品支出约占公共卫生支出的 15%。作为政府财政整顿计划的一部分，英国采取了一揽子政策控制公共卫生支出增长率，旨在将未来 4 年实际公共卫生支出预算的增长控制在国内生产总值的 0.5 个百分点以内。德国取消了 2010 年 11 月通过的关于降低个人医保缴纳比例的规定，但该措施节约的公共卫生支出仅为国内生产总值的 0.1 个百分点左右。需要说明的是，本文在预测未来公共卫生支出时，并未考虑发达经济体正在进行的医疗保障改革及其所产生的影响（也没有考虑希腊为开展财政整顿进行的医疗保障改革）。

专栏 3.2　发达经济体近期的医疗保障改革

　　美国 2010 年的医疗保障改革极大地提升了医保覆盖率，但对长期公共卫生支出的影响尚不确定。到 2019 年，美国的医保覆盖率有望提高 11 个百分点至 94%。医保覆盖率的提升主要通过以下两项政策实现：一是将医疗保险救助扩大到收入不超过贫困线的 133% 的人群，二是为收入介于贫困线的 133%—400% 的保险购买者提供税收减免和补助。医保改革法案还严禁保险公司拒绝承保客户投保先前已患的疾病。

　　美国的医保改革法案包括增收和节支两方面的内容。国会预算办公室认为，这些措施能够削减预算赤字。根据国会预算办公室的预测，医疗保障改革将使 2030 的公共卫生支出与国内生产总值之比较之前的预测降低 0.2 个百分点。节支方面，通过减少对医疗机构的支出，联邦医疗保险计划（Medicare）的支出增速将放缓。不过，考虑到之前有关减少上述开支的努力被国会否决，其节支效果尚不确定。而且，由于医疗保障改革将扩大联邦医疗保险计划的覆盖人群，并为保险购买者提供补助，公共卫生支出水平有可能上升。增收方面，医疗保障改革提出了提高参与联邦医疗保险计划的中高收入阶层的工资税、对雇主提供的昂贵医疗保险计划征收消费税等措施。综合考虑上述影响收入和支出的因素，预计美国医疗保障改革有望使 2010—2019 年间的预算赤字与国内生产总值之比平均每年削减 0.1 个百分点，使 2020—2029 年间的预算赤字与国内生产总值之比平均每年削减 0.5 个百分点。[a]

　　近年来，英国和德国采取了一系列改革措施来控制公共卫生支出的增长，并提高了医保缴费比例，还有很多国家通过裁减公共部门的雇员和工资压缩了公共卫生支出。英国政府承诺，要将 2011—2015 年间的实际公共卫生支出增幅控制在国内生产总值的 0.5 个百分点以内，这意味着英国的公共卫生支出与国内生产总值之比在 2015 年之前将削减 0.75 个百分点。英国政府还考虑实施一项计划，旨在削减 45% 的管理成本，并将节省出来的资金用于提供医疗服务。德国议会于 2010 年 11 月通过的医疗保障改革方案取消了 2011 年降低缴费比例的计划，改革预期的节支规模为国内生产总值的 0.4 个百分点。爱尔兰、意大利、葡萄牙、西班牙等国实施的财政整顿措施减少了政府的工资支出，也有助于在短期内控制公共卫生支出。

为了控制成本，欧洲国家最近还采取措施降低药品支出，不过此类措施不会对长期公共卫生支出产生太大影响。爱尔兰和英国已经采取有效措施降低药价。法国、德国和爱尔兰限制了医生处方权；德国、意大利和爱尔兰还调整了补偿办法。上述措施有望在短期内削减公共卫生支出，爱尔兰已经因此而节支国内生产总值的 0.5 个百分点，但是，考虑到药品支出在全部公共卫生支出中所占的比例较低（经合组织国家约为 15%），这些政策不会对长期支出产生太大影响。

[a] 关于各项改革措施的效果，参见 IMF（2010a，2010b）。

新兴经济体

预测结果显示，新兴经济体公共卫生支出与国内生产总值之比将在未来 20 年中上升 1 个百分点，增幅约为发达经济体的 1/3（见图 3.3）。这一预测结果同新兴经济体的附加成本增长将与发达经济体 1980—2008 年间附加成本增长的平均增幅相当的假设一致，也同新兴经济体公共卫生支出水平较低的实际相符合。在未来 20 年中，大多数新兴经济体的公共卫生支出与国内生产总值之比将上升 0.5—1.5 个百分点。老龄化将使公共卫生支出与国内生产总值之比上升约 0.5 个百分点，其中，老龄化因素对巴西、智利和波兰的影响较大。

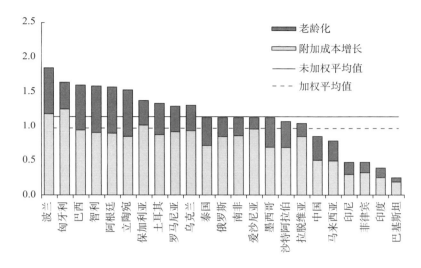

图 3.3 新兴经济体公共卫生支出增长预测，2011—2030 年
（与国内生产总值之比，%）

资料来源：经合组织国家卫生数据库；世界卫生组织；国际货币基金组织工作人员估算。
注：附加成本增长是指在控制老龄化因素影响的情况下，公共卫生支出增长超过国内生产总值增长的部分。加权平均值以按照购买力平价计算的国内生产总值为权重。

　　预计新兴欧洲经济体和新兴拉丁美洲经济体承受的公共卫生支出压力将高于新兴亚洲经济体。总体来看，新兴欧洲经济体和新兴拉丁美洲经济体的公共卫生支出与国内生产总值之比将上升1.5个百分点，其中各国公共卫生支出与国内生产总值之比至少将上升1个百分点。新兴亚洲经济体公共卫生支出与国内生产总值之比的升幅预计仅为新兴欧洲经济体和新兴拉丁美洲经济体的一半，这主要是因为新兴亚洲经济体的公共卫生支出水平较低。预计新兴经济体的公共卫生支出将温和增长，不会在未来20年中造成过重的财政负担，因此，提高公共卫生支出效率是新兴经济体未来面临的主要挑战。

结论

未来20年，发达经济体公共卫生支出与国内生产总值之比平均将上升3个百分点。其中，1/3来自人口老龄化，该因素的影响较之前有所增强；2/3来自由技术变革、收入增长、鲍墨效应和医疗政策调整等因素引起的附加成本增长。美国的公共卫生支出将快速增长，欧洲国家也将面临较快的公共卫生支出增长。对大多数国家而言，近年来实施的医疗保障改革很难改变公共卫生支出的长期趋势。未来20年，新兴经济体的公共卫生支出与国内生产总值之比预计将上升1个百分点，仅相当于发达经济体增幅的1/3，新兴经济体目前的公共卫生支出水平较低是导致这一结果的重要原因之一。鉴于发达经济体公共卫生支出增幅较高，其财政政策应优先考虑进行医疗保障改革。

参考文献

Baltagi, B. H., and F. Moseone, 2010, "Health Care Expenditure and Income in the OECD Reconsidered: Evidence from Panel Data," IZA Discussion Paper No. 4851 (Bonn: Institute for the Study of Labor).

Barros, P. P., 1998, "The Black Box of Health Care Expenditure Growth Determinants," *Health Economics*, Vol. 7, pp. 533-44.

Blomqvist, A., and R. Carter, 1997, "Is Health Care Really a Luxury?" *Journal of Health Economics*, Vol. 16, No. 2, pp. 207-29.

Christiansen, T., M. Bech, J. Lauridsen, and P. Nielsen, 2006, "Demographic Changes and Aggregate Health-Care Expenditure in Europe," Research Report No. 32 (Brussels: European Network of Economic Policy Research Institutes).

Clemente, J., C. Marcuello, A. Montanes, and F. Pueyo, 2004, "On the International Stability of Health Care Expenditure Functions: Are Government and Private Functions Similar?" *Journal of Health Economics*, Vol. 23, pp. 569-613.

Congressional Budget Office (CBO), 2008, *Evidence on the Costs and Benefits of Health Information Technology*, Publication No. 2976 (Washington: U. S. Government

Printing Office).

Dreger, C., and H. E, Reimers, 2005, "Health Care Expenditures in OECD Countries: A Panel Unit Root and Cointegration Analysis," IZA Discussion Paper 1469 (Bonn: Institute for the Srudy of Labor).

European Commission (EC) and Economic Policy Committee (EPC), 2009, *The 2009 Ageing Report: Economic and Budgetary Projections for the EU-27 Member States, 2008–2060*, European Economy Paper No. 2 (Brussels).

Gerdtham, U. G., and M. Löthgren, 2000, "On Stationarity and Cointegration of International Health Expenditure and GDP," *Journal of Health Economics*, Vol. 19, pp. 461-75.

Hagist, C., and L. Kotlikoff, 2005, "Who's Going Broke? Comparing Health Care Costs in Ten OECD Countries," Working Paper No. 11833 (Cambridge: National Bureau of Economic Research).

Herwartz, H., and B. Theilen, 2002, "The Determinants of Health Care Expenditure: Testing Pooling Restrictions in Small Samples," *Journal of Health Economics*, Vol. 12. pp. 113-24.

International Monetary Fund, 2010a, *From Stimulus to Consolidation: Revenue and Expenditure Policies in Advanced and Emerging Economies*, IMF Departmental Paper (Washington).

——, 2010b, "United States: Staff Report for the 2010 Article IV Consultation," IMF Country Report 10/249 (Washington).

Jackson, R., N. Howe, and K. Nakashima, 2010, *The Global Aging Preparedness Index* (Washington: Center for Strategic & International Studies).

O' Connell, J. M., 1996, "The Relationship between Health Expenditures and the Age Structure of the Population in OECD Countries," *Journal of Healtb Economics* ,Vol. 5, No.6, pp.573-78.

Okunade, A. A., M. C. Karakus, and C. Okeke, 2004, "Determinants of Health Expenditure Growth of the OECD Countries: Jackknife Resampling Plan Estimates," *Health Care Management Science*, Vol. 7, No.3, pp.173-83.

Organization for Economic Cooperation and Development（OECD）,2006, "Projecting OECD Health and Long-Term Care Expenditures : What Are the Main Drivers ? " Economic Department Working Paper No.477(Paris).

Przywara ,B., 2010, "Projecting Future Health Care Expenditure at European Level:Drivers, Methodology, and Main Results, " European Economy Economic Paper No. 417 (Brussels: European Commission and Economic Policy Committee).

Smith, S., J. Newhouse, and M. Freeland, 2009, "Income, Insurance, and Technology: Why Does Health Spending Outpace Economic Growth?" *Health Affairs*, Vol. 28, No.5, pp. 1276-84.

World Bank, 2010, "Population Aging and Fiscal Sustainability in APEC Economies: Simulations of Pension and Health Care Expenditures," unpublished.

附录 3.1　对附加成本增长的估计

本附录介绍了本章估计公共卫生支出的附加成本增长的方法，以及利用附加成本增长预测未来公共卫生支出的方法。[4]

附加成本增长

附加成本增长（ECG）指的是，在控制人口变化因素后，实际人均医疗支出的增长超过实际人均国内生产总值增长的部分。

经济模型

影响医疗支出的因素主要包括收入水平、人口结构、技术以及气候、饮食等国别差异较大的因素。一个国家选择什么样的医疗保障体系，取决于这些因素如何影响公共卫生支出。考虑到数据的可得性，本附录建立以下形式的模型：

$$\log\left(\frac{h_{i,t+1}}{h_{i,t}}\right) = \beta_0 + \beta_1 \log\left(\frac{g_{i,t+1}}{g_{i,t}}\right) + \beta_2 \log\left(\frac{x_{i,t+1}}{x_{i,t}}\right) + \beta_{3,i}\mu_i + \varepsilon_{i,t},$$

（3.1）

其中，$h_{i,t}$ 为国家 i 第 t 年的实际人均公共卫生支出，$g_{i,t}$ 为国家 i 第 t 年的实际国内生产总值，$X_{i,t}$ 为人口结构，μ_i 为国家固定效应，$\varepsilon_{i,t}$ 为随机误差项。模型假设，一国公共卫生支出增长（自然对数形式）是所有国家的共同（common）增长、该国的国内生产总值增长（自然对数形式）、人口结构变化（自然对数形式）和该国的特定（specific）增长的函数。[5] 共同增长和该国的特定增长由收入水平和人口结构以外的其他因素决定，例如技术、鲍默效应、医疗政策、机构设置等。共同增长和该国的特定增长不随时间的变化而变化。各国的附加成本增长可以根据下式计算（假定人口结构保持不变）：

$$ECG_i = \hat{\beta_0} + \hat{\beta_{3i}} + (\hat{\beta_1} - 1)(GDP\ Growth_i), \qquad （3.2）$$

其中，$\hat{\beta_0}$、$\hat{\beta_{3i}}$ 和 $\hat{\beta_1}$ 由式（3.1）估计得到。根据此式可知，一国的附加成本增长是共同增长、该国的特定增长和国内生产总值增长的函数。

为了进行敏感性分析，附加成本增长还可以根据以下最小二乘方程（不含国家固定效应）估计得到：

$$\log\left(\frac{h_{i,t+1}}{h_{i,t}}\right) = \alpha_0 + \alpha_1 \log\left(\frac{g_{i,t+1}}{g_{i,t}}\right) + \alpha_2 \log\left(\frac{x_{i,t+1}}{x_{i,t}}\right) + \varepsilon_{i,t}, \qquad （3.3）$$

进而可得一国的附加成本增长：

$$ECG_i = \hat{\alpha_0} + \frac{1}{T_i}\sum_{t=1}^{T_i} \hat{\varepsilon_{i,t}} + (\hat{\alpha_1} - 1)(GDP\ Growth_i), \qquad （3.4）$$

其中，T_i 为国家 i 的数据涉及的年份数，$\hat{\varepsilon_{i,t}}$ 为国家 i 第 t 年的残差。在对式（3.3）进行估计的基础上，计算一国的附加成本增长还需要两个步骤：首先计算每一个观测的残差，然后计算每一个国家在样本期内的平均残差〔即式（3.4）的第二项〕。

对发达经济体和新兴经济体分别运用固定效应和最小二乘法估计附加成本增长。发达经济体的数据来自经合组织，新兴经济体的数据来自经合组织和世界卫生组织。为了避免经合组织数据中的结构性冲击问题，回归时剔除了发生结构性冲击年份的数据。

与其他方法的对比

本附录介绍的方法建立在已有文献的基础之上。与此前的研究一样,本附录介绍的方法在对各国人口结构、收入水平等做出常规假设的基础上,使用面板数据进行分析。受数据可得性限制(例如部分国家仅有最近年份的数据可得),使用混合数据回归很可能优于用各国的数据分别回归(Herwartz and Theilen,2002)。与已有文献主要关注医疗支出水平不同的是,本附录关注的是医疗支出的一阶差分(即医疗支出的增长率)。[6] 与直接对医疗支出进行回归相比,对医疗支出的一阶差分进行回归的好处主要体现在以下两个方面:

首先,医疗支出和国内生产总值的自然对数通常为非平稳序列,但二者的自然对数的一阶差分是平稳的(Blomqvist and Carter,1997;Dreger and Reimers,2005)。对于两个非平稳序列,已有文献通常需要进行统计检验,以确定二者之间存在长期协整关系(Blomqvist and Carter,1997;Gerdtham and Löthgren,2000;Hagist and Kotlikoff,2005;European Commission,2009;Baltagi and Moscone,2010;Przywara,2010)。但是,当这些检验方法用于检验较短的时间序列(例如医疗支出)时,得到的检验结果并不可靠(Herwartz and Theilen,2002)。另外,数据的结构性冲击也削弱了这些检验的检验效力(Clemente and others,2004)。

其次,使用增长率数据便于从附加成本增长的角度予以解释,而附加成本增长正是本节讨论的重点。例如,常数项可以被视为各国潜在共同附加成本增长(underlying common ECG across countries),常数项与国家固定效应之和则体现了不同国家附加成本增长的异质性。当然,模型中的收入弹性和人口结构的意义与直接用水平变量回归的情形相同，这为比较本附录与已有文献的结果提供了可能。

对发达经济体附加成本增长的估计

本附录在估计各发达经济体附加成本增长时，使用了各国1980—2008年的数据。为了评估估计结果对不同样本期的敏感性，本附录还以1995—2008年的数据进行了稳健性检验。近年来，在27个发达经济体中，仅有5个发达经济体（德国、日本、挪威、瑞士和美国）的附加成本增长较低。这与这些国家的公共卫生支出自2000年以来加速增长的现象一致。

附表3.1估计了发达经济体在1980—2008年和1995—2008年的附加成本增长。第二栏和第三栏为未调整人口结构变化（即未在人均医疗支出增长中扣除人均国内生产总值增长）的附加成本增长，1980—2008年和1995—2008年的附加成本增长分别为1.2%和1.5%（算术平均）。根据国家固定效应模型，将（3.1）式估计得到的系数（系数估计值列在附表3.1的底部）代入（3.2）式，就可以得到各国的附加成本增长。根据国家固定效应模型可得，1980—2008年和1995—2008年的平均附加成本增长分别为0.8%和1.7%。[7]

附表3.1　发达经济体的附加成本增长（%）

国家	公共卫生支出增长与国内生产总值增长之差		固定效应	
	1980—2008	1995—2008	1980—2008	1995—2008
澳大利亚	1.5	1.6	0.9	1.8
奥地利	1.1	1.0	1.0	1.3
比利时	1.0	1.1	0.8	1.4
加拿大	1.3	0.9	0.6	1.4
捷克	−0.5	−1.2	−0.9	0.3

（续表）

国家	公共卫生支出增长与国内生产总值增长之差		固定效应	
	1980—2008	1995—2008	1980—2008	1995—2008
丹麦	0.0	1.3	0.1	1.2
芬兰	1.5	0.7	1.1	1.7
法国	1.4	0.8	0.3	0.3
德国	−0.1	−0.1	−0.1	−0.3
希腊	1.9	2.2	1.6	3.5
冰岛	1.1	0.6	1.1	2.5
爱尔兰	0.1	2.6	0.0	3.7
意大利	1.2	2.7	−0.1	1.1
日本	1.1	1.3	−0.7	−0.8
韩国	5.5	7.3	3.5	4.1
卢森堡	1.3	2.4	2.4	2.5
荷兰	1.3	1.8	0.9	1.9
新西兰	1.5	2.8	1.0	2.9
挪威	0.6	0.2	0.7	0.6
葡萄牙	2.1	2.4	1.4	1.9
斯洛伐克	0.2	0.2	0.3	1.6
斯洛文尼亚	0.2	0.2	−0.1	0.9
西班牙	1.3	0.8	0.6	1.1
瑞典	−0.3	0.8	−0.4	1.8
瑞士	2.3	1.6	1.9	1.8
美国	1.5	2.2	1.7	3.1
英国	2.4	1.4	2.3	1.8
平均值				
加权平均	1.7	1.5	1.2	1.3
算术平均	1.2	1.5	0.8	1.7

（续表）

国家	公共卫生支出增长与国内生产总值增长之差		固定效应	
	1980—2008	1995—2008	1980—2008	1995—2008
回归（因变量：实际人均公共卫生支出的自然对数）[a]				
人均国内生产总值的自然对数			0.303*** （0.079）	0.097 （0.110）
14岁及以下人口的自然对数			0.104 （0.193）	0.450 （0.321）
65岁及以上人口的自然对数			0.638*** （0.201）	0.614** （0.273）
常数项			0.023***	0.035***
R^2			0.040	0.021
样本量			618	324

资料来源：经合组织国家卫生数据库；国际货币基金组织工作人员估算。

[a] 除常数项外，其他变量均为一阶差分。对不同国家而言，这些系数都是稳定的。R^2 较低意味着，各国不同年度的数据存在较大差异。用 5 年滞后差分重新进行上述回归，仍然得到类似的结果，但 R^2 由 0.02 提高到 0.16。

$*p<0.1$；$**p=0.05$；$***p=0.01$。

本附录采用计量分析估计得到的附加成本增长与已有文献的估计结果具有可比性。经合组织（2006）采用分解法（decomposition approach）估计得到的 1980—2005 年的附加成本增长为 1.0%；在基准情形下，附加成本增长将从 2005 年的 1.0% 下降到 2050 年的 0，2011—2030 年的平均附加成本增长将为 0.7%。哈吉斯特和科特里科夫（Hagist and Kotlikoff, 2005）估计的结果显示，10 个经合组织国家 1970—2002 年的附加成本增长为 1.5%。欧盟委员会近期的一份报告采用计量分析估计得到的附加成本增长为 1.4%，但这份报告只是将此结果用于进一步的情景分析。情景分析的结果显示，附加成本增长未来将从 2007 年的 1.4% 下降到 2060 年的 0（EC and EPC，2009）。其他文献（O'Connell，1996；Christiansen and others，2006；Blomqvist and Carter，1997；Przywara，2010）估计得到的附加成本增长与上述文献大体一致。

对新兴经济体附加成本增长的估计

新兴经济体未调整人口结构变化的平均附加成本增长为 1.1%，根据固定效应模型估计的调整人口结构变化后的平均附加成本增长为 -1.8%（见附表 3.2）。分析结果显示，各新兴经济体的附加成本增长迥异。[8] 产生这一现象的原因主要有两个。一是新兴经济体只有近年的数据才可信。二是新兴经济体的历史表现出明显的多样性：一些国家直到最近才完成经济和政治的转轨，另外一些国家仍处于转轨过程中；一些国家已经实现了医保全覆盖（包括大多数新兴东欧国家、泰国和智利），另外一些国家仍然在为了这个目标而努力。因此，利用历史数据估计得到的附加成本增长不宜用于预测未来的情况。本章预测公共卫生支出时，假设新兴经济体的附加成本增长为 1%，这一水平接近新兴经济体未调整人口结构变化的平均附加成本增长。

估计新兴经济体附加成本增长的文献不多。《2009 年老龄化报告》估计，新兴欧洲经济体（保加利亚、爱沙尼亚、匈牙利、拉脱维亚、立陶宛、波兰和罗马尼亚）的附加成本增长与其他欧洲经济体的附加成本增长接近。在"技术融合（technology convergence）"情形下，附加成本增长将从 2007 年的 1.4% 下降到 2060 年的 0，2010—2030 年的平均附加成本增长为 1.1%。经合组织（2006）认为，在基准情形下，新兴经济体（匈牙利、墨西哥、波兰和土耳其）的附加成本增长将从

2005 年的 1.0% 下降到 2050 年的 0。2010—2030 年的平均附加成本增长为 0.7%，成本压力情形下的附加成本增长始终为 1.0%。世界银行的一份研究专门考察了 4 个代表性国家的医疗总支出未来的增长趋势（World Bank，2010）。研究认为，假定医疗支出与国内生产总值之比大幅增长，则附加成本增长将超过 1.0%。杰克逊、豪和中岛（Jackson，Howe，and Nakashima，2010）进行预测时，为新兴经济体（智利、中国、印度、墨西哥、波兰和俄罗斯）设置了一个追赶因子（catchup factor）。[9] 由于他们的研究仅考虑了老年人的公共卫生支出，因此他们的结果与本附录的结果不可比。他们估计认为，医疗支出与国内生产总值之比将增长两倍（从 2007 年的 1% 上升到 2040 年的 3%），这一结果高于本附录的结果。

附表 3.2　新兴经济体的附加成本增长（%）

国家	公共卫生支出增长与国内生产总值增长之差	固定效应
阿根廷	0.2	−1.2
巴西	1.7	−1.3
保加利亚	1.0	−1.6
中国	0.6	−3.8
智利	1.0	−2.2
爱沙尼亚	−2.5	−6.6
匈牙利	−1.3	−3.0
印度	0.0	−2.2
印尼	3.8	0.2
拉脱维亚	−0.8	−5.1
立陶宛	0.7	−3.5
马来西亚	2.7	0.0

（续表）

国家	公共卫生支出增长与国内生产总值增长之差	固定效应
墨西哥	1.0	−2.3
巴基斯坦	2.1	1.0
菲律宾	0.0	−1.8
波兰	1.1	−2.7
罗马尼亚	3.6	0.3
俄罗斯	−1.1	−4.9
沙特阿拉伯	4.7	4.6
南非	0.6	−2.5
泰国	4.3	−0.3
土耳其	3.1	0.4
乌克兰	−0.3	−3.8
平均值		
加权平均	0.9	−2.4
算术平均	1.1	−1.8

回归（因变量：实际人均公共卫生支出的自然对数）[a]	
人均国内生产总值的自然对数	0.545***
14岁及以下人口的自然对数	−0.758
65岁及以上人口的自然对数	0.908
常数项	0.006
R^2	0.285
样本量	276

资料来源：世界卫生组织；国际货币基金组织工作人员估算。

[a] 除常数项外，其他变量均为一阶差分。

*$p<0.1$；**$p=0.05$；***$p=0.01$。

附加成本增长估计与医疗支出预测

在了解人口结构变化的基础上，利用估计得到的附加成本增长能够预测未来的公共卫生支出（见附表 3.3）。预测未来的公共卫生支出，需要对各国不同年龄段人口的医疗费用模式做出合理的假定。例如，有些国家的老年人医疗支出明显高于其他人群，而且各国老年人医疗支出偏高的程度差异较大。利用不同年龄段人群医疗支出特征的信息时，一个重要的假设是，预期寿命的延长究竟是健康状况良好、医疗支出较低的阶段（例如年轻时代）被延长，还是健康状况不佳、医疗支出较高的阶段（例如年老时代）被延长。欧盟委员会（EC and EPC，2009）的基准情形假定，被延长的预期寿命中的一半是健康状况良好的阶段。由于数据可得性受限，假定各新兴经济体不同年龄段人群的医疗支出特征均与经合组织国家平均水平相同。

2010 年的数字是根据 2008 年的数字和估计的附加成本增长得到的。同样，2010 年的数字可以被视为对医疗支出与国内生产总值之比的估计。预测未来医疗支出时，使用上述 2010 年的数字比使用近期的数字更好一些，因为 2010 年的医疗支出与国内生产总值之比反映了本轮金融危机的影响。

为了估计发达经济体的附加成本增长，本附录选取了 1980—2008 年的数据，采用的是国家固定效应模型。估计得到的附加成本增长介于 0 和 2.0% 之间，不过，对野值而言，利用计量模型估计得到的附加成本增长并不可靠。[10] 上述估计结果与先前的研究结果大体一致（IMF，2010b）。预计 2010—2030 年，发达经济体的公共卫生支出与国内生产总值之比将平均增长 3 个百分点。

附表 3.3 公共卫生支出预测，2010—2050 年（与国内生产总值之比，%）

国家	基准情形预测									2010—2030年的变化		
	2010	2015	2020	2025	2030	2035	2040	2045	2050	基准情形	乐观情形	悲观情形
					发达经济体							
澳大利亚	6.0	6.4	6.9	7.5	8.1	8.7	9.3	9.8	10.3	2.1	1.4	3.0
奥地利	8.3	9.1	9.8	10.7	11.6	12.5	13.5	14.4	15.2	3.2	2.2	4.4
比利时	7.6	8.1	8.5	9.1	9.6	10.2	10.8	11.3	11.7	2.0	1.1	3.0
加拿大	7.4	7.9	8.4	8.9	9.4	9.9	10.4	10.8	11.1	2.0	1.1	3.0
捷克	5.8	6.0	6.1	6.3	6.4	6.6	6.7	6.8	6.8	0.6	0.0	1.3
丹麦	8.6	8.8	9.0	9.2	9.4	9.5	9.6	9.6	9.6	0.8	-0.1	1.8
芬兰	6.4	7.0	7.6	8.3	8.9	9.5	10.1	10.7	11.2	2.5	1.6	3.4
法国	9.0	9.4	9.7	10.1	10.5	10.8	11.1	11.4	11.6	1.5	0.5	2.6
德国	8.1	8.4	8.6	8.8	9.0	9.3	9.4	9.6	9.6	0.9	0.1	1.9
希腊	6.2	6.9	7.6	8.4	9.4	10.4	11.5	12.7	13.9	3.2	2.3	4.1
冰岛	7.8	8.4	9.1	9.9	10.9	12.0	13.0	14.1	15.2	3.2	2.1	4.3
爱尔兰	6.8	6.9	7.0	7.2	7.5	7.7	7.9	8.1	8.3	0.7	0.0	1.5

（续表）

国家	基准情形预测									2010—2030年的变化		
	2010	2015	2020	2025	2030	2035	2040	2045	2050	基准情形	乐观情形	悲观情形
意大利	6.9	7.0	7.2	7.3	7.5	7.7	7.8	7.9	8.0	0.6	-0.1	1.4
日本	6.8	7.1	7.3	7.6	7.8	7.9	8.0	8.1	8.2	1.0	0.2	1.8
韩国	3.9	4.5	5.2	6.1	7.1	8.2	9.5	10.9	12.3	3.2	2.6	4.0
卢森堡	7.1	7.9	8.9	9.9	11.2	12.5	14.1	15.7	17.5	4.0	3.0	5.2
荷兰	7.6	8.2	8.9	9.5	10.2	10.8	11.4	12.0	12.5	2.6	1.6	3.6
新西兰	8.1	8.8	9.5	10.3	11.1	12.0	12.9	13.7	14.5	3.0	1.9	4.1
挪威	7.2	7.5	7.9	8.4	8.8	9.3	9.7	10.1	10.5	1.7	0.8	2.6
葡萄牙	7.6	8.4	9.2	10.1	11.1	12.2	13.4	14.7	15.9	3.5	2.5	4.6
斯洛伐克	5.5	5.7	6.0	6.3	6.7	7.0	7.3	7.6	7.9	1.2	0.5	1.9
斯洛文尼亚	6.1	6.3	6.5	6.6	6.8	7.0	7.2	7.3	7.3	0.7	0.1	1.5
西班牙	6.6	6.9	7.3	7.7	8.2	8.7	9.3	9.7	10.1	1.6	0.8	2.4
瑞典	7.8	7.9	8.0	8.1	8.2	8.3	8.3	8.3	8.3	0.4	-0.4	1.3
瑞士	6.6	7.4	8.4	9.4	10.5	11.7	13.0	14.3	15.6	3.9	2.9	4.9
英国	7.3	8.0	8.7	9.6	10.6	11.7	12.9	14.2	15.5	3.3	2.3	4.4

（续表）

国家	基准情形预测									2010—2030年的变化		
	2010	2015	2020	2025	2030	2035	2040	2045	2050	基准情形	乐观情形	悲观情形
美国	7.6	8.6	9.8	11.2	12.7	14.2	15.7	17.3	18.9	5.1	3.9	6.4
新兴经济体												
阿根廷	5.1	5.4	5.8	6.2	6.6	7.1	7.7	8.2	8.9	1.5	0.9	2.2
巴西	3.6	3.9	4.2	4.7	5.1	5.6	6.2	6.7	7.3	1.6	1.1	2.1
保加利亚	4.2	4.5	4.8	5.2	5.6	6.0	6.5	6.9	7.4	1.3	0.8	1.9
中国	1.9	2.1	2.3	2.5	2.8	3.1	3.3	3.6	3.9	0.8	0.6	1.1
智利	3.7	4.1	4.5	4.9	5.3	5.8	6.2	6.7	7.2	1.5	1.1	2.1
爱沙尼亚	4.2	4.4	4.7	5.0	5.3	5.6	6.0	6.4	6.7	1.1	0.6	1.7
匈牙利	5.3	5.6	6.0	6.4	6.9	7.3	7.8	8.3	8.9	1.6	0.9	2.3
印度	1.1	1.2	1.2	1.3	1.5	1.6	1.7	1.9	2.0	0.4	0.2	0.5
印尼	1.2	1.3	1.4	1.5	1.7	1.8	2.0	2.1	2.3	0.5	0.3	0.6
拉脱维亚	3.6	3.9	4.1	4.3	4.6	5.0	5.4	5.7	6.1	1.0	0.6	1.5
立陶宛	4.6	5.0	5.3	5.7	6.1	6.6	7.1	7.5	8.0	1.5	0.9	2.1
马来西亚	2.0	2.1	2.3	2.5	2.7	3.0	3.2	3.5	3.8	0.8	0.5	1.1

（续表）

国家	基准情形预测									2010—2030年的变化		
	2010	2015	2020	2025	2030	2035	2040	2045	2050	基准情形	乐观情形	悲观情形
墨西哥	2.7	2.9	3.2	3.5	3.8	4.2	4.6	5.0	5.4	1.1	0.8	1.5
巴基斯坦	0.8	0.9	0.9	1.0	1.1	1.1	1.2	1.3	1.4	0.2	0.1	0.3
菲律宾	1.4	1.4	1.6	1.7	1.8	2.0	2.1	2.3	2.5	0.5	0.3	0.6
波兰	4.6	5.0	5.4	5.9	6.4	7.0	7.5	8.1	8.7	1.8	1.2	2.5
罗马尼亚	3.8	4.1	4.4	4.7	5.1	5.5	6.0	6.4	6.9	1.3	0.8	1.8
俄罗斯	3.5	3.8	4.0	4.3	4.6	5.0	5.3	5.7	6.0	1.1	0.7	1.6
沙特阿拉伯	2.7	3.0	3.2	3.5	3.8	4.1	4.5	4.9	5.4	1.0	0.7	1.4
南非	3.6	3.9	4.1	4.4	4.7	5.0	5.4	5.7	6.1	1.1	0.7	1.6
泰国	2.8	3.0	3.3	3.6	3.9	4.3	4.6	4.9	5.2	1.1	0.8	1.5
土耳其	3.5	3.7	4.0	4.4	4.8	5.2	5.7	6.2	6.7	1.3	0.9	1.8
乌克兰	4.0	4.3	4.5	4.8	5.2	5.6	6.0	6.3	6.7	1.2	0.7	1.7
平均值	5.4	5.9	6.4	7.0	7.6	8.3	8.9	9.6	10.3	2.2	1.5	3.0
加权平均	7.3	7.9	8.7	9.5	10.4	11.2	12.1	13.0	13.9	3.0	2.1	4.1
算术平均	2.5	2.7	2.9	3.2	3.5	3.8	4.1	4.4	4.7	1.0	0.6	1.3

资料来源：经合组织国家卫生数据库；世界卫生组织；国际货币基金组织工作人员估算。

注：乐观情形（悲观情形）假设附加成本增长比基准情形低（高）0.5 个百分点。

第二部分
私人部门在投资医疗事业和提供医疗服务方面的作用

第四章　亚洲公共和私人医疗保险的未来

路德维希·坎茨勒　亚历山大·额

从全球视角看，无论是公共医疗保险还是私人医疗保险，都面临着财务可持续性的挑战。医疗技术的进步为患者提供了更专业的诊疗方案，但也大大提高了医疗成本。同时，全球老年病和慢性病患者的数量飙升，进一步加剧了医保预算的紧张程度。在许多国家，包括新兴经济体，人们越是富有，医疗服务就越是供不应求。随着这些国家和地区居民可支配收入的增加，医疗费用中共同支付部分和自付部分较高已经不成问题，患者更加注重及时就医。不仅如此，患者还期望得到更好的医疗服务，例如使用价格昂贵的新药。在这种情况下，虽然患者支付了医疗费用中的大部分，但医疗保险仍需承担部分因大量使用医疗资源而产生的成本。

亚洲地区也不例外。在亚洲国家，政府通常是医疗服务的主要提供者，私人医疗保障市场很小，仅为少数人群提供服务。为了应对不断攀升的医疗费用，即使是最富裕的亚洲国家也制定了旨在降低公共卫生支出的医疗保障改革计划。例如：

• 日本政府为了降低医疗支出，将年度支出增幅控制在 2% 左右，这一增速远低于其他经合组织成员国（Mckinsey & Company，2008）。

• 中国正逐步从"按服务付费"向不鼓励医疗机构提供过度医疗服务的计费模式转变，同时对医院和其他医疗机构的一些药品制定了最高零售限价（Süssmuth-Dyckerhoff and Wang，2010；Kyburg and Stuker，2007）。

• 菲律宾也正在改革其"按服务付费"的计费方式，出台了旨在降低医疗成本的立法。例如，菲律宾参议院制定了一项鼓励三级医院与专业医疗机构合作的法案，旨在减少昂贵医疗服务的重复提供（Philippines，State Senate，2004）。

上述改革措施随着亚洲各国财政压力的增加而不断强化。虽然由于各国在经济发展水平、政治制度、社会价值和医疗保障改革重点等方面存在较大差别，亚洲地区的医疗保障改革呈现出明显的地域差异，但所有国家都应当思考，私人医疗保险是否可以在缓解财政压力、扩大新兴经济体医保覆盖面、提供高质量医疗服务等方面发挥更大的作用。

如果要推动私人医疗保险以更快的速度发展，政府需要考虑以下几个重要问题：私人医疗保险是应当尽量取代公共医疗保险，还是应当与公共医疗保险合作？私人医疗保险的利弊各有哪些？需要出台怎样的长效监管措施才能保证社会公众平等地获得医疗服务？公共医疗保险和私人医疗保险应当采取哪些措施确保其财务可持续？

在回答上述问题时，我们应当着眼于私人医疗保险具有为医疗服务提供代理偿付服务这一基本功能的事实。经过长期发展，美国和其他一些地方的私人医疗保险已经非常健全，并且承担了更多的职责（例如管理医疗保险机构网络）。相比之下，亚洲的私人医疗保险数量较少且缺乏相关基础设施。我们建议，亚洲私人医疗保险在初期集中发展代理偿付业务。

亚洲医疗保障体系的模式、挑战和收益

为了理解亚洲国家现行的医疗保障体系，我们考察了 13 个主要国家的政府预算、私人医疗保险发展情况以及医疗费用自付率。总体而言，私人医疗保险在医疗总支出中的占比不足 10%。其中，新加坡最低，为 1.6%，澳大利亚最高，为 8.3%。但是，这些国家在医疗总支出、人均国内生产总值等其他方面存在显著差异。为便于宏观分析，我们根据医疗总支出和人均国内生产总值将亚洲国家划分为三组（见图 4.1）。

• 发达经济体：澳大利亚、日本、新西兰、新加坡和韩国。这些国家基本实现了公共医保全覆盖，医保提供的医疗服务以基本医疗为主。这些国家的公共卫生支出较高，与国内生产总值之比平均为 7.4%，但仍低于 2009 年经合组织成员国的平均水平（9.5%）。患者医疗费用自付率约为 28%。

• 新兴经济体：中国、马来西亚和泰国。与发达经济体一样，这些国家基本实现了公共医保全覆盖。但是，新兴经济体的医疗费用自付负担较重，约为 33%。公共卫生支出与国内生产总值之比为 4.6%，低于发达经济体。此外，这些国家的患者获得专业医疗机构服务的占比较小。

• 不发达经济体：柬埔寨、印尼、老挝、菲律宾和越南。对于这

些国家而言，医疗服务可得性仍然是个大问题，许多人由于种种原因无法得到足够的医疗服务。例如，菲律宾、印尼、老挝和越南为工人设立了公共医疗保险，强制要求雇主和雇员共同缴纳相关费用（一些政府还会提供额外的补贴）。但这些国家中还有许多没有"正式"雇主的人（例如出租车司机和沿街小贩等），由于这部分人口没有支付医疗保险保费的能力，政府很难强制他们参加公共医疗保险（Tangcharoensathien and others，2011）。虽然新兴经济体的政府用税收收入为贫困人口参加医疗保险提供了一些补贴，但贫困人口所能得到的医疗服务的范围和质量仍然极为有限（Tangcharoensathien and others，2011）。事实上，由于医保涵盖的范围较小，各阶层的医疗费用自付率都很高。不过，不发达经济体的公共卫生支出与国内生产总值之比（4.7%）与新兴经济体相当，目前这些国家正在扩大医保覆盖面并增加医疗服务供给。

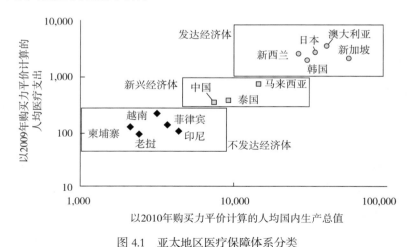

图 4.1 亚太地区医疗保障体系分类

资料来源：世界卫生组织；国际货币基金组织工作人员估算。

　　以上各组国家的社会公众健康状况差异较大。就健康状况的主要指标而言，发达经济体得分最高，不发达经济体得分最低。例如，发达经济体的平均寿命比新兴经济体长 4 年，比不发达经济体长 8 年。

　　专栏 4.1 通过对样本国家的讨论，详细介绍了发达经济体、新兴经济体和不发达经济体面临的机遇与挑战。

　　由于不发达经济体、新兴经济体和发达经济体之间存在差异，每组国家对医疗三要素（医疗成本的有效性和可持续性、居民平等获得医疗服务的机会、医疗服务的质量）优先级的选择也有所不同（Angrisano and others，2006）。但是，在所有国家中，私人医疗保险都发挥了正面作用。例如，私人医疗保险降低了新兴经济体和不发达经济体的医疗费用自付率，有效改善了社会公众医疗服务可得性。

专栏 4.1　亚洲国家的医疗保险模式

发达经济体样本：日本

　　日本要求参加公共医疗保险的居民缴纳保费。从理论上讲，公共医疗保险应该涵盖所有居民，但实际上仍有 10% 左右的家庭没有缴纳强制性保费（Mckinsey & Company，2008）。日本的共同支付比例很高。对大多数人而言，大约 30% 的治疗费用是共同支付的；对于 70 岁以上人群，这一比例为 10%（Mckinsey & Company，2008）。（共同支付并不涵盖一些疑难杂症，但如果患者的治疗费用过高，也会根据其他条件设定医疗费用上限。）目前日本共有超过 4,000 家公共医疗保险机构，患者应当申请加入为其雇主服务的公共医疗保险机构，未被雇用的患者则应当申请加入其所在区域的公共医疗保险机构（Henke，Kadonaga，and Kanzler，2009）。由于参保群体较为固定，医疗保险机构没有动力提高服务质量或提供更好的服务。

> **新兴经济体样本：中国**
>
> 　　近年来，中国的公共医疗保险覆盖率大幅提高至 95% 左右（China, Office of State Conncil, 2007）。但中国的公共医疗保险更多关注大病患者和住院病人，对门诊患者的帮助力度不足。随着慢性病患病率不断攀升，这将成为一个越来越严重的问题。虽然医疗费用自付率逐年下降，但目前仍高达 41%。
>
> **不发达经济体样本：越南**
>
> 　　和大多数不发达经济体一样，越南的医疗服务完全依赖公共医疗保险体系。政府支付了大约 2/3 的保费，余下部分由雇主或居民支付。由于越南政府的财政负担较大，大约 45% 的人口没有医疗保险（Tangcharoensathien and others, 2011）。医疗费用自付率居高不下，近年来略有下降但仍高达 55% 左右（Tangcharoensathien and others, 2011）。

亚洲私人医疗保险的发展机遇

　　从世界范围来看，无论是新兴经济体还是发达经济体，公共卫生支出在过去几十年里均以高于国内生产总值增速 2 个百分点的速度增长，其中一个原因在于全球收入水平不断提高，使得人们对医疗服务的需求不断攀升。公共卫生支出的增长带来了很多好处（例如延长了人们的寿命），但也使医疗成本上升到不可持续的水平，并最终有可能使医疗保障体系陷入瘫痪。

　　亚洲国家的公共卫生支出水平落后于美国和许多其他西方国家，但即便是公共卫生支出增速已经下降到仅比国内生产总值增速高 1 个百分点的水平（见图 4.2），亚洲国家的公共卫生支出形势也很严峻。

　　亚洲国家医疗成本上升的主要原因与其他国家相似，包括更多地运用复杂和昂贵的医疗技术、人口老龄化以及慢性病患者数量的增加等。其中，收入增长和中产阶级扩大对亚洲地区医疗成本上升的影响比对其他国家更大。中国和其他新兴经济体第一次拥有了可以用于支付医疗费用的可支配收入。过去，患者常常会无视小病，也没有足够的耐心等待医院的病床；现在，他们更愿意及时治疗，不仅他们去医院的频率明显提高，而且医疗资源的使用率也提高了。此外，即使新的诊疗技术比传统治疗方法昂贵许多，患者仍希望使用最新的诊疗方案。

亚太地区公共卫生支出与国内生产总值之比（%）[a]

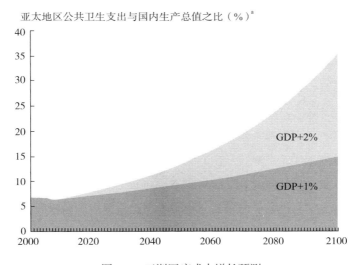

图 4.2　亚洲医疗成本增长预测

资料来源：世界银行；麦肯锡公司。

注：1995—2009 年的复合年增长率（CAGR）：GDP = 4.13%，公共卫生支出 = 4.49%；剔除日本后的复合年增长率：GDP = 9.55%，公共卫生支出 = 11.25%。

[a] 包括 13 个主要国家：澳大利亚、柬埔寨、中国、印尼、日本、韩国、老挝、马来西亚、新西兰、菲律宾、新加坡、泰国和越南。

　　传统上，亚洲各国政府对私人医疗保险采取放任态度。私人医疗保险机构可以自由通过雇主或以已有的人寿保险、财产保险和意外保险的附加条款的形式推出产品,但政府并没有积极性推动该行业的发展。最近,出于对财政压力和中产阶级不断提高的医疗需求的考虑,亚洲国家开始鼓励私人医疗保险机构发挥更大作用,以分担公共部门的支出压力。

亚洲的医疗保障模式

私人医疗保险采取什么形式才能在亚洲国家得到更快的发展?要回答这个问题,我们首先需要审视亚洲和其他地区现行的医疗保障模式。在全球范围内,各国的医疗保障模式差异很大,一些国家仅提供公共医疗保险或仅提供私人医疗保险,另外一些国家则兼而有之(见图 4.3)。从历史上看,一个国家通常不愿意改变已经形成的医疗保障模式,因此,各国的医疗保障改革大都进展缓慢。

当前,大多数亚洲国家强制推行公共医疗保险,并允许人们自行购买私人医疗保险作为补充(例如可以使用条件更好的病房或者接受公共医疗保险保障范围之外的服务)。

总体而言,由于受社会观念的影响,亚洲国家的医疗保障模式很难发生大的改变。即使在亚洲最自由的市场经济国家,政治家们和普通大众也都很重视公共医疗保险在保证居民享受医疗服务以及为居民提供部分就医资金等方面的保障作用。除非私人医疗保险能够像公共医疗保险那样实现广覆盖和强制参保,否则应当谨慎对待私人医疗保险占主导地位的医疗保障体系(例如美国)。基于亚洲国家的传统观念,我们认为,亚洲国家应在努力实现公共医保全覆盖的基础上,发展私人医疗保险,为患者提供范围更广、选择更多、诊疗手段更先进的医疗服务。

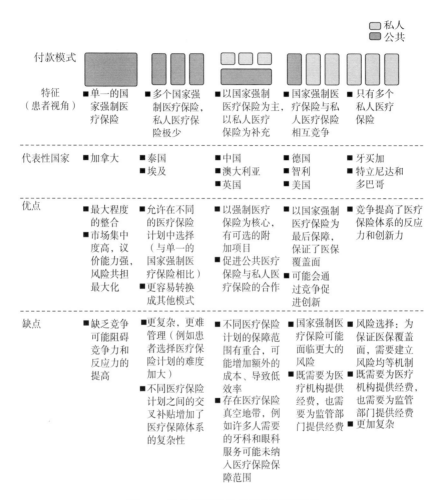

图 4.3　世界各国常见的医疗保障模式

资料来源：麦肯锡公司。

　　私人医疗保险在亚洲各国医疗保障体系中的地位差别很大，这主要是因为不同国家优先考虑医疗保障的程度和经济状况存在较大差异。例如，发达经济体将私人医疗保障视为提高医疗服务质量、扩展医疗服务深度的工具，私人医疗保障可以使投保人享受公共医疗保障未能提供的最新的诊疗技术。而不发达经济体和新兴经济体则主要寄希望于通过私人医疗保障扩大医疗保障体系的覆盖面，因为这些国家尚有大量人口享受不到任何医疗保障。不发达经济体和新兴经济体鼓励私人医疗保险机构提供低成本的保单，以降低患者的医疗费用自付率。这些经济体还希望私人医疗保险提供更多的基本医疗服务（发达经济体已经解决了基本医疗服务问题），例如控制传染病的传播和降低婴儿死亡率。

亚洲发展私人医疗保险的机遇和挑战

亚洲国家大都对私人医疗保险采取欢迎的态度，相信可以通过发展私人医疗保险提高整个国家的医疗水平并缓解公共部门的资金压力。那么，私人医疗保险在成本控制与可持续性、保证居民平等获得医疗服务以及改善医疗质量等方面可以提供哪些实质性保障（特别是当私人医疗保险仍被认为是公共医疗保险的补充时）？私人医疗保险的普及可能会引起哪些问题？

成本控制与可持续性

人们已经发现一些事实，能够证明私人医疗保险在成本控制方面比公共医疗保险做得更好。私人医疗保险更倾向于通过控制成本来提高利润率，例如雇用药品福利管理者（pharmacy benefit manager）就药品支出购进价格进行谈判。此外，大多数公共医疗保险采用的都是按服务付费模式，该模式鼓励医疗机构尽可能多地接诊患者。虽然私人医疗保险在进入市场初期可能会遵循按服务付费的模式，但是，大多数私人医疗保险在节约医疗资源方面比公共医疗保险更有效。私人医疗保险的付费模式主要有两种：一种是按人头付费（又称作管理式医疗），即私人医疗保险为每位投保患者向医疗机构支付固定金额的费用；另一种是按病种付费，即私人医疗保险根据患者所患疾病向医疗机构支付固定金额的医疗费用。这两种模式都能避免医疗机构对患者进行过度治疗。

事实上，私人医疗保险的竞争优势主要来自其提供的差异化医疗保障服务。这就导致私人医疗保险的成本管理能力无法最大限度地发挥作用。相反，对于那些主导或垄断了医疗保障体系的公共医疗保险来说，由于患者几乎没有其他选择，其在规定保障范围方面拥有更多的发言权。与此同时，公共医疗保险对医疗机构的影响力也较大，因为医院和医生们几乎没有参与其他医疗保险的可能。最后，私人医疗保险的行政费用偏高，进而提高了其总体运营成本（Hacker，2008）。

鉴于上述原因，将私人医疗保险引入亚洲国家的做法，并不能产生自动控制成本的效果，但会为公共部门和医疗机构带来一些财务利益。例如，补充私人医疗保险可以通过满足公众对尚未纳入公共医疗保险保障范围的高级医疗服务的需求（例如使用更好的病房、进行CT扫描以及其他公共医疗保险认为没有必要进行的昂贵检查），增加医疗保障体系的收入（Mckinsey & Company，2008）。很多国家由于政府财力有限，不得不降低报销额度并限制提供某些医疗服务，于是私人医疗机构提供这些服务并取得额外收入就显得更加重要。补充私人医疗保险通过将费用昂贵的新诊疗方法或患者期望尝试但政府无法负担的医疗服务纳入保障范围，减轻了政府的财政压力。

迄今为止，公共医疗保险和私人医疗保险在成本控制方面的进展都非常有限，我们将在本章的后面部分讨论它们如何才能更有效地控制成本。

获得医疗服务的平等性

众所周知，美国和其他国家在医疗保障改革问题上的民意一直未得到充分体现。例如，无法承受私人医疗保险保费的患者可能会放弃治疗或放弃对疾病的预防性治疗，而且这一问题还会随着慢性病患病率的不断攀升而日益严重。部分患者会因私人医疗保险的保费过高或还需要自付未纳入其参加的私人医疗保险的医疗服务而面临沉重的医疗支出压力。最糟糕的是，还有一些患者可能因为已经患病或其他原因而无法参加私人医疗保险，这部分患者不得不面临更高的医疗费用支付压力。

如果私人医疗保险在亚洲国家继续发挥补充作用，上述问题的负面影响就会减少。但需要注意的是，私人医疗保险确实在那些愿意并能够支付得起私人医疗保险保费的群体与那些退出或支付不起私人医疗保险保费的群体之间制造了一定程度的不平等（Mckinsey & Company，2008）。在这种情况下，鉴于亚洲的社会价值观比较强调平等获得医疗服务的重要性，私人医疗保险的发展将会引起社会公众的更多关注。

正如我们将在后面指出的那样，亚洲国家可以通过加强监管，使更多社会公众能够负担得起私人医疗保险的保费，并要求私人医疗保险不能因为投保人的健康原因而拒绝承保。这些措施大大缩小了私人医疗保险可能带来的不公平。事实上，私人医疗保险通过降低医疗费用自付率增加了人们获得医疗服务的机会，在新兴经济体和发达经济体尤为如此。

医疗质量

私人医疗保险的最大优势在于能够促进医疗质量的提高。为了在竞争中争取到更多的患者，私人医疗保险建立了较为完善的医疗机构网络，能够开展门类更多、手段更先进的治疗，并确实取得了很好的治疗效果。而医疗机构为了能与私人医疗保险签约，也会通过监测医疗质量和跟踪治疗效果来证明其价值。此外，与公共医疗保险相比，私人医疗保险中纳入了更多的高级医疗服务，这有利于激励医疗机构加大在某一特定领域的投入并成为该领域的权威。日本缺少高水平的专业医疗机构的一个重要原因就是，日本没有私人医疗保险，也不能为专科医生和全科医生提供较高的薪酬（Mckinsey & Company，2008）。

在亚洲，私人医疗保险还能为不断壮大的中产阶级提供较高质量的医疗服务。例如，只有当新的治疗方案比传统的治疗方案更具成本收益时，公共医疗保险才会将新疗法纳入医疗保险保障范围。如果私人医疗保险出于吸引投保人的目的能够将更多的新疗法纳入保障范围，公共部门的财政负担就会减轻，患者的满意度也会随之提高。

在促进医疗质量提高方面，私人医疗保险不仅激励了医疗机构，还激励了医疗产业中的其他行业。例如，如果私人医疗保险能够为更多的新疗法承保，制药商和医疗设备生产商就会有更大的动力向市场投放新产品。

对私人医疗保险的监管

鉴于私人医疗保险无法保证公众平等地获得医疗服务，亚洲国家该如何做，才能在允许私人医疗保险收取合理保费的前提下实现社会福利最大化呢？答案是要建立一个强有力的监管体系，这一监管体系至少应包括以下内容：

• 固定保费：监管部门应为私人医疗保险提供的基本医疗保障设定固定保费。固定保费一方面保证了社会公众能够负担得起投保费用，另一方面也激励私人医疗保险开展质量竞争而不是成本竞争，从而提高社会公众的健康水平。

• 强制接受所有患者：监管部门应以立法的形式强制要求私人医疗保险不能因投保人的健康状况而拒绝承保，以防出现美国那样的尴尬局面。在美国，病情严重的患者既是最需要医疗保险的群体，也是最不可能满足投保条件的群体。

• 设立风险均等化基金（risk equalization funds）：如果监管部门不允许私人医疗保险拒绝高风险患者，各私人医疗保险的医疗负担就会因此而不同，那些接受了更多高风险患者的私人医疗保险将不得不为更高的医疗费用埋单。为了保证私人医疗保险之间的公平，监管部门应设立一个基金，专门用于补偿私人医疗保险因高风险患者较多而多支付的医疗费用。设立该基金最大的好处在于，可以防止私人医疗保险出于财务方面的考虑而选择低风险人群（例如通过广告或促销活动吸引年轻、健康的人群）。

在亚洲，上述规定既使附加的私人医疗保险对大多数患者而言具有可行性，也保证了私人医疗保险能够收取到合理的保费。事实上，私人医疗保险占主导的国家的监管水平已经很高。例如，荷兰政府不提供任何形式的公共医疗保险，而是强制要求所有居民购买可以提供基本医疗保障的私人医疗保险——该体系被称为"有社会条件的私人医疗保障体系"（Netherlands，MoHWS，2009）。（投保人可以支付更多保费以获得更多的医疗保障。）总体看来，荷兰患者对其医疗保障体系的满意度较高。荷兰的风险分担机制对私人医疗保险很有吸引力，私人医疗保险之间的竞争也因此而更加激烈。

为了确保监管行为公平公正，监管部门应当完全独立于政府部门和私人医疗保险的管理部门。由于医疗保险计划的细则专业性较强，一般人无法充分理解，因此，人们很难准确判断哪些费用在医疗保险保障范围之内。对此，监管部门应努力提高定价制度的透明度。此外，监管部门还应当监测每家私人医疗保险的签约医疗机构的医疗质量，并将监测结果公之于众，这也是提高透明度的一个方面。例如，荷兰监管部门的网站上就有这样的打分和排名。

还有一些情况是，为了保护患者的利益，监管部门的监管范围不仅包括医疗保险机构，还包括医疗产业中的其他参与者。例如，监管部门可能会针对制药商和医疗设备公司的定价行为出台相关法律，既要保证社会公众能够负担得起这些药品和设备，也要保证这些公司有一定的盈利空间。

通过控制成本和提高利用率，确保公共医疗保险与私人医疗保险的可持续性

正如我们在前面已经讨论过的那样，在亚洲市场引入私人医疗保险并不能自动解决目前各国医疗保障体系所面临的财政问题。公共医疗保险将继续占据主导地位，仍然需要采取有效措施来降低成本。究竟哪些措施有效？亚洲的私人医疗保险怎样才能提高成本控制能力呢？

尽管许多医疗保险机构都试图通过共同支付机制抑制患者的过度

医疗行为，并期望以此降低成本，但收效甚微。例如，2003 年，日本曾将 70 岁以下住院患者的共同支付比例从 20% 提高到 30%，但医院利用率仅仅下降了 2 个百分点，而且 12 个月之后，连这一微弱的下降也消失了（Japan，MoHLW，2007）。不仅如此，患者的人均医疗费用在共同支付比例提高之后也上升了（Japan，MoHLW，2007）。

总体而言，提高共同支付比例的措施是无效的，因为患者并不会将医疗费用视为选择性支出。如果患者对自身健康状况非常关注，或者医生要求他们做检查，小幅提高共同支付比例并不会导致患者放弃治疗。研究表明，只有当共同支付比例非常高时，医疗保障体系的利用率才会降低，其财务可持续性才会提高，但这样做增加了患者的负担，抑制了他们的医疗需求。

如果不提高共同支付比例，亚洲的公共和私人医疗保险可以考虑以下替代方案：

• 保证患者可以在医疗机构查询医保报销金额。这样做既有利于提高医疗保险机构的服务质量（如前所述），也有利于鼓励医疗保险机构改进医保报销规则（以提高成本收益和疗效）。

• 医保报销金额以按人头付费或基于诊断相关组付费的方法计算，而不是以按服务付费的方法计算。

• 鼓励医院采取有效措施降低成本，并制定相应的激励或惩罚措施。

• 强制推行基于诊断的固定收费制，以减少住院时间。

鉴于亚洲地区人们在求医方面的错误观念和传统习惯往往会增加医疗成本，公共和私人医疗保险还可以通过开展患者教育来降低医疗成本。例如：

- 一些中国患者仅仅患了普通的感冒就要求输液，因为他们认为这样才能使他们花的钱价值最大化。
- 日本患者平均每年要看 14 次医生，这是其他发达经济体的三倍（Henke，Kadonaga，and Kanzler，2009）。
- 在中国台湾，当地民众每缴纳 1 美元公共医疗保险保费或私人医疗保险保费，就会发生 1.4 美元医疗费用，但生活在该地区有类似医疗保险的外国人每缴纳 1 美元保费，仅发生 0.4 美元医疗费用（Chang，2011）。

与其他机构相比，医疗保险机构更有动力密切监测慢性病患者的病情，并提醒他们定期接受治疗。虽然这些监测活动会增加医疗保险机构的成本，但有利于从根本上降低医疗费用。

亚洲私人医疗保障体系的变迁

在西方国家，完善的私人医疗保险通常在医疗保障体系中扮演着非常重要的角色，其职能远不止提供医疗保险这么简单（见图 4.4）。例如，私人医疗保险机构可能会通过购买医院和其他医疗机构或接手医生团体等方式，成为医疗网络的管理者，进而对医疗机构的服务质量和效率产生更大的影响（例如，向治疗效果最好的医疗机构提供资金奖励，或制定医疗指引）。部分私人医疗保险机构甚至在疾病管理方面也发挥了一定作用，通过直接与患者、医疗机构及其他利益相关方合作提高医疗质量。例如，一家医疗保险机构可以指定一个疾病管理协调人，让其识别那些更容易患上并发症（这类并发症的治疗费用较高）的糖尿病患者，并积极帮助其接受预防性治疗。这些措施虽然增加了短期成本，但在长期内有助于节约医疗费用。

未来，私人医疗保险在亚洲国家将越来越普遍，但由于基础设施条件不足，这些私人医疗保险的职能最初可能仅限于报销医疗费用。例如，大多数亚洲私人医疗保险都有首选的医疗机构，但私人医疗保险本身并不拥有任何医生网络和医疗机构，这就使其无法胜任医疗网络管理者的角色。此外，在亚洲地区，特别是在亚洲新兴经济体，大多数医院属于公共部门，可供购买的医疗机构有限，私人医疗保险想要获得医院的所有权几乎不可能。于是，新建医院成为私人医疗保险的唯一选择，但这需要的时间周期太长。另外一个难题是，由于缺乏足够的合格医护人员，新兴经济体的私人医疗保险可能不得不在医疗机构教育和培训方面投入巨资。

尽管面临这些困难，尽管亚洲的私人医疗保险还不成熟，但它们终将像发达国家的私人医疗保险那样，成为医疗网络的管理者和疾病管理协调人。

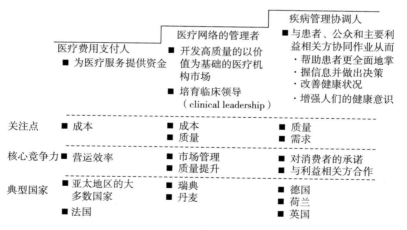

图 4.4 医疗保险机构可能扮演的角色

资料来源：麦肯锡公司。

　　尽管亚洲的私人医疗保险已经取得了长足的发展，政府和医疗保险机构应该谨慎地推动私人医疗保险的发展。美国近期的经验表明，任何医疗保障改革措施都会遭到一些不信任和激烈的反对。为避免发生这样的问题，医疗保障改革应当优先考虑一国长期的社会价值、政治目标和对医疗保障体系三大目标的取舍。

参考文献

Angrisano, C., Y. Elbaz, D. Farrell, L. Fiorito, N. Henke, K. Khajavi, B. Kocher, M. Laboissiere, A. Loat, P. Mango, D. Nuzum, and J. Wettke, 2006, *A Framework to Guide Health Care System Reform* (New York: McKinsey Global Institute, McKinsey & Co.).

Angrisano, C., D. Farrell, B. Kocher, M. Laboissiere, and S. Parker, 2007, *Accounting for the Cost of Health Care in the United States* (New York: McKinsey Global Institure, McKinsey & Co.).

Chang, V., 2011, "Utilizing Health Care Insurance—Experience from Taiwan." Presentation at the Shanghai Medical Association's Fourth Annual Premium Health Care Conference, Shanghai, October 21.

China, Office of State Council, 2007, "Chinese Health Care Reform," press release, Beijing, July 7.

Fukawa. T., 2002, *Public Health Insurance in Japan* (Washington: World Bank Institute).

Hacker, J., 2008, The Case for Public Plan Choice in National Health Reform" (Washington: Institute for America's Future). Available at http://institute.ourfuture.org/files/Jacob_ Hacker_Public_Plan _Choice.pdf.

Henke, N., S, Kadonaga, and L. Kanzler, 2009, "Improving Japan's Health Care System," *McKinsey Quarterly*, March.

Japan, Ministry of Health, Labor, and Welfare Statistics (MoHLW), 2007, "Detailed Forecast of Health Care Expenditure," PowerPoint presentation, Tokyo, February.

Kyburg, L., and H. Stuker, 2007, "Feasibility Study: DRG System as Cost Containment Method— Medical Insurance Scheme in China," EU-China Social Security Reform Cooperation Project, November. Available at http://www.eucss.org.cn/ fileadmin/research_papers/policy/Medical_insurance/Feasibility_DRG_Final_ maintext_20071126. pdf.

Lin, W., G. Liu, and G. Chen, 2009, "Urban Resident Basic Medical Insurance: A Landmark Reform Toward Universal Coverage in China," *Health Economics*, Vol. 18, No. S2, pp. S83-S96.

Ma, S., and N. Sood, 2008, "A Comparison of the Health Systems in China and India," Occasional Paper, Rand Center for Asia Pacific Policy (Arlington, VA). Available at http://www.rand.org/pubs/occasional_papers/2008/RAND_OP212. pdf.

McKinsey & Company, 2008, *The Challenge of Funding Japan's Future Health Care Needs* (New York: McKinsey Global Institute, McKinsey & Co.).

Netherlands, Ministry of Health, Welfare, and Sport (MoHWS), 2009, "Health Insurance System." Available at http: //english. minvws. nl/en/themes/health-insurance-system/.

Philippines, Department of Health (DoH), 2010, "Toward Financial Risk Protection: Health Care Financing Strategy 2010-2020," Health Sector Reform Agenda Monograph No. 10. Available at http://www.scribd.com/doc/35105401/Health-Care-Financing-Strategy-2010-2020-Philippines.

Philippines, State Senate, 2004, "An Act to Reduce Health Care Costs by Requiring Tertiary and Specialized Hospitals to Share Certain Services and Equipment," Bill No. 60. Available at http://erbl.pids.gov.ph/listbills.phtml?id=233.

Süssmuth- Dyckerhoff, C., and J. Wang, 2010, "Identifying Private-Sector Opportunities in Chinese Health Care," *McKinsey Quarterly*, November.

Tangcharoensathien, V., W. Patcharanarumol, P. Ir, S. Aljunid, A. Mukti, K. Akkhavong, E. Banzon, D. Huong, H. Thabrany, and A. Mills, 2011, "Health-Financing Reforms in Southeast Asia: Challenges in Achieving Universal Coverage," *Lancet*, Vol. 377, No. 9768, pp. 863-73.

Xu, K., P. Saksena, X. Fu, H. Lei, N. Chen, and G. Carrin, 2009, "Health Care Financing in Rural China: New Rural Cooperative Medical Scheme," Technical Brief for Policy-Makers No. 3/2009 (Geneva: World Health Organization).

附录 4.1　亚洲主要医疗保障模式

附图 4.1 总结了亚洲各国主要的医疗保障模式。

国家	主要支付方	私人医疗保险在医疗总支出中的占比（%，2009）	成就及挑战
发达经济体 日本	■三个主要的政府医疗保险计划	2.6%	■实现医保全覆盖 ■私人部门提供的资金不足、参与程度较低，增大了社会统筹资金的压力
澳大利亚	■一个主要的政府计划（Medicare）	8.3%	■实现医保全覆盖 ■政府为私人保险参与医保体系提供激励
新加坡	■公立医院享受巨额补贴 ■三层公共计划	1.6%	■实现医保全覆盖 ■创新医疗筹资框架，设立保健储蓄账户（Medisave）鼓励个人（家庭）承担责任
新兴经济体 中国	■三个主要的政府计划（其中一个为强制参与）	3.1%	■医保覆盖率95%，报销比例较低 ■治理体系复杂
马来西亚	■以税收为基础的公共体系	8.0%	■实现医保全覆盖 ■为实现公共医疗保险而实施的医疗筹资改革面临障碍
泰国	■多元公共保险计划	5.9%	■实现医保全覆盖 ■公务员医疗福利计划的各类成本控制方案差异巨大
不发达经济体 印尼	■由去集中化造成的复杂的支付体系	1.8%	■因政府补贴较少导致财务风险保护程度和医保有效覆盖水平偏低
越南	■一个主要的强制计划	1.8%	■正在实现医保全覆盖 ■报销比例和财务风险保护之间存在明显差距

附图 4.1　亚洲医疗保障模式

注：医保覆盖率数据不完整。

第五章　私人部门在满足医疗需求方面发挥的作用

郑宗美　　乌韦·E.赖因哈特

在二战结束后的几十年里，医疗政策顾问和医疗政策制定者就现代医疗保障体系究竟应该"由政府主导还是由市场主导"以及"以政府监管为主还是以市场竞争为主"争论不休，至今未有定论。尽管对这一问题的实证研究结论并不一致，但争论主要集中在意识形态领域。同时，受政权更迭影响，各国的医疗保障体系一直在"亲市场"与"亲政府"之间徘徊。

本章的分析并不是要给出答案，而是总结了我们讨论这一问题时应当考虑的因素，特别是一国医疗保障体系应当遵从的社会价值取向。本章的最后是我们得到的一些结论。

本章的第一部分列出了医疗保障体系的基本功能及相应的机构。第二部分简单介绍了各国医疗保障体系的社会价值取向。第三部分介绍了私人部门在医疗保障体系中的作用。第四部分对世界各国的医疗保险及医疗服务供给模式进行了分类说明。第五部分总结了我们对上述问题的看法。

我们的结论是如果能够有效监管私人部门，并使其按照社会道德认同的方式运转，一国的医疗保障体系就能够受益于私人部门的发展壮大及其创造性的提高。

医疗保障体系的基本功能

为了研究私人部门在满足医疗需求方面的作用，我们有必要首先明确医疗保障体系的基本功能：

1. 为医疗服务筹集资金（通过税收、保费或患者自付）；

2. 提供医疗服务；

3. 购买医疗服务（由患者或保险机构付费）；

4. 监管和监测医疗保障体系（治理）；

5. 确保医疗保障体系有充足的人力资本（例如医生、护士和医疗技师）和实物资本；

6. 确保社会公众能够及时获得所需的医疗服务；

7. 通过医疗保险制度建立风险池，使个人和家庭患严重疾病时免于因支付巨额医疗费用而陷入财务困境甚至破产的境地（这在美国时有发生）。

医疗保障体系的目标

如果我们在大街上随机询问人们对医疗保障体系目标的看法，人们很可能会说，是为了"保持和改善人们的健康状况"，或者"防止个人和家庭因罹患重大疾病而陷入财务困境"。这些粗线条的目标给了我们很大的想象空间，使我们可以在更大范围内选择实现这些目标的方法。

例如，假定用于医疗保障的财政预算给定不变，并以"质量调整生命年（Quality-adjusted life-years, QALFs）"[1]作为衡量医疗效果的指标。那么，为了实现特定人群质量调整生命年最大化，我们应该如何分配总额固定的财政预算？是否要考虑提高某一群体的质量调整生命年？如果需要考虑，财政预算又该如何分配？究竟应该将财政预算用于帮助那些病症最重的人群，还是应该根据人们的意愿和支付能力来分配？

类似地，在"防止个人和家庭因罹患重大疾病而陷入财务困境"方面，医疗保障体系究竟提供多大程度的保护是合适的呢？如果以一个家庭每年计划用于购买医疗保险和支付医疗费用方面的支出占家庭总支出的最大比例 X 作为衡量指标，X 究竟应该处于什么水平才算合适？X 是否应该因家庭收入水平的不同而有所不同？如果是这样，X 与家庭收入水平之间应保持怎样的关系？

这里已经涉及社会伦理和公平问题，这些问题我们将在以后的章节进行更为详细的探讨。

实现医疗保障体系功能的主体

原则上，医疗保障体系的上述七项功能可以由以下主体实现：

- 患者本人（在那些仅将医疗服务视为私人消费品的国家）；
- 私人营利性商业机构；
- 私人非营利性机构；
- 政府机构；

- 准政府机构，即由政府赋予特定监管职责的私人机构（例如，根据联邦立法要求，负责发布对德国医疗保障体系的监管规定的德国联邦联合委员会）。

在上述各主体中，"私人机构"既包括非营利性机构，也包括营利性机构。根据微观经济学理论，营利性机构与非营利性机构追求的目标不同，在相同市场环境中的行为也不同（Folland，Goodman，and Stano，2010）。具体来说，非营利性医院和疗养院追求服务的高质量，仅要求获得说得过去的利润；营利性医院和疗养院则追求利润最大化，并将其视为唯一目标。然而，现实情况是，这两类机构都主要以获得利润为目标，市场行为也很类似，在高度竞争和产能过剩的市场中尤其如此。

营利性机构追求利润，为股东创造财富。非营利性机构追求"超过费用支出的收益"（这事实上是"利润"的隐晦表达方式），通过将这部分资金用于再投资以提高其市场占有率和声望。从这个角度看，收益的增长已经成为营利性机构和非营利性机构共同追求的目标。因此，本章将"私人部门"也视为"商业部门"。

医疗保障体系与社会分配伦理

如何分配医疗资源才"公平"和"适当"呢？对此，不仅不同国家的观点迥异，甚至一国内部也常常有不同的声音。各国在这一问题上的看法从根本上影响了医疗保障体系的筹资方式及其结构，对医疗保障体系的演化变迁也有深远的影响。如果不能在实施医疗保障改革之前明确这些观点，医疗保障改革就有可能失败或无法进行。例如，由于没有事先统一认识，美国推行医疗保障改革时对此进行了旷日持久的争论

（似乎美国在任何问题上都如此）。[2]

关于医疗服务应该如何在全社会范围内分配的问题至少有三种迥异的观点，还有很多观点介于这三种观点之间。下面我们首先介绍这三种截然不同的观点，再讨论社会伦理和"效率"。

关于医疗服务"公平"分配的不同观点

社会伦理 I：绝对平均主义。医疗保障体系应保证：（1）患者接受的医疗服务仅与其所患疾病有关，与其社会地位和经济地位无关。（2）人们缴纳的医疗保险保费及就医时自付的医疗费用与收入之比应当随收入水平的提高而上升，如果做不到这一点，至少要不下降。

加拿大和日本、韩国等亚洲国家的医疗保障体系就是建立在这种社会伦理之上，只是部分亚洲国家的医疗支出中的自付比例较高在一定程度上降低了其平均主义的程度。政府运营、医疗保险机构单一是这些国家的医疗保障体系最鲜明的特点。在这种医疗保障体系中，医疗保险机构替每位患者向医生、医院及其他医疗机构支付的费用是相同的，医疗保险机构的筹资规模主要根据其支付能力确定。

通常情况下，上述国家的医疗服务收费模式鼓励医疗机构的"平均主义"。但在美国，由政府运营的目的在于帮助穷人的医疗补助计划（Medicaid）向医疗机构支付的费用低于商业医疗保险，这导致许多美国医生拒绝为参加医疗补助计划的穷人看病，因为医生为穷人诊治得到的收入低于为参加商业医疗保险的患者诊治得到的收入。美国的政策制定者应当反思，这是否符合政策制定的初衷？

社会伦理 II：双层医疗保障体系。大多数患相同疾病的患者得到的医疗服务应该是相同的，但一小部分富裕的社会精英阶层可以自行

购买更加昂贵的医疗保险。

英国和一些欧洲大陆国家（例如德国）持有这种观点。不过，德国参加私人医疗保险的富人接受的诊疗待遇基本上与其他人一样，并且参加私人医疗保险的人群仅占总人口的很小比例。[3]这些欧洲国家采用双层医疗保障体系的主要考虑是，平均主义有可能（但不必然）限制医疗服务的质量和数量，双层医疗保障体系为满足富裕阶层更高的需求提供了可能。其中，加拿大的医疗保障体系虽然没有在官方层面上为富裕阶层提供这样的机制，但美国的高收费医疗服务满足了那些有能力支付更多医疗费用的加拿大人的高端需求。迄今为止，持有这种伦理标准的国家都倾向于通过各种监管手段控制或限制高端私人医疗服务体系的市场份额。

在英国，大约有11%的人口除了自动享受由政府运营的国家健康体系（NHS）提供的医疗保障外，还投保了私人医疗保险。这些购买私人医疗保险的患者既要向私人保险机构缴纳保费，也要向政府缴税。税收是国民健康体系的经费来源，政府不会因特定个人不需要国民健康体系提供的医疗保障而向其退税。因此，英国购买私人医疗保险的人群既需支付国民健康体系的保费，又需支付其参保的私人医疗保险的保费。

与英国不同，选择加入私人医疗保险的德国人则可以退出国家法定医保体系（SHI），[4]并免于缴纳相关工资税（约为工资总额的13%—14%）。但是，德国私人医疗保险的市场份额一直很低，这主要是因为德国的法律规定，所有退出国家法定医疗保险并加入私人医疗保险的人不能再重新享受国家法定医疗保险，除非此人变得身无分文。该规定大大增加了个人从国家法定医疗保险转换到私人医疗保险的风险，因为私人医疗保险的保费是根据商业化原则和精算结果确定的，随着投保人年龄的增长，私人医疗保险保费的增速要比国家法定医疗保险快得多。

总体来看，欧洲建立双层医疗保障体系的国家大都为 90% 以上的人口提供了相对平等的医疗服务，仅参与私人医疗保险的人口比例不超过 10%。

社会伦理 III：多层医疗保障体系。医疗服务是应由患者自己付费的私人消费品，因此，人们享受的医疗服务的质量和可得性因收入水平的不同而有所差异是完全合理的。

目前，没有任何一个发达经济体的医疗保障体系完全遵照这一社会伦理——在美国，也仅仅是低收入人群的医疗保障体系存在朝上述方向靠拢的倾向。美国的低收入人群享有基本平等的私人医疗保险，即主要由私人雇主及其签约的私人医疗保险机构向雇员提供私人医疗保险。我们注意到，当前美国政策制定者倾向于提高医疗保险的起付标准和给予健康储蓄账户（其原型是新加坡的医疗储蓄账户）一定的税收优惠，这些做法会增加医疗保障体系的不平等性（关于这一点，我们将在以后的章节中详细讨论）。

当然，还有更多的国家，在设计医疗保障体系时遵照的社会伦理介于上述三种社会伦理之间。这意味着，如果一个国家想要取得医疗保障改革的成功，就必须先在社会伦理目标方面取得政治上的一致。只有当社会伦理目标被广泛认同并被清晰表述，医疗政策制定者才能设计出符合公认的社会伦理目标的政策。

　　政治领袖不应当关注那些社会伦理目标不明确或者不切实际的医疗保障改革方案，尤其是那些由外国专家提出的医疗保障改革方案。

社会伦理及"效率"

　　人们通常认为，医疗保障体系的"公平"与"效率"是相互矛盾的，二者不可能同时实现，只能权衡利弊，尽量予以兼顾。这种观点不仅不能帮助人们正确处理公平与效率之间的关系，甚至会误导人们。

　　教科书对"效率"的解释最容易理解。从理论上讲，生产标准化产品并在完全竞争市场中出售的生产者无须考虑这些产品最终由谁获得，即不需要考虑该产品如何在社会成员之间进行分配。但在现实生活中，效率的概念要复杂和难以理解得多。图 5.1 介绍了"效率"的多个方面。

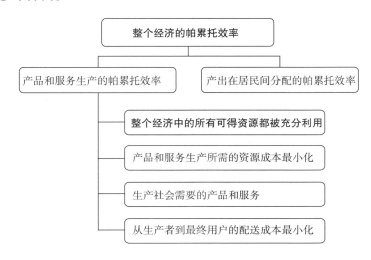

图 5.1　一个经济体中"经济效率"的多面性

　　首先，我们要区分生产效率和分配效率。生产效率至少具有以下三项特征：

　　1. 没有闲置的社会资源（根据定义，失业是无效率的）。

　　2. 对于给定的资源投入，社会产出的价值最大化；或者，对于一定价值的产出，实际投入资源的机会成本最小化。

　　3. 所有厂商生产的全部产品正好满足社会需要。

　　分配效率至少具有以下两项特征：

　　1. 有从厂商到最终使用者的配送渠道，并且配送环节所使用资源的机会成本最低。

　　2. 对于给定的初始收入禀赋，产出在社会成员间的分配应该实现帕累托效率，即如果产出在社会成员间重新分配的话，不可能在不损害其他人效用的情况下增加一部分人的效用。

　　上述标准如果用数学形式表述会更加严谨，但就我们所讨论的问题，图 5.1 已足够说明问题了。

　　人们经常信口开河地讨论医疗政策以及对"医疗服务的价值"和"效率"等问题的看法。我们多年的经验表明，人们在使用这些术语时很少给出明确定义，这就使讨论变得非常模糊，甚至无法得出结论。

　　首先，究竟什么是医疗服务的"价值"？为一个有支付能力的富人安装的心脏支架或心脏除颤器与为一个没有支付能力的穷人安装的上述设备是否具有相同的价值？传统福利经济学认为，答案是否定的，因为该理论以购买者的最高报价作为价值衡量标准——购买者给出的报价越高，该物品的价值就越大。几乎所有有关应用福利经济学的理论分析和实践都建立在这一估值理论之上。在医疗保障体系中，这就意味着只要严格按照价格与支付能力配置医疗服务，就能实现医疗服务的社会价值最大化。

但是，以该原则评估医疗服务价值的做法是已经被人们普遍接受，还是仅被那些代表人民的政治家所接受？是否有政治家、新闻工作者甚至经济学家公开宣称安装在富人体内的心脏支架的价值要高于安装在穷人体内的心脏支架的价值，即应当根据价格与支付能力配置医疗服务？如果不是这样，我们该如何定义和衡量医疗服务的"价值"？这是一个医疗经济学中悬而未决的难题。成本—效用分析无法解决这个难题，只能帮助我们定义经过质量调整的产出单位〔例如质量调整生命年和损失的残疾调整生命年（disability-adjusted life-years lost）〕。人们仍不得不用货币价值衡量医疗产出的价值。

接下来介绍帕累托效率。令经济学初学者感到震惊的是，如果一个社会中大多数人处于饥饿状态，但另外一些人却饱食无忧且他们不愿意帮助饥饿人群，这样的资源配置仍然会被经济学家认为是具有帕累托效率。这是否与人们对一国资源有效配置的观念相符？我们应当扪心自问，在医疗政策和宏观公共政策实践中，被人们神化的帕累托效率究竟起到了什么作用？⁵

可以想见，对于非经济学家（即大多数社会公众）而言，要从理论上讨论"价值"、"效率"以及经常讨论但鲜有定论的"公平"与"效率"之间的平衡是一件非常困难的事。适合大多数社会公众探讨的问题应当是，某一家医院、诊所或长期护理机构在诊治特定的患者群时实际花费的资源是否实现了最小化？由医疗保障体系提供的医疗服务是否满足了专业临床医生（而非经济学家）的临床需求？医疗服务的配送渠道是否有效率？公共和私人医疗保险是否实现了成本最小化，收取的医疗保险保费是否最低？据我们所知，影响医疗保障体系运行的大部分因素都存在无效率问题。

医疗服务在社会成员之间的分配是否有效率是另外一个非常棘手的问题。例如，假定我们用质量调整生命年来定义和衡量给定医疗预算下的产出。不考虑延长了谁的质量调整生命年，而仅仅是在预算约束下实现质量调整生命年最大化，是否可以被认为是有效率的？以拍卖方式将质量调整生命年拍卖给报价最高者是否最有效率？调查结果显示，人们更愿意将医疗资源分配给那些受疾病困扰最严重的人群，而不是实现质量调整生命年最大化。这一结果显然与经济学理论不符，但政策制定者应当以此作为制定政策的依据。类似地，在一个完全自由的移植器官捐赠和使用市场上，所有移植器官将被分配给报价最高的人，这难道就是最有效率的情形吗？

最后，加拿大的医疗保障体系由政府运营，美国则是商业医疗保障体系，我们没有理由认为前者的效率低于后者，因为加拿大的医疗保障体系奉行绝对平均主义原则，美国的医疗保障体系则不然，二者所追求的社会目标不一致。从理论上讲，如果两种医疗保障体系具有相同的效果，并且医疗服务在居民间的分配也相同，但二者消耗的资源不同，那么，消耗资源较少的医疗保障体系的效率较高。我们在现实生活中很难应用这一判断标准。

上述内容都是我们讨论医疗保障改革时需要考虑的，下面还会深入讨论。

私人部门的效率总是高于政府吗？

经济学家总是认为，无论何种经济活动，在私人部门（特别是私人所有的营利性机构）组织和管理下的生产效率总是要高于在政府组织和管理下的生产效率。这里，我们假设由利润驱动的私人部门有足够的动力实现生产成本最小化，而政府性运营机构则缺少这种激励机制。此外，政府性运营机构还常常面临政府干预。这一看法本身是有道理的，但在医疗服务领域，我们必须注意以下两个问题。

一方面，私人部门既有足够的动力降低成本，也有足够的动力最大化其对国内生产总值的贡献，即要求尽量高的产品售价。在讨论中，我们通常会将私人部门的生产成本与产出价格混为一谈，实际上，生产效率的提高并不必然降低产品的价格。

另一方面，如前所述，有效率的生产要求产品质量和产品结构都要符合需求方的要求。我们通常假定市场中的潜在买方完全掌握所交易产品的质量参数，有足够的能力与卖方抗衡，并完全支付卖方对产品的要价。但是，上述假设并不完全适用于医疗市场，因为无论是营利性医疗机构，还是非营利性医疗机构，都有足够的动力向患者提供超出临床需要的医疗服务，或出于增加盈利的考虑向患者提供过度的医疗服务。这种情况在第三方（医疗保险机构）埋单时表现得更明显。

大多数发达经济体和新兴市场经济体的政策制定者都认为，本国的医疗保障体系在这方面浪费了大量的医疗支出，这是全球医疗政策制定者面临的共同挑战。

私人市场的潜在作用

比较各国的经济发展史可以发现，在 20 世纪，如果一个国家私有产权明晰、逐利的商品和服务生产者在"有监管"的市场上进行充分竞争、私人交易者之间的合约可信并能够在法律保护下公平执行，那么，与其他经济体相比，该国社会成员得到的商品、服务以及财富就会更多。受这种思想的影响，人们认为，全部或者大多数社会问题都可以通过自由竞争市场得到解决，医疗服务的生产和分配也不例外。一些政策分析人士和管理咨询家认为，这一观点就像宗教信仰一样不容置疑。但是，即使我们动用了人类所有的能量和想象力，运用市场方式解决社会问题至少还面临以下两方面的局限：

1. 有些经济活动并不满足市场运行的基本条件，大部分医疗服务（以及教育和执法）都是这样的经济活动。

2. 社会成员之间的产品和服务分配如果由市场主导，则分配结果可能与社会期望实现的伦理目标不一致。例如，医疗、教育和司法的分配。

太多的医疗服务"市场论"支持者并不知道（或没有看到）市场中存在上述两项局限。不是说医疗保障体系中不能运用市场力量，但在指导和管理经济活动时，政策制定者必须谨慎决定何时动用市场力量以及何时动用其他机制。

接下来，我们将进一步讨论市场的上述两项局限。

市场健康运行的条件

商品和服务的市场有效运行并在最大程度上符合社会利益的条件如下：

1. 买方必须有足够的技术和智力来鉴别卖方提供的产品和服务的价值，即买方必须充分了解产品和服务的质量及其可以从中获得的效用。

2. 潜在买方在做出购买决策前必须完全知晓每单位产品和服务的价格。

3. 买方必须向生产者完全支付购买产品和服务所需的资金,生产者负责决定产品和服务的售价,并承担产品和服务的全部成本。

4. 产品和服务的买方和卖方都不是垄断组织。

5. 市场的买卖双方都无法控制、操纵价格和其他交易条件。

6. 买卖双方可以自由进入市场。

接下来,我们看一看医疗市场是否满足上述条件。

信息不对称问题

在现代社会,医疗市场中的买方通常不能完全了解卖方向其出售的产品和服务,这主要是因为医疗服务的科技含量较高。正因为医生通过多年的积累,掌握了比普通大众更多的医学专业知识,患者才去找医生进行诊断。经济学家将其称为"信息不对称"。市场在信息不对称条件下难以正常运行。如果市场上存在买卖双方信息不对称的问题,那么拥有信息优势的一方将容易占先。

从原理上讲,医生是患者出钱雇用的代理人,理应向患者提供恰当的产品和服务,即医疗诊治方案。但实际上,医生由于种种原因并不能称职地履行代理人职能,这种现象在医疗市场中普遍存在。

首先,当患者就医时,医生自己也不知道何种治疗方案才是最佳的,但患者并没有意识到这一点,他们认为医生能治百病。实际上,医生的知识结构可能已过时,或者其专业背景并不擅长治疗患者所患的疾病。这就解释了为什么在美国的不同地区,即使人口数量相当,医疗支出的结构和人均医疗支出也存在较大差异。[6]事实上,无论是何种医疗保障体系,医疗支出结构和人均医疗支出的地区差异都是存在的,这在美国表现得尤为突出。例如,美国专门针对老年人设立的联邦医疗项目的医疗支出成本(被保险老年人生命最后两年的医疗支出）在哪怕是一个面积很小的州（如新泽西[7]）内不同地区间的差异都可以高达三倍。

第二，当医生的收入与其向患者提供的医疗服务挂钩（例如按项目支付），而且医生能够从某些医疗服务中获得更大的好处时，医生可能会说服患者接受其并不需要的医疗服务并为之付费。经济学家将此称为"供方诱导需求"。

第三，在某些情况下，医生可能会收到医院、制药商、医疗器械公司等医疗服务生产商给予的好处（回扣或贿赂）。由于医生拥有诱导医疗服务需求的能力，医生可能会诱导患者接受其并不需要的医疗服务并为之付费。

价格透明度

市场健康运行的第二个条件是价格包含完备的信息。即使在经济最发达国家的医疗市场中，这一条件也很难得到满足。更多的情况是，无论是在美国还是在其他国家，患者进入医疗市场就像双目失明的购物者进了百货公司，两眼一抹黑。事实上，在美国，单个私人医疗保险机构和单个医疗机构之间的议价是自主进行的，并被认为是交易秘密。社会公众很少获知具体价格，即使是研究人员也知之甚少。

在美国，医生的收费项目多达九千多项，医院的收费项目更是超过两万项（Reinhardt，2006）。由于存在太多患者难以理解的项目，即使公开了收费项目明细，对患者的帮助也非常有限。要发挥竞争机制的作用，就必须确保患者知晓每一项医疗服务的价格。

垄断与合谋

医疗保险的出现违背了市场正常运转的第三个条件。医院的整合以及医生通过加入专业协会实现的合谋，违背了第四个条件。医师执业执照以及与之相关的限制（例如，禁止护士与医生争夺病人，禁止护士开处方），违背了第六个条件。

在信息不对称、缺乏易于被患者理解的医疗服务质量和价格的信息以及医疗服务供给方拥有垄断地位的情况下，要想使医疗市场接近完全竞争市场，需要监管机构付出更大的努力。事实上，医疗保障体系"更加市场化"的过程总是与一系列政府监管措施（包括价格管制）的出台相伴而行，这与自由市场精神背道而驰。考察荷兰、德国以及瑞士医疗保障体系的变革历史，我们可以清晰地看到这一点。[8]

2006 年，荷兰政府进行了一项大胆的试验，彻底改革了原有的医疗保障体系，不再强制要求 60% 的人口参加社保，转而由竞争性的私人保险机构为国民提供医疗保险，并使私人保险机构在"有管理的竞争"机制下进行竞争。奥科玛、马尔默和奥勃兰德（Kieke G. H. Okma, Theodore R. Marmor, and Jonathan Oberlander）2011 年在《新英格兰医学期刊》（*The New England Journal of Medicine*）上发表的一篇论文对改革的效果进行了初步评估。他们认为，荷兰的医疗保障改革在控制医疗支出攀升方面所取得的成效并不明显。2006 年以来，荷兰的医疗支出快速攀升。同时，为了使"有管理的竞争"不影响社会稳定，荷兰政府对新医疗保障体系的监管力度仍然较大：

> 无论人们把竞争机制描绘得多么美好，荷兰的医疗保障体系仍然严重依赖监管。事实上，荷兰的案例显示，虽然引入竞争机制的初衷是避免对医疗行业进行官僚式管理，但竞争性医疗保障体系的正常运行往往需要更复杂的监管和更多的政府干预。荷兰政府并没有放弃使用总预算、价格限制

和患者成本分担等传统工具。例如，荷兰政府分别设定了医疗专家和一般行医人员的收费标准，并对大多数医院的服务价格进行监督。2010 年，由于预算超支，政府削减了医疗专家的收费标准（第 289 页）。

此外，瑞士政府也在严格监管的前提下，采取了由私人医疗保险机构为国民提供医疗保险的模式。瑞士有 84 家私人医疗保险机构，但没有政府性医疗保险计划。1996 年医疗保障改革后，每一位瑞士国民都被强制要求加入一个私人医疗保险计划，无论投保人之前的身体状况如何，都可以获得相同的保障。于是，私人医疗保险机构不再有意挑选那些身体状况较好的投保人，并通过设置不同的免赔额吸引投保人。瑞士前联邦公共卫生大臣托马斯·策尔特纳（Thomas Zeltner）在一次公开采访中曾提到，每家医疗保险机构的"收费标准必须相同，不应因投保人的健康状况和年龄而区别对待"（Cheng，2010a，第 1443 页）。

我们认为，瑞士和荷兰的案例值得我们关注和研究，因为这两个国家的医疗保障体系向我们展示了私人医疗保险的可行性及其优点。

市场"竞争"意味着什么？

在讨论医疗政策并谈到竞争时，人们通常不会清晰地描述谁要参与竞争，以及他们运用何种工具进行竞争。这使人们既无法清楚地知道，竞争主体究竟是医疗保险机构，还是医疗机构，又或两者兼而有之；也无法清楚地知道，他们进行竞争的工具是价格还是质量，或者同时进行价格竞争和质量竞争。

人们通常认为，竞争一般是指价格竞争。但是，医疗机构完全可以在价格固定的情况下竞争服务质量。其中，固定的价格可能是因为受到了政府管制（例如美国的医疗保障体系），或是由保险机构协会与医疗机构协会谈判确定（例如德国和瑞士）。

医疗保险机构之间的竞争

首先，我们必须了解私人医疗保险机构设定保费的方法。如果政府规定，无论投保人的性别、年龄和健康状况如何，保险机构只能向其收取相同的保费，私人医疗保险机构就只能照办，即按照"社区评级（community rating）"收费。反之，如果政府没有这样的规定，私人医疗保险机构就会根据投保人的年龄、性别、收入和历年的医疗支出等数据了解其健康状况，并结合精算师根据历年医疗服务使用情况的大数据进行的精算分析，计算出特定年龄、性别和健康状况的投保人要获得既定的保险保障需要付出的期望成本。该期望成本即为投保人"精算意义上合理"的保费。

在上述"精算意义上合理"保费的基础上，再加上一定的市场营销成本和行政管理费用（例如索赔处理、成本控制等费用）以及一定比例的期望利润，就是最终确定的投保人保费。私人医疗保险机构把"精算意义上合理"的保费以外的费用占保费收入的比例称为"医疗损失率（medical loss ratio）"，这部分保费是医疗机构的损失。

例如，美国大型私人医疗保险机构的市场营销成本、行政管理支出及利润大约占保费收入的15%—25%；面向个人或小型雇主的雇员的小型医疗保险机构的营销成本、行政支出及利润占保费收入的35%—45%。私人医疗保险机构通过保费高低竞争客户群，这意味着其有足够的动力控制营销和行政成本以及利润率。当然，医疗保险保费的大部分仍然是由医疗机构向医疗保险机构的要价决定的。

通常认为，在既定的市场范围内，竞争性医疗保险机构的数量越多，投保人需要支付的保费就越低。如果保费是外部设定的（例如，受政府管制，或由地区医疗保险机构协会和地区医疗机构协会协商确定），那么，医疗保险机构的数量越多，其向投保人收取的保费也会越低。这是因为，医疗保险机构迫于竞争压力会通过"管理式医疗"尽量减少医疗服务的提供，并尽可能降低营销和行政成本及利润率。

如果医疗保险机构必须单独与医疗机构逐一进行价格谈判（美国的私人商业保险部门就属于这种情况），那么，医疗保险机构越多，单个医疗保险机构相对于医疗机构（特别是医院）的议价能力就越弱。因为，医疗保险机构越多，来自单个医疗保险机构的收入在医疗机构总收入中的平均占比就越低，医疗机构对单个医疗保险机构的影响就越大，医疗服务价格上涨的速度就越快（Reinhardt，2010）。

此外，医疗保险机构与各医疗机构分别议价，会导致不同医疗机构提供相同的医疗服务，却收取不同的价格。以美国为例，一家医疗保险机构可能需要向不同的医疗机构为相同的诊疗程序或相同的医疗服务支付几十种不同的价格。最近的一项研究表明，2007年，加利福尼亚一家大型商业保险机构向不同医院支付的阑尾切除术手术费从1,300美元到13,700美元不等，冠状动脉旁路移植术手术费从33,000美元到99,800美元不等；新泽西一家大型非营利性医疗保险机构为结肠镜检查支付的设备费用从716美元到3,717美元不等，向进行结肠镜检查的医生支付的费用从178美元到431美元不等。总成本理论和边际成本理论都无法解释为什么不同医疗机构的收费标准会有如此大的差距。[9]

　　还没有人研究过如此大的医疗收费标准差异是否确实对应着医疗服务质量的不同。事实上，我们很难相信，医院或医生会按照不同的收费标准向不同的医疗保险机构收费，或者按照不同的收费标准向同一医疗保险机构的不同种类保单收费。

　　由于医疗服务价格的差异仅取决于医疗保险机构与医疗机构市场话语权的相对大小，我们很难看到社会公众能从如此巨大的价格差异中获得多少好处。同时，这种巨大的价格差异也无助于控制美国医疗支出的增长。正如波特和蒂兹伯格（Porter and Teisberg，2006）在《卫生保健新定义》（Redefining Health Care）中指出的，"（美国）医疗保障体系中存在的价格歧视，使市场竞争机制失灵，这一副作用远远超过该体系内任何参与者可以获得的短期优势，即使对于正在享受最大价格折扣的参与者也是如此"（第66页）。

　　我们承认美国医疗保障体系当前存在价格歧视，但我们并不建议其他国家也搞价格歧视。相反，我们认为像德国和瑞士那样执行统一的收费标准（all-payer system）更好。在这种医疗保障体系下，价格由地区医疗保险机构协会和医疗机构协会协商确定，并受政府基于宏观经济情况设定的预算上限约束。

　　医疗机构之间的竞争

　　医疗机构竞争的效果还取决于医疗机构的收费标准由谁设定。如果价格由外部设定，且区域内所有参与竞争的医疗机构都执行相同的收费标准，这些医疗机构之间的竞争就将主要取决于患者对各医院服务质量的评价。患者的评价可能是口头评价，也可能是根据公开的质量评价标准做出的。例如，最近一篇关于英国医疗机构竞争的论文认为，当价格由外部设定且为固定价格时，医院为争取患者开展的竞争带来了这些医疗机构服务质量的提高（Cooper，Gibbons，and McGuire，2011）。类似地，在中国台湾，医疗机构的收费标准由官方设定，医疗机构之间竞争的是服务质量而非价格（Cheng，2009）。需要再次强调的是，如果医疗服务的价格由单个医疗机构与单个医疗保险机构逐一协商，最终结果必然是价格歧视泛滥。

医疗服务市场与社会分配伦理

从根本上讲，讨论私人医疗市场时，我们必须认识到以下两个问题：一是那些能使医疗保障体系按市场机制正常运转的条件必须得到满足，二是市场机制的引入将影响社会的分配伦理和分配结果。正如经济学初学者所知道的那样，当市场正常运转（这里的"正常"是经济学教科书中定义的"正常"）时，社会中的稀缺资源将被配置给那些愿意并能够出高价的群体。这就是市场配置稀缺资源的方式。有些主张医疗保障体系市场化的人认为，市场化的医疗保障体系并不能有效配置医疗服务，这一观点是荒谬的。[10] 在市场配置资源的情况下，即使是在像美国那样富有的自由市场经济国家，也会既有成千上万的无家可归者，也有拥有两到三套住房的家庭，既有食不果腹之人，也有食不甘味之人，既有无法获得及时诊治的穷人，也有少数享受了过多医疗服务的富人。

我们认为，鼓吹医疗保障体系市场化的人（特别是那些商业化的管理咨询公司）过度抽象化了社会分配伦理。事实上，他们讨论市场"效率"时并没有认识到，如果不事先界定社会目标，"效率"一词没有任何实际意义（Reinhardt，2001）。

1963年，著名的诺贝尔经济学奖获得者肯尼思·J.阿罗（Kenneth J. Arrow）发表了一篇关于医疗经济学的文章。他在文章中指出：理论上，如果我们先将财富在社会成员间再分配，然后再发挥市场机制的作用，是可以实现医疗服务平均分配的。但现实中，这一理想方法存在两大障碍。一方面，由于医疗服务存在极大的不确定性（例如，在诊治特定疾病时，没有人知道什么方法有效、什么方法无效），以及本节前面提到的医生的委托代理问题，医疗市场并不具备市场化运行的条件。另一方面，在目前的市场条件下，大多数国家要实现医疗服务平均分配会遇到政治上的阻力。

无论如何，建立社会医疗保障体系（我们将在下面详细讨论）是一种行之有效的医疗服务再分配方法。如果将所有社会成员都纳入一个巨大的风险池中，并根据他们的总体支付能力（基于总收入水平）确定保费标准，那么，每一个社会成员使用医保卡就医时，其购买医疗服务的支付能力就是均等的。

接下来，我们将讨论各国实现医疗服务在社会成员之间基本平均分配的方法。

各国医疗保障体系的分类

一国医疗保障体系的结构包括以下两方面特征：

• 为大多数医疗服务付费的医疗保险机构的结构、所有权及管理（即医疗服务的资金来源）；

• 生产和配送医疗服务的医疗基础设施的结构、所有权及管理。

表 5.1 列示了上述两方面特征的不同组合，各发达经济体的医疗体系都可以在表中找到对应的组合。一国的医疗保障体系究竟采用哪种组合，主要取决于该国想要在其医疗保障体系中体现的社会分配伦理。当然，社会分配伦理主要体现在医疗保险方面。总体而言，医疗保险市场越分割、越缺乏监管，医疗保障体系就会越不平等，医疗保

障体系中的层级就会越多。

正如我们之前所讨论的那样，在医疗市场上，支付方越分散，其相对于供给方的力量就越薄弱，医疗保障体系的行政成本就越高。美国的实践支持了我们的观点。商业圆桌会议（Business Roundtable，2009b）在深入分析了美国的医疗支出与收益后指出，"根据一种新的衡量美国医疗保障体系价值（成本和表现）的百分制方法，美国的表现要比加拿大、日本、德国、英国和法国（即 G5）等主要经济体落后 23 分，比巴西、印度和中国等新兴市场国家落后 45 分"（第 2 页）。

表 5.1　医疗保障体系分类

医疗服务配送体系的所有权	资金来源与医疗保险				
	社会保险（基于支付能力）		私人保险（基于精算）		没有医疗保险
	单一医疗保险机构	多元化医疗保险机构	非营利性医疗保险机构	营利性医疗保险机构	自付
政府	A	D	G	J	M
私人非营利性组织	B	E	H	K	N
私人营利性组织	C	F	I	L	O

纯粹的社会化医疗保障体系（情形A）

最纯粹的社会化医疗保障体系完全由政府出资并管理，即表 5.1 中的情形 A。英国国民医疗服务体系给予住院病人的待遇、中国香港医院管理局、大多数斯堪的纳维亚国家的医疗保障体系以及规模庞大的美国退伍军人医疗保障体系均属此类。

从表面上看，美国人在不屑于"社会化医疗"的同时，却为他们最钦佩的退伍军人提供了最纯粹的社会化医疗制度，这似乎是一个巨大的悖论。但事实上，退伍军人医疗保障体系因其在电子信息系统的智能化应用以及质量控制方面的优势被广泛认为是美国最先进的医疗保障体系。兰德公司（Rand Corporation）的一项研究表明，与美国其他医疗保障体系相比，退伍军人医疗保障体系为患者提供的医疗服务质量更高（Asch and others，2004）。退伍军人医疗保障体系服务质量的显著改善发生在 20 世纪 90 年代。克林顿政府当时制订的医疗保障改革计划（该计划并未付诸实施）显示，政府有意将经营不善的退伍军人医疗保障体系交给私人医疗机构，以期通过私人医疗机构之间的竞争提升服务质量。

美国退伍军人医疗保障体系的成功经验有两点值得那些医疗保障体系由政府运营的新兴经济体借鉴。一是如果医疗保障体系的管理者得到足够的激励，由政府运营的医疗保障体系也可以提供一流的医疗服务。二是当由政府运营的医疗保障体系受到来自其他医疗保障体系的竞争压力时（类似退伍军人医疗保障体系在 20 世纪 90 年代的情形），医疗保障体系的管理者最有动力提高服务质量。因此，医疗政策应当在不破坏医疗保障体系的社会分配伦理的情况下，尽量使医疗保障体系感受到竞争的压力。

社会化医疗保障体系的其他形式（情形ABC组合或情形DEF组合）

社会化医疗保障体系可以通过不同的方式来定义。本章将具有以下特征的医疗保障体系视为社会化医疗保障体系：个人或家庭基于支付能力（例如工资或全部收入）缴纳医疗保险保费，缴费标准与个人的健康状况无关。

从这一严格的定义可以看出，医疗保险保费与年龄和性别因素无关。

实行社会化医疗保障体系的国家和地区很多。其中，加拿大的医疗保障体系由政府运营，只有一家医疗保险机构；其他国家则允许存在多元化医疗保险机构，但会对私人非营利性医疗保险机构和私人营利性医疗保险机构施行较为严格的监管，要求其遵循共同的社会分配伦理、执行统一的收费标准和保险条款、建立覆盖全部人口的风险池。这就是所谓的俾斯麦模式，德国法定医疗保险和瑞士的医疗保障体系是这一模式的典型代表，其中瑞士建立了覆盖所在地区全部人口的风险池（Busse，2010；Cheng，2012a）。

这种医疗保障体系与中国香港医院管理局和美国退伍军人医疗保障体系等纯粹的社会化医疗保障体系的不同之处在于，医疗服务的配送不掌握在政府手中，而是由各种非政府组织管控。这些非政府组织包括私人营利性医疗机构（例如医院、诊所、私人医生及药房）、社区机构、宗教机构以及政府所有的公共机构。其中，由政府所有的公共机构在保险条款和医疗费用报销标准相同的条件下，通过其他方面的竞争吸引投保人加入。

加拿大也实行社会化的医疗保障体系，也只有一家医疗保险机构（情形 ABC 组合）。加拿大的医疗保险由各省级政府在联邦政府的指导下分别经营，各省的医疗服务配送体系均实现了多元化，但也以私人部门为主。

德国的法定医疗保险（SHI）是非营利性的，有多家医疗保险机构，即情形 DEF 组合。此外，德国还有几百个产生于 19 世纪后期劳工运动时期的非营利性的、非政府背景的"医疗保险基金（sickness funds）"。这些医疗保险基金在非常严格的监管框架下运营，该监管框架始于 19 世纪 80 年代奥托·冯·俾斯麦（Otto von Bismarck）任德国总理时期，在过去一个世纪中数次修订。同样，德国的医疗配送体系也是多元化的，营利性医院与非营利性医院在收费项目和收费标准相同的情况下展开竞争。

最后，再看一看美国的情况。在美国，专门针对老年人的医疗保险计划和专门针对穷人的医疗救助计划均由政府运营，经费来自各种税收，旨在为被保险人提供就医资金和风险共担机制。这两项计划均将医疗保险的销售、索赔及成本控制外包给了私营营利性和非营利性保险机构，各私人医疗保险机构在让渡给政府保费及医疗服务配送质量等方面展开竞争。如果有国家对将社会医疗保险与由私人非营利性和营利性机构管理的管理式医疗相结合的模式感兴趣的话，可以浏览美国医疗保险和儿童健康保险计划（CHIP）支付和加入委员会的网站。[11] 该委员会成立于 2010 年，成员包括医疗机构、私人管理式医疗公司以及政策分析人士等利益相关方，主要职能是向美国国会与州政府就医疗保险计划及美国医疗保险和儿童健康保险计划提供建议。这两项医疗保险计划的目的是为低收入的成人和儿童提供就医保障，经费来自税收。这两项医疗保险计划由州政府管理，并由联邦政府承担大部分费用（平均 60% 以上）。因此，这两项医疗保险计划是纯粹的社会化社会保障。

此外，70% 已经参与这两项公共医疗保险计划的被保险人还参加了私人非营利性或营利性管理式医疗计划。为了与州政府签订合同，这些私人管理式医疗公司在成本与服务质量等方面展开竞争。[12]

私人管理式医疗公司与州政府签订合同后，该公司会就收费标准等事项与医疗机构进行磋商，并借此建立起医生、医院、药店、护理院、家庭医疗机构及其他服务提供机构之间的网络。大部分州的州政府对私人医疗保险计划制定了严格的质量标准。

州政府与私人管理式医疗公司签约有两方面的好处：一是管理式医疗公司为了能够与州政府签约，会报出最优的竞争性报价；二是合约签订后，私人管理式医疗公司还在事实上承担了所有未被医疗保险计划覆盖的医疗服务的财务风险。这样，州政府在每个财年年初就能够准确地做出上述两项医疗保险计划的预算。否则，如果这些医疗保险计划由州政府直接管理，州政府将面临不确定的财务支出。出于激励医疗机构扩大服务规模的考虑，这些医疗保险计划对医疗机构是按服务付费的。

在这方面，读者可以参阅美国医疗补助计划和美国医疗保险和儿童健康保险计划支付和加入委员会2011年6月向美国国会做的报告。这份报告详细介绍了美国各州的具体做法。读者还可以进一步跟踪该委员的后续工作和相关报告。[13]

综上所述，情形DEF组合代表的医疗保障体系是将社会化医疗保险在筹集资金和风险共担方面的功能与私人部门在医疗服务生产、配送和销售方面的竞争机制有机结合在一起的医疗保障体系。

监管不足的私人医疗保障体系（情形GHI组合或情形JKL组合）

需要指出的是，"监管不足"并不意味着医疗保险机构不受任何监管，只是对其实施的监管不足以建立一个平等的医疗保障体系。例如，医疗保险机构经常会根据投保人的风险等级（健康状况）进行分类，并根据健康状况的不同向投保人收取标准不等的保费。

世界上几乎没有一家私人医疗保险机构可以完全不受政府的监管，即使在美国也是如此。美国的私人医疗保险机构在会计和清偿能力（准备金要求）方面往往受到严格的政府监管。在美国的一些州，私人医疗保险机构的保险覆盖范围、保费结构以及投保条件都有可能受到政府监管。例如，州政府可能会要求私人医疗保险机构执行"社区费率"[14]，即向所有顾客收取相同的保费，保费标准与投保人年龄和健康状况无关。

如果按照"社区费率"向个人收取保费，并且允许个人自由选择是否购买医疗保险，那么，"社区费率"将使健康状况相对较好的个人放弃购买医疗保险。一段时间以后，在执行"社区费率"的地区，健康状况相对较差的参保人的比例将增加，保费会因此快速上涨，参保人不断减少最终将导致保险计划破产。精算师把这一现象称作保险死亡漩涡（Monheit and others，2004）。

在实践中，只有在强制要求个人至少要购买最基本的医疗保险的条件下，医疗保险按"社区费率"确定保费才是可行的。德国和瑞士在执行"社区费率"时，就有这一强制性要求。

患者自付费用的医疗保障体系（情形MNO组合）

一般而言，一国人均收入水平越高，由患者个人自付（OOP）的医疗费用占医疗总支出的比例就越低。在一些低收入国家，患者自付费用占医疗总支出的比例高达80%—90%。显然，患者自付费用比例高的国家无法在全体国民中平等或基本平等地分配医疗资源。

经合组织的数据显示，2009年，韩国、日本、德国、加拿大和美国的患者自付费用比例分别为36.3%、16.0%、12.5%、15.4%和13.3%。其中，美国人均医疗支出金额（以国际购买力平价计算，

2009 年为 7,960 美元）几乎是加拿大和大多数欧洲国家的两倍（欧洲国家中，只有瑞士的人均医疗支出略高，约为美国的 64%[15]）。而且，美国大约有 5,000 万人没有任何医疗保险（而另一些人却享受着非常全面的医疗保险）。

根据最新的估计，中国台湾的患者自付费用比例为 37%（Cheng，2009）。但由于中国台湾并非经合组织成员，其计算患者自付费用的口径比经合组织国家卫生账户（National Health Accounts）更宽，还包括了尿布、婴儿配方奶粉及草药等项目。因此，中国台湾对外公布的患者自付费用很可能会高于经合组织的口径，直接将其与经合组织国家进行比较具有一定的误导性。

当前，在美国政策制定者、政策分析人士及管理咨询公司中，正在流行"消费者导向型卫生保健（CDHC）"。美国式消费者导向型卫生保健的起付标准较高（2,000—10,000 美元），家庭年医疗支出超过起付标准的部分才能享受保险保障，起付标准以内的部分需要家庭自付。不幸的是，在美国的大部分地区，消费者（即前面所称的"患者"）对各医疗机构的收费标准与服务质量一无所知。这主要是因为，美国的医疗保障体系中广泛存在价格歧视现象，加上收费项目繁多，消费者很难比较不同医疗机构的收费情况。

在消费者导向型卫生保健计划中，个人、家庭或其雇主每年向健康储蓄账户（HSA）（该账户类似新加坡或中国的医疗储蓄账户）中存入一定金额，以帮助投保的个人和家庭支付起付标准以内的自付费用。美国政府对存入该账户的金额给予免税待遇。对于边际税率为 45% 的高收入家庭，这一政策意味着在该账户中每存入 1,000 美元可以节省 450 美元税金；对于边际税率为 10% 的低收入家庭，在该账户中存入 1,000 美元能节省 100 美元的税金。

消费者导向型卫生保健的目标是使患者更清楚地知晓医疗支出情况。这有助于减少因接受不必要的医疗服务而造成的医疗资源浪费，从而降低医疗支出增速。此外，该计划的支持者还经常会提到的另外一个目标是，由患者自己决定是否接受以及接受什么样的医疗服务，这一计划也因此被称为"消费者导向型卫生保健"。虽然该计划有一个如此动听的名称，但只要患者不清楚各医院和各医生的实际收费情况，该计划在实际运营中就仍然会存在很多问题。

我们应当认识到，消费者导向型卫生保健还会影响社会分配伦理。对于高收入家庭而言，即使起付标准高达 5,000—10,000 美元也不会改变其医疗行为。这些家庭仍会随心所欲地使用医疗服务，因为这部分自付费用在其支出预算中的占比并不高。相反，对于饭店服务生或出租车司机而言，起付标准的提高将使家庭预算负担大大增加，可能会导致这部分人群错失疾病的早期治疗。事实上，消费者导向型卫生保健的支持者是把医疗紧缩与自我约束的重担压在了低收入人群身上。此外，消费者导向型卫生保健还要求慢性病患者也每年都自己承担起付标准以内的医疗费用，但健康人群是没有这部分支出的。

毫无疑问，高起付标准的医疗保险是根据收入水平配置医疗服务的。在选择这种医疗制度前，政府必须清楚地认识到这一点。当然，消费者导向型卫生保健有可能在经过一定的修正后使配置结果更加公平。例如，可以根据家庭年收入确定不同的起付标准，即家庭收入水平越高，起付标准也越高；为慢性病患者提供更高的政府补助。

复合型医疗保障体系：美国

很少有国家的医疗保障体系是单一的。大多数国家的医疗保障体系是上述两种或多种医疗保障体系的组合。其中，美国的医疗保障体系最为复杂，其医疗保障子体系几乎涵盖了表 5.1 中的全部类型，各子体系都只为特定的人群服务。

需要注意的是，美国退伍军人享受的是纯粹的社会化医疗保障，这常常遭到美国政客的口诛笔伐。美国为老年人提供的医疗保险和为穷人提供的医疗救助均由政府运营，保险机构也是单一的，只是在近些年才将销售、索赔、成本控制和质量保证等职能外包给商业保险机构。

美国大多数雇员参加的是"私人社会化医疗保险"，即医疗保险的保费由雇主和雇员共同缴纳，其中，雇主缴纳的保费按照公司雇员整体的健康状况确定（群体经验费率），雇员自己缴纳的保费与年龄和健康状况无关，但与家庭规模大小有关。在这种医疗保险下，雇员的医疗保险与雇佣状况有关，更换工作可能会丧失相关保障。

对于 65 周岁以下的美国人，如果雇佣合同未提供医疗保险，他们还可以购买私人商业医疗保险。当然，私人商业医疗保险的保费通常比较贵，而且保费是根据投保人的年龄、性别、健康状况确定的（医疗包销）。在美国，还有大约 5,000 万人没有任何医疗保险，这些人通常无法及时得到初级和二级医疗服务，但根据美国国会 1986 年通过的《急诊医疗和活跃产程法案》，当这些人的健康状况处于"紧急医疗状况"时，他们可以在医院得到三级医疗服务。由于这些患者根本没有与医院讨价还价的能力，医院往往会在事后向其收取高昂的住院费用。不过，如果患者没有能力支付这些费用，医院会在催收公司催收或法院催收无效的情况下，将这些医疗费用列为坏账。

从某种意义上讲，在联邦法律的保护下，没有医疗保险的人群得到了强制由医院提供的非正式的灾害性医疗保障体系的保护，可以免除因罹患重病产生的高昂医疗费用。但从另一个角度看，如果没有医疗保险的人群无力向医院支付账单，医院就只能从其他参保患者那里得到补偿。

尽管美国不同地区的医疗条件参差不齐，但从整体上看，美国的临床医疗条件毫无疑问是全世界最好的（Squires，2011）。但美国的医疗保障体系在 20 世纪的发展是自发性的，很少得到政府的指导和监管。

诚然，我们不会向任何正在选择医疗保障体系的国家推荐像美国这样复杂的模式。如前所述，美国医疗保障体系的运行成本很高，以至于不得不挤占政府预算中的其他项目，并将许多美国家庭推向破产的边缘。正如美国管理和预算办公室前主任彼得·奥斯泽格（Peter Orszag）在 2011 年的一篇文章中所写的那样，"医疗保障体系拯救了美国，也击垮了美国"。医疗保障体系成本高、增长快是美国最严重的经济问题之一，已经威胁到美国的财政稳定和经济增长。

美国的医疗保障体系过于复杂，并因此而非常混乱，这增加了美国医疗保障改革的难度，因为没有人能够理解这个体系是如何运行的，也没有人知道该体系的运行总成本及个人需要负担的成本究竟有多大。

截至目前，仍有数以百万计的美国人因没有医疗保险而焦虑不安。最近，美国通过了《平价医疗法案》，这份医疗保障改革法案计划在自 2014 年起的 10 年内为美国未参保的 5,000 万人（美国总人口为

3.1 亿）中的一半提供医疗保险。

如果没有政府干预，任何纯粹市场化的商业医疗保障体系都有可能重蹈美国的覆辙。

社会公众对医疗保障体系的满意度

从政策制定者的角度看，其政策目标并不局限于改善全体民众的健康状况、使家庭免受疾病带来的财务风险，他们还希望建立一个社会公众普遍满意的医疗保障体系。

例如，诸多调查显示，尽管中国台湾的医疗保障体系仍然存在一些不足之处，但其民众对医疗保障体系的满意度较高（Cheng，2009）。相反，美国民众经常表现出对其医疗保障体系的不满。[16] 罗伯特·J. 布伦登、米纳赫· 金和约翰·M. 本森（Robert J. Blendon，Minah Kim，and John M. Benson，2001）指出，20 世纪 90 年代中期的一项调查显示，在许多医疗保障体系由政府运营或监管的欧洲国家，社会公众对医疗保障体系较为满意；"对当前的医疗保障体系满意"的美国人、加拿大人、法国人和德国人分别占各自总人口的40%、46%、65% 和 58%；在医疗保障体系由政府运营的丹麦，民众的满意度高达 91%。该项调查给人的总体印象是，一国医疗保障体系的市场化程度越高，为社会公众提供的医疗保险选择越多，人均医疗成本就越高（经人均国内生产总值调整也是如此），但社会公众对医疗保障体系的满意度并不会同比例上升（Squires，2011）。

是否存在"最好"的医疗保障体系？

我们自然会思考这样一个问题，是否存在最好的医疗保障体系？是否可以列出各种医疗保障体系的排行榜？由于医疗保障体系涉及临床、社会经济及伦理道德等多方面的内容，医疗保障体系排行榜需要综合考虑各种因素。虽然我们怀疑不同的医疗保障体系可能无法比出高下，但已经有机构试着列出了医疗保障体系排行榜。表5.2为由英联邦基金会（Commonwealth Fund）列出的医疗保障体系排行榜（Davis，Schoen，and Stremikis，2010）。该表对医疗保障体系进行了多维度比较，表中各行的数字代表了各国的医疗保障体系在该维度上的排名。〔例如，根据"总体排行（2010）"标准，荷兰的医疗保障体系最好，排名第一，美国的医疗保障体系最差，排名第七。〕

毋庸置疑，这种排行榜既有一定的客观性，也有一定的主观性，排行榜也因此而颇具争议。支持市场化医疗保障体系的美国健康经济学家比较保守，他们并不赞同这样的排行，表中其他国家的医疗专家也不赞同这样的排行。

我们在前面还提到过另外一种评估各国医疗保障体系的方法。为了评估相对于其他国家而言，美国的医疗支出是否物有所值，由美国各大公司CEO组成的美国商业圆桌会议曾进行过一项调查（Business Roundtable，2009a）。该调查在美国十多位知名医疗经济学家和医疗专家的指导下进行，得到的结论如下：

> 调查在19个反映医疗保障体系支出和运营情况的指标的基础上，加权计算得到各国医疗保障体系的评分，满分100分。从评分结果看，美国医疗保障体系的得分比加拿大、日本、德国、英国和法国等五大主要经济体（"G5集团"）低23分，比巴西、印度和中国三个新兴经济体（"BIC集团"）低46分。

表 5.2　英联邦基金会对医疗保障体系的排序

总体排序	澳大利亚	加拿大	德国	荷兰	新西兰	英国	美国
	3	6	4	1	5	2	7
医疗服务质量	4	7	5	2	1	3	6
有效性	2	7	6	3	5	1	4
安全性	6	5	3	1	4	2	7
协调性	4	5	7	2	1	3	6
以患者为中心	2	5	3	6	1	7	4
可得性	6.5	5	3	1	4	2	6.5
成本相关性	6	3.5	3.5	2	5	1	7
时效性	6	7	2	1	3	4	5
效率	2	6	5	3	4	1	7
公平性	4	5	3	1	6	2	7
长期、健康、充实的生活	1	2	3	4	5	6	7
2007年人均医疗支出	$3,357	$3,895	$3,588	$3,837	$2,454	$2,992	$7,290

资料来源：2007 年英联邦基金会公众国际健康政策调查（International Health Policy Survey）；2008 年英联邦基金会公众国际健康政策调查中对生病成年人的调查；2009 年英联邦基金会公众国际健康政策调查中对初级诊疗医生的调查；英联邦基金会高效医疗保障体系国家记分卡分会（Commonwealth Fund Commission on a High Performance Health Systems National Scorecard）；2009 年经合组织国家卫生数据库。

注：医疗支出数据是以购买力平价计算的美元价格（荷兰的数据是估计值）。

最后，科林·普里查德和马克·华莱士（Colin Pritchard and Mark S. Wallace，2011）比较了美国、英国以及另外 17 个西方国家在降低死亡率方面的成本有效性。他们认为，"在样本期内，如果以经济投入与医疗产出之比衡量成本有效性，美国的医疗保障体系在降低死亡率方面是成本有效性最差的国家之一，而英国则是成本有效性最高的国家之一"。当然，健康状况和死亡率既受医疗保障体系的影响，也受许多其他社会经济和文化因素的影响。

以下是我们的建议。首先，对于那些打算建立医疗保障体系的发展中国家或新兴经济体，与其依赖这种有争议的排行榜，倒不如认真思考本国医疗保障体系应该体现的社会伦理，以及本国可能将国内生产总值中的多少用于医疗事业。其次，政策分析人士在详细研究一国的医疗保障体系前应当认识到，那些知名的、完善的医疗保障体系都是与该国的具体国情相适应的。最后，在借鉴国外经验的基础上，政策分析人士设计医疗保障体系时，应当与本国的文化特征、社会伦理以及财政预算相适应。

结论

我们对各国医疗保障体系以及相关文献的研究可以得出以下结论：

*自由竞争的市场机制在一国医疗保障体系中如何发挥作用，取决于在该国文化中占主导地位的社会伦理的取向。*社会伦理决定了医疗保障体系的特定职能是否可以由市场机制实现。

事实上，大多数国家和地区进行医疗保障改革前都会再次明确其社会伦理。欧洲的医疗政策和医疗保障体系大都体现了社会团结原则。加拿大定期重申其社会团结原则，并将该原则贯彻至整个医疗保障体系。[17] 中国台湾的医疗保障体系受到其地区宪制性规定相关条款的保护。[18] 这些国家和地区的医疗保障体系结构与医疗政策都反映了特定的社会伦理。

与之形成鲜明对比的是，美国居民及其选出的代表从未就其医疗保障体系的社会伦理达成过共识，美国的医疗保障改革也因此而举步维艰。明确医疗保障体系的社会伦理，是建立国民满意的医疗保障体系的前提。这一点对于医疗政策的制定也至关重要。

如果一个国家希望根据价格和居民的支付能力配置医疗服务，就可以将医疗保障体系的大部分职能交给市场完成。 在保证向居民提供最低水平供给的基础上，包括食品和住房在内的生活必需品是可以根据价格和居民的支付能力配置的。类似地，一国可以将医疗保障体系的大部分职能交由市场来完成，政府仅需进行必要的监管、确保市场运行公平有效即可。

在这种医疗保障体系中，需要将基本医疗服务配置给低收入人群，相关资金由公共或私人医疗机构（例如公立医院和社区诊所）在其预算中予以安排。但这容易使医疗体系分割为两个或多个子体系，例如印度（Anand，2011）。

如果一个国家希望建立一个基本平等的医疗保障体系，政府毫无疑问要承担部分医疗保障体系职能，尤其是为医疗保障体系筹集资金以及建立风险共担的风险池等。 同时，政府还必须加强监管。荷兰、德国和瑞士的医疗保障体系可以归为此类。最近，荷兰的私人医疗保险机构被要求在政府监管下开展竞争。荷兰的医疗保障改革为此类医疗保障体系的发展指明了方向。

　　*在一个既包括公共部门又包括私人部门的医疗服务配送体系中，通过由官方运营的医疗保险将体现社会合作原则的社会分配伦理植入其中是可行的。*在这种混合型医疗服务配送体系中，营利性医院、诊所和护理院等提供医疗服务的机构在向患者提供医疗服务时必须按照相同收费项目和价格收费，即执行相同的收费标准。美国专门针对老年人的医疗保险计划和专门针对穷人的医疗救助计划，以及中国台湾覆盖地区全部人口的医疗保障体系都属于这种医疗保障体系，而且医疗保险机构单一。

　　*在社会合作原则下，私人医疗保险仍然可以有效运行，但无法动员家庭参加医疗保险。*在社会合作原则下，私人医疗保险无法有效动员家庭参加医疗保险（保费通常基于收入水平确定）和建立风险共担的风险池，但可以通过签订竞争性合约有效履行采购、索赔处理、质量管理和成本控制等职能。

　　这是一种"有规制竞争"，即私人保险机构借以履行上述职能的竞争性合约受到政府的严格监管，并附带种种性能指标（Reinhardt，2011）。美国的医疗保险计划和医疗救助计划采用的就是这种形式。此外，瑞士和荷兰的医疗保障体系也在一定程度上采用了这种形式。这种医疗保障体系的人均医疗支出高于完全由政府运营的医疗保障体系或由政府运营的单一医疗保险，但灵活性也更高，并且更鼓励创新。

　　*平心而论，我们不鼓励其他国家效仿美国的医疗保障体系。*美国的医疗保障体系由多个子系统组成，复杂得像个庞大的迷宫，不同子系统的医疗服务配送、成本和质量控制各异。虽然其他国家可以从中学到不少经验，但我们并不建议其他国家效仿美国那种多子系统的医

疗保障体系。因为，美国的医疗保障体系在筹资和保护家庭免于因病陷入经济困境等方面过于复杂和低效。

综上所述，我们认为，即使在社会合作原则下，私人部门也仍有可能发挥积极作用，只要对私人部门加以监管，并以合适的方式激励他们在该国医疗保障体系的社会伦理约束下运行即可。

参考文献

Anand, G., 2011, "India's Public Health Crisis: The Government Responds, " *Wall Street Journal*, July 30.

Arrow, K. J., 1963, "Uncertainty and the Welfare Economics of Medical Care, " *American Economic Review*, Vol. 53, No. 5, pp. 942-73.

Asch, S., E. McGlynn, M. Hogan, R.Hayward, P. Shekelle, L. Rubenstein, J. Keesey, J. Adams, and E.Kerr, 2004, "Comparison of Quality of Care for Patients in the Veteran Health Administration and Patients in a National Sample," *Annals of Internal Medicine*, Vol. 14, No. 12, pp. 938-45.

Blendon, R.J., M. Kim, and J. M. Benson, 2001, "The Public versus the World Health Organization on Health Systems Performance," *Health Affairs*, May/June, pp. 10-20.

Business Roundtable, 2009a, *Tracking the Contribution of U.S. Health Care to the Global Competitiveness of American Employers and Workers: 2009 Business Roundtable Health Care Value Comparability Study*. Available at http://businessroundtable. org/ studies-and-reports/health-care-value-comparability-study-full-report/.

——2009b, "The Business Round Table Health Care Value Index Executive Summary." Available at http://businessroundtable.org/uploads/studies-reports/downloads/The_ Business Roundtable_Health_Care_Value_Index_Executive_Summary.pdf.

Busse, R., 2010, "The German Health Care System, " in *International Profiles of Health Care Systems*, pp. 28-31 (New York: The Commonwealth Fund).

Cheng, T. M., 2003, "Taiwan's New National Health Insurance Program: Genesis and Experience So Far," *Health Affairs*, Vol. 22, No. 3, pp. 61-76.

——, 2009, "Lessons from Taiwan's Universal National Health Insurance: A Conversation with Taiwan's Health Minister Ching-Chuan Yeh," *Health Affairs*, Vol. 28, No. 4, pp. 1035-44.

——, 2010a, "Understanding the 'Swiss Watch' Function of Switzerland's Health System," *Health Affairs*, Vol. 29. No. 8, pp. 1442-51. Available at http://content. healthaffairs.org/content/29/8/1442.full.pdflhtml? sid5c083dca2-0cc3-4940-804b-3ab8a190e678.

——, 2010b, "Taiwan's National Health Insurance System: High Value for the Dollar," in *Six Countries, Six Reform Models: The Healthcare Reform Experience of Israel, The Netherlands, New Zealand, Singapore, Switzerland and Taiwan*, ed. by K. G. Okma and L. Crivelli (Singapore: World Scientific Publishing).

Commonwealth Fund, 2011, "The U. S. Health System in Perspective: A Comparison of Twelve Industrialized Nations" (New York). Available at http://www. commonwealthfund.org/Content/Publications/Issue-Briefs/2011/Jul/US-Health-System-in-Perspective.aspx.

Cooper, Z., S. Gibbons, and A. McGuire, 2011, "Does Hospital Competition Save Lives ? Evidence from the English NHS Patient Choice Reforms, " *Economic Journal*, Vol. 121. pp. F228-60.

Dartmouth Institute for Health Policy and Clinical Practice, *The Dartmouth Atlas of Health Care*. Available at http://www.dartmouthatlas.org/.

Davis, K., C. Schoen, and K. Stremikis, 2010, *Mirror, Mirror on the Wall: How Performance of the U. S. Health System Compares Internationally* (New York: Commonwealth Fund). Available at http://www.commonwealthfund.org/Publications/Fund-Reports/2010/Jun/Mirror-Mirror-Update.aspx.

Folland, S.,A.C. Goodman, and M. Stano, 2010, *The Economics of Health and Health Care,* 6th ed. (Englewood Cliffs, NJ: Prentice Hall).

Fox News. com, 2004, "U. S. Trails Others in Health Care Satisfaction," October 29. Available at http://www.foxnews.com/story/0, 2933, 136990, 00.html.

Gemeinsamer Bundesausschuss, 2007, *The German Health Care System and the Federal Joint Committee*. Powerpoint Presentation, September. Available at http://www.g-ba. de/downloads/17-98-2449/2007-10-08-General_Presentation_G - BA.pdf.

Katz, M. L., and H. S. Rosen, 1990, *Microeconomics* (Homewood,IL:Irwin).

Leu, R., R. Rutten, W. Brouwer, P. Matter, and C. Rütschi, 2009, "The Swiss and Dutch Health Insurance Systems: Universal Coverage and Regulated Competitive Insurance Markets" (New York: The Commonwealth Fund). Available at http:// www.commonwealthfund.org/~1 media/Files/Publications/Fund%20Report/2009/ Jan/The%20Swiss%20and%20Dutch%20Health%20Insurance%20Systems%20%20 Universal%20Coverage%20and%20Regulated%20Competitive%20Insurance/Leu_ swissdutchhltinssystems_1220%20pdf.pdf.

Monheit, A. C., J. C. Cantor, M. Koller, and K. Fox, 2004, "Community Rating and Sustainable Individual Health Insurance Markets: Trends in the New Jersey Individual Health Coverage Program, " *Health Affairs*, Vol. 23. No. 4, pp. 167-75.

New Jersey Commission on Rationalizing Health Care Resources, 2008, *Final Report* (Trenton, NJ). Available at http://www.nj.gov/health/rhc/finalreport/documents/entire_finalreport. pdf., Nord, E., J. Pinto, J. Richardson, P. Menzel, and P. Ubel, 1999, "Incorporating Societal Concerns for Fairness in Numerical Valuations of Health Programmes," *Health Economics*, Vol. 8, pp. 25-39.

Okma, K. G., T. R. Marmor, and J. Oberlander, 2011, "Managed Competition for Medicare? Sobering Lessons from the Netherlands," *New England Journal of Medicine*, Vol. 365, No. 4, pp. 287-89.

Orszag, P., 2011, "How Health Care Can Save or Sink America, " *Foreign Affairs*, Vol. 90, No. 4, pp. 42-56.

Porter, M. E., and E. O. Teisberg, 2006, *Redefining Health Care: Creating Value-Based Competition on Results* (Cambridge, MA:Harvard Business Press).

Pritchard, C., and M.S. Wallace, 2011, "Comparing the USA,UK and 17 Western Countries' Efficiency and Effectiveness in Reducing Mortality, " *Journal of the Royal Society of Medicine*, Short Reports, Vol. 2, pp. 1 - 10.

Reinhardt, U. E., 2001, "Can Efficiency in Health Care Be Left to the Market?" *Journal of Health Policy, Politics and Law*, Vol. 26, No. 5, pp. 967 - 92.

——, 2006, "The Pricing of U. S. Hospital Services: Chaos behind a Veil of Secrecy," *Health Affairs*, Vol. 25, No. 1. pp. 57-69.

——, 2007, "Keeping Health Care Afloat: The United States versus Canada," *Milken Institute Review*, Second Quarter, pp. 36-43.

——, 2010, "Will More Insurers Control Health Spending Better?" *Health Affairs Blog*,July 9. Available at http://healthaffairs.org/blog/2010/07/09/will-more-insurers-control-health-care-costs-better/.

——, 2011, "The Wyden-Ryan Plan: Déjà vu All Over Again, " The New York Times Economix, December 23. Available at http://economix.blogs.nytimes.com/2011/12/23/the-wyden-ryan-plan-deja-vu-all-over-again/.

Roberts, M., W. Hsiao, P. Berman, and M. Reich, 2003, *Getting Health Reform Right: A Guideto Improving Performance and Equity* (Oxford,UK: Oxford University Press).

Romanow, R. J., 2002, *Building on Values: The Future of Health Care in Canada*, Final Report (Saskatoon, Saskatchewan: Commission on the Future of Health Care in

Canada).

Ruger, J. P., 2010, *Health and Social Justice* (Oxford,UK: Oxford University Press).

Squires, D. A., 2011, "The U.S. Health System in Perspective: A Comparison of Twelve Industrialized Nations" (New York: The Commonwealth Fund). Available at http://www.commonwealthfund.org/~/media/Files/Publications/Issue%20Brief/2011/Jul/1532_Squires_US_hlt_sys- comparison_12_nations_intl_brief_v2.pdf.

U. S. Medicaid and CHIP Payment and Access Commission, 2011, "Report to the Congress: The Evolution of Managed Care in Medicaid" (Washington: Government Printing Office). Available at http://docs.google.com/viewer?a=v&pid=sites&srcid=bWFjcGFjLmdvdnxtYWNwYWN8Z3g6NTM4OGNmMTJlNjdkMDZiYw.

第三部分
国际比较研究

第六章 控制公共卫生支出的增长：发达经济体的经验教训

贾斯汀·泰森　柏濑健一郎

毛里西奥·索托　贝内迪克特·克莱门茨

未来 20 年，预计发达经济体的公共卫生支出与国内生产总值之比将平均上升 3 个百分点；未来 40 年，预计将平均上升 6 个百分点。全球金融危机之后，为降低政府债务比率，许多国家都进行了大规模的财政整顿。在这种情况下，公共卫生支出占比的上升无疑增大了这些国家的财政负担（IMF，2010）。作为财政整顿的一部分，进行医疗保障改革，控制公共卫生支出的增长，对稳定与年龄相关的支出与国内生产总值之比而言是必要的。本章在总结发达经济体医疗保障改革经验的基础上，提出了控制公共卫生支出增长的可行策略。

概述

本章运用国别案例研究、事件研究和计量分析等多种方法，考察了能够控制公共卫生支出增长的各种可行政策。[1] 受数据可得性限制、各种改革往往同时进行，以及改革措施的制定受财政支出压力约束等因素影响，辨别单一改革措施的影响较为困难。因此，本章采用了三种互补性的方法：

• 案例研究：分析了 8 个发达经济体成功控制医疗支出的案例。在这 8 个案例中，发达经济体公共卫生支出与国内生产总值之比均持续下降，实际公共卫生支出增速放缓。这 8 个案例涉及的国家和时期分别为：加拿大（20 世纪 70 年代末和 90 年代）、芬兰（20 世纪 90 年代）、德国（2000—2007 年）、意大利（20 世纪 90 年代）、荷兰（20 世纪 80 年代初和 90 年代）、瑞典（20 世纪 80 年代和 90 年代初）、英国（20 世纪 80 年代）和美国（20 世纪 90 年代）（案例研究的详细情况参见第 10 章和第 13 章）。

• 事件研究：重点关注 24 个国家医疗保障改革的影响，评估改革前后公共卫生支出的变化情况。与案例研究不同，事件研究并不局限于那些成功降低了公共卫生支出与国内生产总值之比的改革。未实行医疗保障改革国家的公共卫生支出变动趋势被用作改革效果的比较基础。

• 计量分析：利用经合组织最近编制的医疗保障体系关键指标数据（Joumard，Andre，and Nicq，2010）评估关键指标（例如私人医疗服务提供比例、管制程度、病人选择和预算约束严厉程度）与公共卫生支出增长之间的关系。在此基础上，通过改变一国的关键指标，模拟得出具体改革对公共卫生支出增长率的影响。

改革可以分为对可用资源施加宏观约束、旨在提高效率的微观改革以及需求方改革等三类（见专栏 6.1）。为控制公共卫生支出，许多国家都采取了宏观措施（例如预算上限、对投入和产出的数量管制、对投入和医疗服务价格的管制）。这些措施通常是更广泛的财政整顿方案的一部分。这些改革虽然在实施初期成功地降低了成本，但有时也会导致支出转移到其他不受管制的领域，或产生意想不到的副作用（例如，在重要环节出现排队等候的现象）。为减轻由成本控制带来的压力，许多国家转而实施微观层面的改革，在成本控制的基础上，注重提高效率和提供持续高质量的医疗服务。微观改革措施包括改善医疗保障体系各部门之间的组织安排，通过与医疗机构签订合同明确其可获得补偿的服务和价格，更多依靠市场机制增加医疗服务购买者和患者的选择。就需求方改革而言，最为重要的是提高成本分担比例。

　　计量分析结果表明，许多方案都有效减缓了公共卫生支出的增长。表6.1估计了在其他关键指标保持不变的情况下，任一经合组织关键指标上升一单位对一国附加成本增长的影响。经合组织关键指标的取值从0到6不等，各关键指标的均值为2.6（见附表6.1）。分析结果显示，与平均附加成本增长为1的基准情形相比，提高市场化程度、提高公共部门的管理水平和协调能力、加强预算上限约束，分别可以使附加成本增长降低0.50个、0.30个和0.24个百分点。但另外一些改革措施则无法有效控制公共卫生支出，例如实施价格管制反而会使附加成本增长0.11个百分点。下文将结合案例研究和事件研究的结果，详细介绍具体改革对公共卫生支出的影响。

专栏 6.1　发达经济体医疗保障改革分类

在过去 30 年中，发达经济体实施的医疗保障改革可以分为三类（Oxley and MacFarlan，1995）：

宏观约束

● 预算上限：预算上限直接限制资源流向公共卫生领域，通常表现为规定总体公共卫生支出规模上限，或者规定医院、药店等具体医疗行业的支出规模上限。例如，限制医院的总预算规模，规定对全科医生的医疗补助费用支出上限等。

● 供给约束：供给约束旨在对医疗保障体系的投入和产出进行数量管制。对投入的数量管制包括限制医疗人员教育机构录取人数、界定药品补贴范围、对高科技固定资产设备实行配给制等。规定视力测试和牙科治疗等特定项目不予以报销则属于对产出的数量管制。

● 价格管制：价格管制即对医疗保障体系的投入和产出进行价格管制。例如，对医疗从业人员的工资进行管制，制定药品参考价格，以及对特定治疗项目实施价格管制等。

微观改革

● 公共管理和协调：这类改革通过加强协调、明确责任和义务、改善激励机制、减少人员冗余等措施，优化医疗保障体系内部不同部分之间的组织安排，以达到降低成本的目的。例如，取消管理层、将医疗保障体系的不同功能分别交给不同的机构以及建立守门人制度（即负责管理患者的医疗服务的全科医生，协调安排患者向二级和三级医疗机构转诊，通过减少不必要的医疗服务控制医疗成本）。

● 合同：如何补偿医疗服务提供者是影响公共卫生支出微观效率的最重要因素之一。向医生、医院及其他医疗服务提供者提供补偿的方式很多，其中最常见的三种方式是：（1）薪资或者预算；（2）按情况付费，例如，按人头付费或按诊断相关组付费；（3）按服务付费。

● 市场机制：这类改革通过在医疗领域中不同程度地引入市场机制，

达到改进微观层面效率和控制成本的目的。这类改革主要通过调整供求关系起作用，而不仅仅是供给方。常见的改革措施包括：建立内部市场（例如，全科医生购买由医院提供的服务），将医疗服务的购买与提供分离（促进医疗机构之间的竞争），增加患者的选择（例如，患者既可以选择初级医疗机构，也可以选择医院）。

需求方改革

这类改革的主要目的在于避免对医疗服务的过度消费，例如提高患者负担的医疗成本比例。患者的医疗费用自付率（可采取一次付清或按比例付款等形式）和私人医疗保险机构的税收待遇是与需求方改革有关的两个重要问题。

表 6.1 系统特征与附加成本增长的关系

改革领域和关键指标	关键指标变动一单位对附加成本增长的影响[a]
预算上限	−0.24
其中：	
预算约束：确定医疗预算及其在不同部门和（或）区域之间分配的规则和目标	−0.03
中央政府监督：由中央政府监督做出的重大决策的数目	−0.22
供给约束	−0.06
其中：	
人员和设备管制：对医疗人员、医院高科技设备、医疗活动的数量及分配的管制程度，对医院员工招聘和报酬的管制	−0.05
优先级设定：界定医疗可报销范围，有效利用医疗技术评估，界定公共医疗目标并监控实施情况	−0.01

改革领域和关键指标	关键指标变动一单位对附加成本增长的影响[a]
价格管制	0.11
其中：	
对医疗机构的价格管制：对药品价格与医生和医院的收费标准予以管制	0.05
第三方支付价格管制：对第三方向全科医生和专家支付的费用予以管制，对第三方为医院服务和药品支付的价格予以管制	0.06
公共管理和协调	−0.3
其中：	
守门人制度：强制或立即激励患者首先去全科医生处就诊，并根据全科医生的建议转诊至二级医院	−0.04
地方政府参与：由地方政府决定的重大决策数量	−0.36
授权：由保险机构决定的重大决策数量	0.10
合同	0.09
其中：	
数量激励：支付方式在多大程度上起到了鼓励少使用医疗服务的作用	0.09
市场机制	−0.5
其中：	
选择医疗保险机构：人们选择为其提供基本医疗保险的保险机构的能力	−0.22
保险机构操作空间（levers）：保险机构的竞争力和消费者了解保险机构信息的可能性	−0.17
用户信息：用户了解医疗服务质量和价格信息的可能性	0.11
私人医疗服务的供给：私人医生和医院服务的覆盖程度	−0.14

（续表）

改革领域和关键指标	关键指标变动一单位对附加成本增长的影响[a]
选择医疗机构：选择全科医生、专家和医院的自由程度	–0.08
需求方改革	–0.09
其中：	
非基本险覆盖程度：非基本险覆盖人口比例、由私人保险支付的医疗支出比例、市场集中度	–0.1
对用户的价格信号：患者个人自付比例	0.01

资料来源：Joumard，Andre，and Nicq（2010）；国际货币基金组织工作人员估算。

[a] 经合组织各项关键指标变动一单位对公共卫生支出附加成本增长的影响。经合组织关键指标的取值从 0 到 6 不等。本章在保持其他关键指标不变的情况下，运用回归分析估计了每项改革方案的影响。在实践中，一些改革可能要求对其他关键指标进行反向调整。另外，如果针对医疗保障体系不同方面的改革同时进行，则本章的研究方法无法从中分析各项改革的效果。

医疗保障改革的国际经验

宏观约束

预算上限

预算上限和中央政府监督都能够有效降低公共卫生支出的增长。计量分析结果表明，预算约束指数和中央政府对重大决策（例如医疗预算总额、高成本设备的筹资）的监督指数每提高 1 个单位，附加成本增长将降低 0.25 个百分点。[2]事件研究表明，预算上限有助于控制成本上升。在 13 个国家 19 次实施预算上限时期，公共卫生支出与国内生产总值之比的增长都大幅放缓，而在其他没有实施预算上限的国家，公共卫生支出与国内生产总值之比则继续增长（见图 6.1）。在案例研究考察的八个改革成功的案例中，有六个案例将预算上限作为抑制成本增长的政策之一。在实施大规模财政整顿期间或之前，各国通常会实施预算上限。

当然，即便设定的预算上限有效，这一政策也不是十全十美的。预算上限会限制医疗服务可得性，例如，加拿大、瑞典和英国实行该政策时，非急需手术（elective surgery）的等候时间被延长。预算上限还有可能带来不公平问题，因为富裕家庭通常可以通过购买私人医疗服务免于排队等候。另外，由于预算上限大多是在历史成本的基础上确定的，仅仅依靠预算上限约束不太可能真正提高效率。

预算上限在控制医疗总支出方面最为有效。对一些项目（例如住院支出）实施预算上限约束会导致其他不受预算上限约束的项目支出增加。在荷兰，对住院支出实施预算上限约束的政策效果被随后引入的管理式医疗模式抵消了。在意大利，单独对资本投资实施的预算上限约束也没有起到任何作用。在芬兰，国家财政为市政府提供专门用于医疗保障体系的固定转移支付。在这一做法以及其他约束措施的共同作用下，住院成本得到了有效控制，但药品支出却大幅增长。

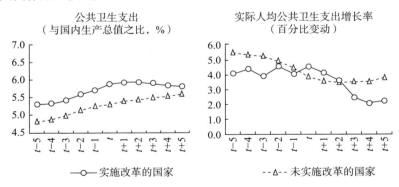

图 6.1　实施预算上限的案例

资料来源：经合组织国家卫生数据库；国际货币基金组织工作人员估算。

供给约束和价格管制

供给约束和价格管制对公共卫生支出增长的影响微弱。计量分析结果显示，限制医疗服务供给（例如，对医疗人员和设备实施管制）只会小幅降低附加成本增长，降幅不到 0.1 个百分点。事件研究也支持这一结果（见图 6.2）。在实践中，为控制成本，通常会同时使用供给约束与预算上限。很多国家都采取过供给约束，例如加拿大关闭或合并医院、减少床位，芬兰减少医院床位，德国将无效的治疗方案从可报销清单中删除、制定可报销药品清单，意大利制定可报销药品清单，以及荷兰将一些治疗方案从可报销清单中删除等。此外，价格管制也是无效的（见下文）。计量分析结果显示，一个国家越是依赖这些措施，附加成本增长就越快。采取价格管制措施的主要是那些公共部门以与私人部门订立合同的方式提供医疗服务的国家。例如，加拿大对医生收费标准实施的管制，德国和荷兰制定了药品参考价。

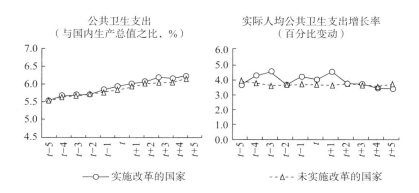

图 6.2　实施供给和价格管制改革的案例

资料来源：经合组织国家卫生数据库；国际货币基金组织工作人员估算。

价格和数量管制的成败取决于供给方在避开或抵消管制方面所采取的措施。例如，如果供给方增加供给量或引导患者使用成本更高的医疗服务，价格管制的作用就会被削弱（Docteur and Oxley, 2003）。案例研究也发现，价格和数量管制措施在不同国家的成效存在差异。在德国，政府对药品价格的管制仅使药品支出短暂下降，从长期看，由于药品公司成功避开了政府的价格管制，药品支出并未下降。与德国不同，荷兰政府通过对药品价格的管制成功地使实际人均药品支出连续 5 年下降。

为控制供给而进行成本收益评估

最近，部分国家试图利用成本收益评估确定应当在公共卫生支出中列支的内容。澳大利亚、芬兰、荷兰、瑞典和英国等国家已经成立了专门的政府机构，负责评估新老技术的成本与收益。美国等另外一些国家还没有决定对公共卫生支出进行成本收益分析。不过，美国正朝着这一方向迈进，2010 年美国医疗保障改革方案已经包括了开展成本收益比较研究的内容。类似地，随着科技的进步，在界定和改善医疗活动"最佳实践"方面付出更多的努力，有助于提高医疗效率、降低医疗成本。此外，这种方法还能激励私人部门开发能够提高单位成本收益或降低成本的技术。

微观改革

加强公共管理和完善合同安排

保持中央政府监督不变，地方政府如果能够更多地参与重大医疗决策，也能降低公共卫生支出的增长。计量分析结果显示，衡量地方政府参与重大医疗决策程度的指数每上升 1 个单位，附加成本增长将下降约 0.30 个百分点。然而，如果中央政府监督有所放松，地方政府参与重大医疗决策的作用就会大打折扣。如果衡量中央政府监督程度的指数下降 1 个单位，地方政府参与重大医疗决策的作用将损失殆尽。这表明，在分权体系下，为控制公共卫生支出的增长，中央政府与地方政府之间的制衡是必要的。一般地，一国医疗保障体系中，地方政府参与决策的程度越高、中央政府监督越宽松（例如加拿大和瑞典），附加成本增长就越低；反之，附加成本增长就越高（例如西班牙）。[3] 加拿大和瑞典的实践表明，在赋予地方政府职能的同时，应当明确与资源上限有关的问责制，只有这样才能成功控制公共卫生支出的增长。

计量分析结果表明，其他公共管理与合同安排改革的成效较为复杂。守门人制度指数的变动对附加成本增长的影响较小，但会导致相关部门制定减少医疗服务的措施（例如降低对按服务收费模式的依赖），以及增加对保险机构的授权，而这些措施将推动附加成本增长。案例研究和事件研究表明，这些改革有助于激励医疗机构提供成本收益更高的医疗服务。从总量上看，公共管理与合同安排改革有助于减缓公共卫生支出增长（见图 6.3）。在许多情况下，这体现为合同安排的创新。

在美国，公共管理与合同安排方面最重要的改革是引入了管理式医疗[4]。管理式医疗控制成本的方式包括要求服务预授权（守门人制度的一种），与愿意接受既定支付安排和考核方式的医疗机构签订合同等。另外，还有许多国家推出了以控制成本、提高效益和医疗服务质量为目标的合同（Docteur and Oxley，2003）。为了控制医疗支出，支付方式已经由传统的按服务付费转向按病种付费，例如，芬兰、德国、意大利和英国基于诊断相关组的付费制度（DRGs）[5]。但如果医疗机构通过增加住院比例增加所提供医疗服务的数量，按诊断相关组付费的效果就大打折扣了。[6] 另外一些国家向医疗机构付费的方式则从按成本付费转向了按前瞻性预算付费。通常，这种前瞻性预算是整体预算控制方案的一部分（例如芬兰和瑞典）。前瞻性预算根据预期需求和平均每位患者或者每个病种的成本设定硬约束，以达到控制医疗支出的目的。

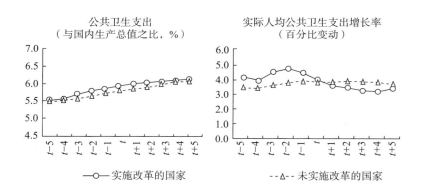

图 6.3 实施公共管理和合同改革的案例

资料来源：经合组织国家卫生数据库；国际货币基金组织工作人员估算。

市场机制

灵活的市场机制也能抑制公共卫生支出的增长。计量分析结果显示，反映医疗机构和保险机构是否可选、医疗服务是否由私人提供、保险机构竞争力等的指数每上升 1 个单位，附加成本增长将降低大约0.5 个百分点。[7] 事件研究也发现，在引入市场机制之后，一些国家公共卫生支出与国内生产总值之比的增速减缓了，与那些没有引入市场机制的国家相比尤其如此（见图 6.4）。

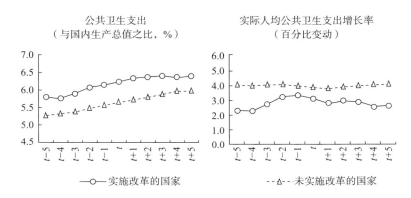

图 6.4 实施市场机制改革的案例

资料来源：经合组织国家卫生数据库；国际货币基金组织工作人员估算。

　　为达到控制成本的目的，在医疗保障改革中引入市场机制必须精心设计。意大利、瑞典和英国将购买和提供医疗服务的职能在政府内部分开，以激励初级医疗机构更积极地承包医疗服务。为了提高医院的快速反应能力和运行效率，英国和瑞典允许医院之间开展更加激烈的竞争，但这两个国家的改革试验结果并不相同。研究发现，对于提供初级医疗服务的英国医生而言，如果他们从英国国家健康体系中的综合医院（竞争性医院）承包了医疗服务，他们在控制成本方面往往较为成功，但疗效很少改善。瑞典刚引入竞争机制和按病种（诊断相关组）付费制度时，人们对医疗服务的需求增加，公共卫生支出上升（Docteur and Oxley，2003）。对此，瑞典降低了按病种付费的费率，并对医疗机构实施惩罚。与此同时，瑞典还要求那些没有为出院病人的继续治疗做好安排（例如没有疗养院）的地方政府尽快落实相关工作，这项措施有效降低了长期在医院而不是疗养院接受医疗服务的患者的数量。

需求方改革

需求方改革也有助于降低公共卫生支出的增长。计量分析结果表明，通过扩大具有补充性和互补性的私人医疗保险，附加成本增长能够降低 0.10 个百分点。虽然共同支付（例如药品）在医疗总支出中的占比并不高，但提高共同支付比例对附加成本增长的影响有好有坏。本章分析了 17 项促进成本分担的改革案例后发现，在实施改革后大约一年以内，降低共同支付比例成功地减缓了公共卫生支出与国内生产总值之比的增长，但一年以后，公共卫生支出与国内生产总值之比会扭转之前的下降势头，重拾升势（见图 6.5）。由于门诊支出所占比重较大（30%），通过降低共同支付比例节约成本的潜力也较大。需求方改革的措施还有很多。例如，像芬兰那样废除对医疗支出的税收减免。这种税式支出的规模可能很大，富裕人群是主要受益者。这一问题在美国也是讨论的热点，因为美国对医疗支出的税收减免与国内生产总值之比高达 2%。再如，在很多国家都实行的对私人医疗保险的税收补贴。不过，由于大多数国家医疗保障体系的资金主要来自公共部门，私人医疗保险机构的税收补贴规模较小。

需求方改革可能引发人们对医疗服务公平性和可得性的担忧。为了使医疗保障改革在政治上被接受，瑞典和芬兰在强化地方政府提供医疗服务义务的同时，允许地方政府在医疗服务成本分担方面拥有更大的自主权。虽然提高患者的分担成本有助于减少道德风险，但也引发了人们对低收入家庭获得医疗服务的公平性和可得性的担忧。对此，可以考虑将成本分担与收入挂钩。类似地，为避免国民健康水平受到负面影响，对一些慢性病的治疗也应被排除在成本分担政策之外（Newhouse and the Insurance Experiment Group，1993；Gruber，

2006；Chernew，Rosen，and Fendrick，2007）。通过以价值为基础的福利设计，政府还可以根据医疗服务或者治疗方案的成本收益，对成本分担进行相应调整（Chernew，Rosen，and Fendrick，2007）。尽管这些改革在财务方面的贡献较小，但如果一个国家能够有针对性地实施这些改革，也能有效降低成本。

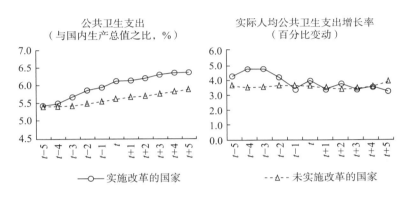

图 6.5　实施需求方改革的案例（病人成本分担）

资料来源：经合组织国家卫生数据库；国际货币基金组织工作人员估算。

其他经验

从长期来看，为控制成本，政府应当根据医疗机构和患者行为的实时数据，持续监控医疗保障改革效果并不断调整相关改革措施。由于人们总是能够很快适应游戏规则，并找到各种方法规避游戏规则，政府只有不断调整甚至重新制定改革措施，才有可能取得医疗保障改革的成功。此外，政府还需要监测改革进展，以确保医疗机构、保险机构和患者对改革措施做出符合政策预期的积极反应。

如果一个国家能够更好地利用医疗信息技术，更严格地遵守临床指南，加强疾病监测，减少用药失误，降低重复服务率，医疗效率就会大大提高（OECD，2009）。然而，由于医疗信息技术的应用在不同发达经济体之间的差异较大，医疗信息技术能够带来的好处还有待开发。

重视预防保健也有助于降低公共卫生支出。国民健康状况不仅取决于公共卫生支出，还取决于个人的收入与行为等其他因素。政府在提倡和引导社会公众改善健康状况方面发挥了十分重要的作用。例如，提醒人们停止吸烟、少饮酒、改善饮食、多锻炼、安全驾驶等。市场机制的作用也不容忽视。例如，将成本分担或者保费与定期体检挂钩，以强化人们的预防保健。

在医疗保障改革期间，发达经济体应当继续维护社会安全网，确保穷人能够获得一篮子的基本医疗服务。一国国民健康状况的离散度越低，该国的整体健康状况就越好（Joumard，Andre，and Nicq，2010）。换言之，改善最弱势群体的健康状况是提高一国整体健康状况的有效方法。因此，有关成本控制的改革方案需要精心设计，开展事中和事后家计调查（means-tested program）有助于尽可能最小化医疗保障改革对贫困人群的不利影响。对于大多数发达经济体来说，基本医疗服务全覆盖已基本实现，医疗保障改革应继续将基本医疗服务全覆盖作为社会安全网的重要支柱。

主要结论

• 有效的医疗保障改革应当综合利用宏观与微观措施，宏观层面的措施旨在控制成本，微观层面的措施旨在提高支出效率。

• 在宏观层面的措施中，预算上限和中央政府监督是降低公共卫生支出增速的有力工具。

- 在微观层面的工具中，强化市场机制对成本控制尤为重要。例如，扩大患者选择医疗保险机构的范围，更多地依靠私人部门提供医疗服务，允许医疗机构之间开展更充分的竞争等。公共管理与合同安排方面的改革是提高医疗支出效率的关键。例如，推广管理式医疗或者实行按病种付费。

- 虽然需求方改革并未得到广泛讨论，但这方面的改革措施也能控制公共卫生支出增长。例如，发展私人医疗保险和提高成本分担比例等。不过，需求方改革容易引发人们对医疗服务的公平性和可得性的担忧。

- 价格管制在控制医疗成本方面并不太成功。价格管制的效果常常会被供给方的规避措施抵消，例如增加医疗服务数量或引导患者选择更高成本的医疗服务。此外，有些公共管理与合同安排改革以及市场机制改革的效果也不明显。尤其是，提高医疗保险机构参与重大决策的程度，披露更多与医疗服务质量和价格有关的信息，鼓励患者减少医疗服务需求，都会导致更高的附加成本增长。不过，这些改革措施有助于提高医疗服务质量。

上述结论有助于我们理解最近几十年以来各国在控制公共卫生支出增长方面的成功经验与失败教训。

- 意大利、日本和瑞典的预算上限和中央政府监督指数高于各国的平均水平，附加成本增长是各国中最低的。加拿大、瑞典和英国的医疗保障改革都取得了成功，宏观政策在实现成本控制目标方面发挥了重要作用。

- 市场机制的引入是德国和日本实现低附加成本增长的重要原

因。在这两个国家，患者选择医疗保险机构和医疗机构的范围以及私人部门提供医疗服务的指数都相对较高。

• 在控制支出增长不太成功的国家，宏观措施和微观措施都有缺位。这些国家的某些医疗保障体系指数较低，还有较大的改善空间。例如，卢森堡和希腊的大多数评估指数都低于各国平均水平，瑞士和美国的预算上限指数较低，葡萄牙和英国的市场机制指数低于各国的平均水平。

进一步改革的影响

医疗保障改革有助于减缓未来 20 年内的公共卫生支出增长。本章的分析重点关注表 6.1 中列出的那些能够有效控制公共卫生支出增长的改革。图 6.6 展示了五类改革对 2030 年公共卫生支出与国内生产总值之比的平均影响，这五类改革是：

• 预算上限——包括预算约束和中央政府监督；

• 公共管理和协调——包括守门人制度和让地方政府更多地参与重大决策；

• 市场机制——包括扩大患者选择医疗保险机构和医疗机构的范围，更多地依靠私人部门提供医疗服务，提高医疗保险机构的竞争力；

• 需求方改革——包括发展私人医疗保险和更多地引入成本分担机制；

• 供给约束——包括加强对医疗从业人员数量的管理和界定医疗保险保障的范围。

图 6.6 计算了各国将各项指数提高至平均水平的综合影响。[8] 结

果表明，市场机制改革非常有效，能使公共卫生支出与国内生产总值之比下降约 0.5 个百分点。[9] 从图 6.6 还可以看出，预算上限也是降低公共卫生支出的有效措施，能使公共卫生支出与国内生产总值之比下降 0.25 个百分点。此外，需求方改革和供给约束分别能使公共卫生支出与国内生产总值之比下降 0.10 个和 0.05 个百分点。这两项改革的效果虽然比其他改革措施弱一点，但对降低公共卫生支出也是有益的。

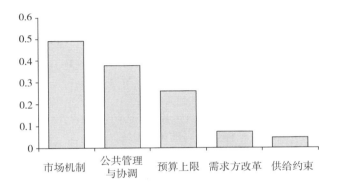

图 6.6 各项改革对公共卫生支出的平均影响，2030 年
（相对于基准情景的降幅，与国内生产总值之比，%）

资料来源：经合组织国家卫生数据库；国际货币基金组织工作人员估算。
注：改革的平均影响为算术平均。

医疗保障改革在节约公共卫生支出方面的效果具有不确定性。同时推进多项改革措施可能并不稳妥，甚至会适得其反。例如，强化中央政府监督可能与让地方政府更多地参与决策相矛盾。图 6.6 中各项改革的影响未必能够加总。另外，还有一些改革具有互补性，单独考察这些改革措施有可能会低估其在节约公共卫生支出方面的效果。

选择何种改革方案，如何恰当地搭配改革措施，取决于一国的经济社会特点及其公共卫生支出的增长前景。上文对改革措施影响的模拟，主要考察了那些医疗保障体系关键指标低于各国平均水平的国家为了将关键指标提高到平均水平，所采取的改革措施对公共卫生支出的影响（见附表6.3）。当然，利用这种方法甄选出的改革方案并不必然适用于所有国家。但是，这种方法提供了一种较为系统的分析方法，可以用于甄选能够有效控制公共卫生支出增长的改革方案。这种方法得出的建议与经合组织近期对医疗保障体系的评估结果基本一致。经合组织采用的是另外一种分析方法，重点关注如何才能更有效地提高医疗保障体系的效率（Joumard，Andre，and Nicq，2010）。与本章重点关注公共部门不同，经合组织既关注公共部门，也关注私人部门。[10]

在对市场机制依赖程度较高的国家中：

• 加拿大、捷克、法国、德国、日本和斯洛伐克的附加成本增长较低。对于这些国家而言，在维持现有医疗保障体系的同时进行增量改革就足以将附加成本增长维持在较低的水平上，但为了抵消人口因素对公共卫生支出的影响，这些国家仍有必要深化改革。在这些国家中，斯洛伐克的效率相对偏低，该国在效率上还有进一步改善的空间。

• 澳大利亚、奥地利、比利时和荷兰的附加成本增长较为温和（0.75—1个百分点）。在一般情况下，这些国家会将宏观层面改革（中央政府监督，加强对医疗从业人员数量和医疗设备数量的控制）与微观层面改革（更多地依靠私人部门提供医疗服务，提供保险保障的范围不仅限于基本医疗的医疗保险）结合起来。为控制公共卫生支出的增长，这些国家可能实施更为严格的预算限制和守门人制度，或提高成本分担比例。

● 希腊、韩国、卢森堡、瑞士和美国的附加成本增长较快，有必要实施进一步改革，尤其是反映效率的关键指标得分偏低的希腊和卢森堡。[11]这五个国家在宏观措施上的得分较低——它们的预算约束不严格，中央政府的监督较少（尤其是韩国和卢森堡），对医疗从业人员和医疗设备的监管不严格，守门人制度缺失。为了控制公共卫生支出的增长，这些国家必须解决上述问题。

在对公共医疗保险机构和公共医疗机构的依赖程度较高的国家中：

● 丹麦、爱尔兰、意大利和瑞典的附加成本增长较低。丹麦和爱尔兰可以通过提高效率，降低附加成本增长。丹麦还可以考虑设置预算上限，以降低公共卫生支出的增速。意大利和瑞典的效率较高且附加成本增长较低，可以进一步理顺医疗保障体系各目标的顺序（例如，加强对公共医疗保障目标的监控和改进公共医疗机构的治疗方案）。

● 挪威和西班牙的公共卫生支出温和增长，附加成本增长分别为0.6个和0.7个百分点。为控制未来的公共卫生支出增长，这两个国家需要加强宏观约束（例如加强中央政府监督），发展保险保障范围不仅限于基本医疗的医疗保险（挪威），进一步理顺医疗保障体系各目标的顺序（西班牙）。

● 冰岛、芬兰、新西兰、葡萄牙和英国的附加成本增长最高，均超过1个百分点。这些国家应当加强对医疗从业人员和医疗设备的供给约束。此外，这些国家还可以鼓励私人医疗保险机构将保险保障范围

扩大到基本医疗保险保障范围以外，并扩大患者选择医疗机构的范围
（尤其是芬兰、新西兰和英国）。

上述改革措施均能抑制公共卫生支出的增长，但对部分国家而
言，这些措施可能仍不足以将公共卫生支出与国内生产总值之比维持
在当前的水平上。因此，为了控制公共卫生支出与国内生产总值之比
的增长，这些国家还需要从其他的方面进行财政整顿，例如削减其他
领域的财政支出或进一步增加财政收入等。[12]

• 对部分欧洲发达国家而言，改革即便成功也不足以完全抵消公
共卫生支出的增长，奥地利、葡萄牙、瑞士和英国等公共卫生支出增
长较快的国家尤其如此。

• 美国面临的挑战更为严峻。如果将预算上限指数提高至各
国平均水平，美国的公共卫生支出与国内生产总值之比将下降
约 1 个百分点，而这正是美国本轮医疗保障改革的目标。[13] 还有
一些可以降低公共卫生支出的措施是在前文的计量分析中尚未提
到的。例如，扩展医疗信息技术的应用可以使公共卫生支出与国
内生产总值之比降低 0.2 个百分点（Hillestad and others，2005；
CBO，2008），削减缴纳医疗保险保费可以享受的税收优惠（约
相当于国内生产总值的 2%）也有可能大幅降低公共卫生支出，近
期在这一问题上的提案每年能够使公共卫生支出与国内生产总
值之比再下降 0.5 个百分点。[14] 综合来看，上述改革措施（包括
前文计量分析中模拟的那些改革措施）将使公共卫生支出（包
括税式支出）与国内生产总值之比累计降低约 2 个百分点。据此
计算，公共卫生支出与国内生产总值之比每年还是会增长 3 个百
分点。

本章对医疗保障改革的讨论引出了两个重要问题：一是旨在降低公共卫生支出的改革是否会导致社会公众整体健康水平的下降；二是这些改革是否意味着政府在提供医疗服务方面的角色发生了根本性变化。

成本控制与提供高质量的医疗服务之间的关系因改革的不同而不同。例如，有证据表明，与按服务付费相比，美国20世纪90年代推广的管理式医疗，在降低公共卫生支出的同时，并没有降低社会公众的整体健康水平（Culter，2004）。在英国的全科医生基金持有方案（general practitioner fund-holding scheme）框架下，全科医生为患者提供或购买医疗服务，按照预先确定的收费标准向患者收取固定的费用，并获得由此产生的盈余。这一方案减少了患者的等候时间，但对成本、转诊率、患者满意度和公平性的影响却有好有坏（Brereton and Vasoodaven，2010）。有些研究认为，按诊断相关组付费提高了再住院率（Forgione and others，2004；Busato and von Below，2010），但大多数研究并未发现按诊断相关组付费降低了社会公众的整体健康水平（Or and Hakkinen，2010）。不过，成本分担比例的提高既减少了非必需的医疗服务需求，也减少了必需的医疗服务需求，这导致健康状况较差群体的健康水平进一步恶化（Newhouse and the Insurance Experiment Group，1993；Grunber，2006）。

一般而言，如果公共卫生支出效率低下，即便不增加公共卫生支出，健康状况也存在很大的改善空间。有关公共卫生支出效率的研究表明，提高效率的潜在收益非常大（见第二章和附录2.2）。大多数微观层面的效率改革（例如引入竞争），有助于改善医疗保障体系对患者需求的反应能力和降低附加成本增长。因此，如果改革措施搭配得当，是能够在不降低社会公众整体健康水平的情况下有效控制成本的。对政府而言，由于现有的研究成果较为有限，有必要在实施改革的过程中密切监视成本控制改革对社会公众整体健康水平的影响，并及时对改革措施进行微调。

上述改革对依赖公共部门提供资金来源的医疗服务和产品影响很大。如果控制公共支出增长是财政整顿的主要内容，这些国家就不得不削减公共福利方案中的一些医疗服务和产品（例如牙科服务、专利药品），或者更多地依赖私人部门为医疗保障体系提供资金。对于公共部门在医疗保障体系中占主导地位的国家而言，像其他国家那样更多地依靠成本分担机制有助于解决资金来源不足的问题。

或者，这些国家可以让私人医疗保险发挥更大的作用。例如，私人医疗保险机构可以为那些超出公共医疗保险保障范围的医疗服务提供保险。澳大利亚、加拿大、法国、爱尔兰、意大利、西班牙和英国均采取了这种做法。前面的计量分析结果表明，私人医疗保险占比越大，附加成本增长越低。但是，私人医疗保险市场上往往存在市场失灵现象，例如逆向选择[15]和风险选择[16]。因此，在允许私人医疗保险发挥更大作用的同时，政府需要进行适当管制，以确保人们能够平等、高效地获得医疗服务。例如，不论投保人的健康状况和理赔历史如何，医疗保险机构都应当向其提供保险，并且保费只能根据一定人口特征（例如年龄）浮动，不能因投保人健康状况的不同而不同。此外，监管机构还需要确保私人医疗保险市场是充分竞争的市场。

结论

有效的医疗保障改革需要将宏观措施与微观措施结合起来。其中，宏观措施旨在控制成本，微观措施旨在提高公共卫生支出效率。具体改革方案和各项政策的搭配取决于各国的经济社会特点及其公共卫生支出的增长前景。

医疗保障改革有助于减缓未来 20 年的公共卫生支出增长。本章的测算结果表明，引入市场机制是最有效的改革措施，设定预算上限是控制公共卫生支出增长的重要措施，需求方改革和供给约束对控制公共卫生支出增长也有一定的作用。

本章讨论的各项改革措施虽然能有效抑制公共卫生支出的增长，但对某些国家而言，仍不足以将与年龄相关的公共卫生支出与国内生产总值之比稳定在当前的水平上。这些国家还需要付出更多的努力，例如深入进行财政整顿，削减其他领域的政府支出或进一步增加财政收入。

参考文献

Breteton, L., and V. Vasoodaven, 2010, *The Impact of the NHS Market: An Overview of the Literature* (London: Civitas—Institute for the Study of Civil Society).

Busato, A., amd G. von Below, 2010, "The Implementation of DRG-Based Hospital Reimbursement in Switzerland: A Population-Based Perspective," *Health Research Policy and Systems* [online], Vol. 8, Art. 31 (Oct.16).

Chernew, E. M., A. B. Rosen, and A. M. Fendrick, 2007, "Value-Based Insurance Design," *Health Affairs*, Vol. 26, No. 2, pp. 195-203.

Committee for a Responsible Federal Budget, 2010, "Principle #5: Continued Vigilance in

Health Reform" (Washington).

Congressional Budget Office (CBO), 2008, *Evidence on the Costs and Benefits of Health Information Technology*, Publication No. 2976 (Washington:U. S. Government Printing Office).

——, 2010, "Preliminary Analysis of the Rivlin-Ryan Health Care Proposal, " analysis transmitted by letter to Rep. Paul Ryan (Washington).

Crivelli, E., A. Leive, and T. Stratmann, 2010, "Subnational Health Spending and Soft Budget Constraints in OECD Countries, "IMF Working Paper No.10/147 (Washington: International Monetary Fund).

Cutler, D., 2004, *Your Money or Your Life* (New York:Oxford University Press).

Cutler, D., and M. McClellan, 2001, "Is Technological Change in Medicine Worth It?" *Health Affairs*, Vol. 20, No. 5, pp. 11-29.

Docteur, E., and H. Oxley, 2003, "Health-Care Systems: Lessons from the Reform Experience, " OECD Health Working Paper No. 9 (Paris:Organization for Economic Cooperation and Development).

Evans, D., A. Tandon, C. Murray, and J. Lauer, 2000, "The Comparative Efficiency of National Health Systems in Producing Health: An Analysis of 191 Countries, " GPE Discussion Paper No. 29 (Geneva: World Health Organization).

Forgione, D., T. Vermeer, K. Surysekar, J. Wrieden, and C. Plante, 2004, "The Impact of DRG-Based Payment Systems on Quality of Health Care in OECD Countries," *Journal of Health Care Finance*, Vol. 31, No. 1, pp. 41-54.

Gruber, J., 2006, "The Role of Consumer Copayments for Health Care:Lessons from the RAND Health Insurance Experiment and Beyond" (Washington:Kaiser Family Foundation).

Gupta, S., G. Schwartz, S. Tareq, R. Allen, I. Adenauer, K. Fletcher, and D. Last, 2008, *Fiscal Management of Scaled-Up Aid* (Washington:International Monetary Fund).

Gupta, S., and M. Verhoeven, 2001, "The Efficiency of Government Expenditures:Experiences from Africa," *Journal of Policy Modeling*, Vol. 23, pp. 433-67.

Hauner, D., 2007, "Benchmarking the Efficiency of Public Expenditure in the Russian Federation," IMF Working Paper No. 07 / 246 (Washington:International Monetary Fund).

Hillestad, R., J. Bigelow, A. Bower, F. Girosi, R. Meili, R. Scoville, and R. Taylor, 2005, "Can Electronic Medical Record Systems Transform Healthcare? An Assessment of Potential Health Benefits, Savings, and Costs," *Health Affairs*, Vol. 24, No. 5, pp. 1103-17.

Hollingsworth, B., and J. Wildman, 2003, "The Efficiency of Health Production:Re-estimating the WHO Panel Data Using Parametric and Non-parametric Approaches to Provide Additional Information, " *Economics of Health Care Systems*, Vol. 12, pp. 493-504.

International Monetary Fund (IMF), 2010, *From Stimulus to Consolidation: Revenue and Expenditure Policies in Advanced and Emerging Economies*, IMF Departmental Paper (Washington).

Joumard, I., C. Andre, and C. Nicq, 2010, "Health Care Systems: Efficiency and Institutions," Economics Department Working Paper No. 769 (Paris: Organization for Economic Cooperation and Development).

Joumard, I. , C. Andre, C. Nicq, and O. Chatal, 2008, "Health Status Determinants: Lifestyle, Environment, Health Care Resources and Efficiency, OECD Economics Department Working Paper No. 627 (Paris:Organization for Economic Cooperation and Development).

Mattina, T., and V. Gunnarsson, 2007, "Budget Rigidity and Expenditure Efficiency in Slovenia," IMF Working Paper No. 07 / 131 (Washington:International Monetary Fund). Newhouse, J., and the Insurance Experiment Group, 1993, *Free for All? Lessons from the RAND Health Insurance Experiment* (Cambridge,MA:MIT Press).

Or, Z., and U. Hakkinen, 2010, "DRGs and Quality: For Better or Worse, " presentation at the Eighth European Conference on Health Economics, Helsinki, July 7-10.

Organization for Economic Cooperation and Development (OECD), 2006, "Projecting OECD Health and Long-Term Care Expenditures:What Are the Main Drivers?" Economics Department Working Paper No. 477 (Paris).

——, 2009, *Achieving Better Value for Money in Health Care* (Paris).

Oxley, H., and M. MacFarlan, 1995, "Health Care Reform: Controlling Spending and Increasing Efficiency," OECD Economic Study No. 24(Paris: Organization for Economic Cooperation and Development).

Thornton, J., and A. Mati, 2008, "Fiscal Institutions and the Relation between Central and Subnational Government Fiscal Balances, " *Public Finance Review*, Vol. 36, No. 2, pp. 243-54.

United States Senate, Joint Committee on Taxation, 2008, "Tax Expenditures for Health Care: Hearing before the Senate Committee on Finance, July 30, 2008," JCX-66-08 (Washington: Government Printing Office).

Verhoeven, M., V. Gunnarsson, and S. Carcillo, 2007, "Education and Health in G-7 Countries: Achieving Better Outcomes with Less Spending," IMF Working Paper No.

07 / 263 (Washington: International Monetary Fund).

World Health Organization (WHO), 2000, "Health Systems: Improving Performance," in *The World Health Report*(Geneva).

附录 6.1　对发达经济体医疗保障改革影响的评估

本附录用计量方法估计了发达经济体针对医疗机构的改革措施和医疗政策的变革对附加成本增长的影响，并模拟了这些改革措施对未来的影响。

经合组织关于医疗机构和医疗政策的指标

经合组织在最近的一份报告中提出了一套系统衡量发达经济体医疗机构和医疗政策的综合性指标。茹马尔、安德烈和尼克（2010）利用 269 个反映医疗机构和医疗政策特征的定性变量构建了 20 个指标，这些指标涉及会对医疗服务使用者、医疗机构和医疗保险机构产生影响的市场信号及其监管，医保覆盖程度，影响医疗资源可得性的预算和管理方法，决策制定权的授予情况等。各发达经济体（仅美国由于数据不可得而无法计算得分）的得分可以根据这些指标计算得到，得分区间介于 0 和 6 之间。在 20 个指标中，各发达经济体在 3 个指标上的差异不大。经合组织报告利用剩下的 17 个指标进行主成分分析，并根据结果将各国之间的差异总结为四个维度——"对市场机制的依赖"、"监管强度"、"预算约束强度"和"去中心化程度"。[17] 在附表 6.1 中，第 1 栏为 17 个指标，各指标按照专栏 6.1 介绍的医疗保障改革措施分类。第 2 栏和第 3 栏分别为各指标的均值和方差，第 4 栏至第 7 栏为主成分分析得到的权重。

附表 6.1 经合组织关于医疗机构和医疗政策的指标的表现

医疗保障改革领域/经合组织指标	描述性统计		主成分分析权重			
	平均值	方差	监管强度	对市场机制的依赖	预算约束强度	去中心化程度
预算上限						
预算约束	2.90	2.06	—	—	0.75	0.55
一致性	4.62	1.51	—	—	−0.41	0.29
价格管制						
对医疗机构的价格管制	4.26	1.05	0.04	−0.12		
第三方支付价格管制	4.55	0.75	—	—	0.00	0.19
供给约束						
人员和设备管制	2.92	1.32	0.23	0.03	0.17	−0.09
优先级设定	3.02	1.16	—	—		
公共管理和协调						
守门人制度	3.07	2.40	0.68	0.48	0.06	0.02
去中心化	1.92	1.72	—	—	0.36	−0.75
授权	0.89	0.98	—	—	−0.32	0.03
合同						
数量激励	3.14	1.13	−0.18	0.19	—	—
市场机制						
选择医疗保险机构	1.31	1.77	−0.24	0.53	—	—
保险机构操作空间	0.74	1.44	−0.22	0.40	—	—

（续表）

医疗保障改革领域/经合组织指标	描述性统计		主成分分析权重			
	平均值	方差	监管强度	对市场机制的依赖	预算约束强度	去中心化程度
用户信息	1.08	1.28	−0.05	0.31	—	—
私人医疗服务的供给	2.77	1.34	−0.28	0.28	—	—
选择医疗机构	4.43	2.05	−0.51	−0.02	—	—
需求方改革						
非基本险覆盖程度	1.51	1.58	0.01	0.31	—	—
对用户的价格信号	1.16	0.59	0.03	−0.02	—	—

资料来源：Joumard，Andr，and Nicq（2010）；国际货币基金组织工作人员估算。
[a] 一致性指的是表 6.1 中的"中央政府监督"。

对医疗保障改革影响的计量分析

本附录采用计量分析方法估计上述四个主成分对公共卫生支出增长的影响。以四个主成分、国内生产总值和人口结构为解释变量建立如下回归方程：

$$\log\left(\frac{h_{i,t+1}}{h_{i,t}}\right)=\gamma_0+\gamma_1\log\left(\frac{g_{i,t+1}}{g_{i,t}}\right)+\gamma_2\log\left(\frac{x_{i,t+1}}{x_{i,t}}\right)+\gamma_{3,j}\,I_{i,j}+\varepsilon_{i,t}'', \quad（6.1）$$

其中，$I_{i,j}$ 为国家 i 的主成分 j 的得分。由于 $I_{i,j}$ 不随时间变化而变化，它不可能包含时间固定效应[*]。因此，附加成本增长可按下式计算：

$$ECG_i=\hat{\gamma_0}+\sum_{j=1}^{4}\hat{\gamma_{3,j}}I_{i,j}+(\hat{\gamma_1}-1)(GDP\ Growth_i)。 \quad（6.2）$$

---

* 原文为国家固定效应。——译者注

在进行计量分析时，本附录剔除了样本中发生结构性冲击的观测。经合组织指标和各主成分反映了医疗机构和医疗政策 2009 年的情况。本附录选用 1995—2008 年的数据估计医疗保障改革对公共卫生支出增长的影响。回归得到的系数反映了 2009 年医疗保障体系的特征与 1995—2008 年期间的公共卫生支出增长之间的关系。换言之，这种做法假设，2009 年的医疗机构和医疗政策充分反映了 1995—2008 年医疗保障体系的特征。回归结果显示，对市场机制的依赖和预算约束强度与公共卫生支出增长负相关，监管强度和中心化程度与公共卫生支出增长正相关（见附表 6.2）。

附表 6.2　对医疗机构和医疗政策影响的估计

因变量：人均公共卫生支出的自然对数		
	1995—2008	
人均国内生产总值的自然对数	0.2954**	（0.1124）
14岁及以下人数的自然对数	0.1953	（0.1953）
65岁及以上人数的自然对数	0.6766***	（0.2424）
监管强度	0.0017	（0.0011）
对市场机制的依赖	−0.0033**	（0.0013）
预算约束强度	−0.0029*	（0.0017）
中心化程度	0.0034*	（0.0017）
R^2	0.135	
样本量	345	

资料来源：Joumard，Andre，and Nicq（2010）；国际货币基金组织工作人员估算。
注：括号中为标准误差。
[a] 所有变量均为一阶差分。系数通过了稳健性检验。R^2 较低意味着，各国不同年度的数据存在较大差异。用 5 年滞后差分重新进行上述回归，仍然得到类似的结果，但 R^2 由 0.13 提高到 0.40。
*$p<0.1$；**$p=0.05$；***$p=0.01$。

附表 6.3　各国可能采取的改革策略

得分低于平均水平的国家	可能采取的改革策略
预算上限：预算约束 澳大利亚、奥地利、比利时、捷克、丹麦、芬兰、法国、德国、希腊、冰岛、日本、韩国、卢森堡、荷兰、斯洛伐克、西班牙、瑞士、美国	强化医疗部门预算约束。为尚未设定预算上限的主要医疗服务设定前瞻性预算上限（prospective budget caps），降低超出现有预算的弹性，或为整个医疗部门设定预算上限。
预算上限：中央政府对关键指标的监督 比利时、捷克、芬兰、法国、德国、希腊、冰岛、爱尔兰、韩国、卢森堡、荷兰、新西兰、挪威、斯洛伐克、西班牙、瑞士、美国	增强中央政府在与资源配置（例如医疗总预算和社会缴费水平）有关的宏观决策制定方面的作用。虽然在关键决策环节引入各级地方政府会降低决策的一致性，但这样做有利于降低医疗成本的增速。
供给约束：人员和设备管制 捷克、芬兰、德国、希腊、冰岛、日本、韩国、卢森堡、荷兰、新西兰、瑞典、瑞士、英国、美国	强化中央政府对医生数量、医院活动和人员的控制。例如，从全自治医院转型为需要与政府谈判确定医院接诊能力和人员编制的医院。
供给约束：优先级设定 奥地利、加拿大、捷克、芬兰、冰岛、德国、希腊、意大利、卢森堡、葡萄牙、西班牙、瑞典、美国	把更多的重点放在保险保障范围的可负担性上。例如，在考虑预算约束的情况下进行成本—效益评估，使用正面清单，以指引的方式根据新疗法的实际情况决定是否将其纳入保险保障范围。
公共管理：地方政府参与 比利时、捷克、法国、德国、希腊、冰岛、爱尔兰、韩国、荷兰、卢森堡、葡萄牙、斯洛伐克	将包括医疗保险报销办法和为新设施筹资在内的更多事项交给地方政府做决策。例如，让地方政府与中央政府共同制定医疗政策或将政策责任下放到地方政府。

（续表）

得分低于平均水平的国家	可能采取的改革策略
公共管理：守门人制度 澳大利亚、奥地利、比利时、捷克、希腊、爱尔兰、日本、韩国、卢森堡、瑞典、瑞士	建立激励机制，鼓励人们更恰当地使用医疗资源。例如，鼓励患者在初级医疗医生处挂号就诊或对接受二级医疗实行强制转诊制度。
市场机制：选择医疗保险机构 澳大利亚、比利时、加拿大、丹麦、芬兰、冰岛、爱尔兰、意大利、韩国、卢森堡、新西兰、挪威、葡萄牙、西班牙、瑞典、英国	通过采取增加保险公司数量等措施，提高保险公司（包括非营利性公共保险公司）的可选择程度。这一点对公共契约型医疗保障体系尤其重要。
市场机制：保险机构操作空间 澳大利亚、奥地利、比利时、加拿大、捷克、丹麦、芬兰、法国、德国、希腊、冰岛、爱尔兰、意大利、日本、韩国、卢森堡、荷兰、新西兰、挪威、葡萄牙、斯洛伐克	允许保险公司在确定保险保障范围和保费等方面享有更大的自由，允许保险公司在与医疗机构谈判方面享有更大的自由。这一点对公共契约型医疗保障体系和私人保险型医疗保障体系都非常重要。
市场机制：私人医疗服务的供给 捷克、芬兰、冰岛、爱尔兰、意大利、新西兰、葡萄牙、西班牙、瑞典、英国	通过允许和鼓励私人部门提供初级医疗服务和紧急医疗服务（无论资金来自何处）培育市场竞争性。
市场机制：选择医疗机构 奥地利、丹麦、芬兰、希腊、新西兰、葡萄牙、西班牙	允许患者在选择初级医疗医生、专科医生和医院等方面有更大的自主权，但不排除保留一定的限制。
需求方改革：非基本险覆盖程度 奥地利、捷克、丹麦、芬兰、希腊、冰岛、意大利、日本、韩国、卢森堡、挪威、葡萄牙、斯洛伐克、瑞典、英国	鼓励保险机构针对非基本医疗服务提供互补性（例如，帮助患者负担公共医疗保障体系要求其分担的成本）和补充性（例如，弥补公共医疗保障体系尚未覆盖的医疗服务）医疗保险。

资料来源：Joumard，Andre，and Nicq（2010）；国际货币基金组织工作人员估算。

注：政策改革策略总结了每一个指标得分最高的那些国家的共同特征，但并不是每一个得分低于平均值的国家都必须进行这样的改革。对希腊进行评估时没有考虑该国近期改革的效果。

对医疗保障改革影响的模拟

为了估计上述改革措施对附加成本增长的影响，首先假定 17 个指标均上升 1 个单位，并根据附表 6.1 提供的主成分分析权重计算 4 个主成分的变化。然后将这 4 个主成分的变化与回归分析得到的系数（见附表 6.2）相乘，即可得到附加成本增长的变动。其中，负号表示附加成本增长下降（见表 6.1）。

为了进一步说明上述改革对各国公共卫生支出增长的潜在影响，对于所有能够降低附加成本增长的变量，将得分低于平均水平国家的得分提高到平均水平，这就是计算图 6.6 时的基准情形。附表 6.3 列出了各指标得分低于平均水平的国家以及有助于这些国家提高得分的改革措施。

第七章 新兴经济体医疗保障改革的经验教训

埃娃·延克纳　尚保平　贝内迪克特·克莱门茨

本章评估了新兴经济体在医疗保障改革方所面临的挑战。首先分析了新兴经济体与发达经济体所面临的不同挑战，然后讨论了新兴经济体的改革方案。

新兴经济体：多重挑战

新兴经济体面临的挑战与发达经济体面临的挑战有很大不同。新兴经济体的平均寿命比发达经济体短 9 年，婴儿死亡率远高于发达经济体（见表 7.1）。在新兴经济体中，新兴欧洲经济体的公共卫生支出相对较高，这主要是因为这些国家的医疗保险基本实现了全覆盖，而且疾病类型与发达经济体相似。但是，新兴欧洲经济体的整体健康水平相对较差，面临着提高支出效率、改善健康状况以及提高医疗服务质量的任务。大多数新兴亚洲经济体和新兴拉丁美洲经济体面临的挑战主要是如何在避免中期内不增加财政支出压力的情况下，随着社会公众收入的增长和医疗保障体系的发展，扩大基本医疗保险的覆盖面。对这些新兴经济体而言，增加公共卫生支出不仅能够改善健康状况，还能够促进经济增长（Baldacci and others，2010）。这些新兴经济体应吸收发达经济体的教训，在发展医疗保障体系的同时，尽量避免无效的公共卫生支出。

表 7.1　不同类别国家的医疗支出和社会指标，2007 年

	发达经济体	新兴经济体		
		所有国家	欧洲国家	其他国家
人均国内生产总值	36,567	11,981	14,408	10,542
医疗支出总额				
人均	3,351	728	935	612
与国内生产总值之比，%	9.2	5.8	6.5	5.4
公共卫生支出				
人均	2,446	424	651	295
与国内生产总值之比，%	6.7	3.2	4.2	2.5
占政府支出的百分比	15.8	9.8	11.0	8.6
患者自付医疗支出				
人均	533	198	273	164
占医疗支出总额的百分比	17.2	33.0	29.3	37.1
60岁以上人口占总人口百分比	21.2	13.5	21.3	9.0
平均寿命	80	71	73	69
婴儿死亡率	3.7	18.9	8.0	27.0

资料来源：世界卫生组织；国际货币基金组织工作人员估算。
注：估计基于简单平均。

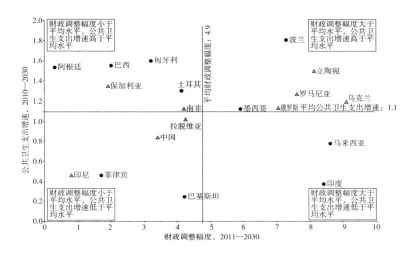

图 7.1　新兴经济体：财政调整和公共卫生支出的预期增长，
2011—2030 年（与国内生产总值之比，%）

资料来源：IMF（2010b）；国际货币基金组织工作人员估算。

注：财政调整幅度指的是，为到 2030 年将公共债务与国内生产总值之比降至 40% 或将公共
债务与国内生产总值之比稳定在 2012 年年末的水平，经周期调整的基本财政余额（CAPB）
需要变动的幅度。更详细的讨论，参见 IMF（2010b，Table5b）。圆圈代表 2012 年年末预期
公共债务与国内生产总值之比高于 40% 的国家。三角形代表 2012 年年末预期公共债务与
国内生产总值之比低于 40% 的国家。横线和竖线均为按照算术平均法计算的均值。财政调
整幅度以与国内生产总值之比表示。在财政调整策略中，假设经周期调整的基本财政余额按
照国际货币基金组织 2011—2012 年度《世界经济展望》的设想，2013—2020 年逐渐调整，
2020—2030 年维持不变。图 7.1 只是在一些简化假设下的举例说明。特别是，与《世界经济
展望》一样，假设利率与增长率之差在 2015 年前为 0 个百分点，之后为 1 个百分点。与此同
时，图 7.1 没有考虑各国国情的差异。从中期看，由于收入波动大，加上自然资源日渐耗竭，
大型大宗商品生产国实际需要的财政余额可能比图 7.1 的结果更高一些。

　　新兴经济体增加公共卫生支出的财政空间各异。假设新兴经济体
在未来 20 年内（2011—2030 年）要将公共债务与国内生产总值之比
降至 40%。各新兴经济体为实现这一目标必须进行的财政调整幅度，
可以在一定程度上代表各国增加公共卫生支出的财政空间。[1] 图 7.1

计算了各国为实现上述降低债务占比的目标和控制公共卫生支出增长的目标，而必须完成的财政调整。其中，阿根廷和印尼只需进行较小规模的财政调整，就可以将公共债务与国内生产总值之比降至40%以下，这两个国家公共卫生支出增长对财政的压力不大。立陶宛、波兰、罗马尼亚、俄罗斯和乌克兰等欧洲新兴经济体却需要进行较大规模的财政调整，这些国家的公共卫生支出增速高于新兴经济体的平均水平。当然，所有国家都应当注重提高效率，尤其是那些财政空间有限的国家。

新兴亚洲经济体需要进行的财政调整相对较少。其中，印尼和菲律宾等公共卫生支出较低的国家，有较大的财政空间增加公共卫生支出；印度和马来西亚等国家，增加公共卫生支出的财政空间不大。由于经济的高速增长有利于财政可持续，经济增长速度较快的国家更有条件增加公共卫生支出，经济增长速度较低的国家只能渐进地增加公共卫生支出。

新兴经济体的医疗保障改革方案

由于财政空间有限，为了改善社会公众的整体健康水平，大多数新兴欧洲经济体选择进行微观层面的改革，而不是大幅增加公共卫生支出。经过改革，大多数国家（例如爱沙尼亚、匈牙利、拉脱维亚、俄罗斯和乌克兰）成功地控制了公共卫生支出的增长。有些国家的改革措施与发达经济体类似。例如，爱沙尼亚和匈牙利设立了单一保险基金，并制定了总额预算，这些措施有效延缓了公共卫生支出的增长，降低了交易成本。

许多国家仍然采用传统的供方付费方式（provider payment

systems），无法形成以成本收益为基础的医疗服务激励机制，因此，在微观层面还有进一步改革的空间。例如，在匈牙利，全科医生按人头收费，没有治愈患者的动机，患者转诊至专科医生的比例非常高。相比之下，爱沙尼亚的做法值得借鉴。爱沙尼亚将按人头付费、按服务付费和一次性付费等支付方式结合起来，鼓励全科医生提供预防保健服务，公共卫生支出效率明显提高。

尽管新兴拉丁美洲经济体和新兴亚洲经济体增加公共卫生支出的空间较大，但也要尽量避免因医保覆盖面不断扩大而导致财政不可持续的风险。在许多新兴拉丁美洲经济体和新兴亚洲经济体，公共医疗保障体系仅覆盖了一小部分人口。甚至，在有些国家，就是这一小部分人口才有的医疗保障也尚未覆盖主要病种。泰国和智利成功地以较低的财政成本扩大了基本医疗保险的覆盖面，为其他国家提供了可资借鉴的经验。通过扩大医保覆盖面，更多社会公众的健康风险被汇集到一起。由于减轻了重大疾病带给低收入群体的负担，整个社会的福利水平和公平性得到实质性改善。

国别案例研究强调了在财政可持续前提下扩大医保覆盖面的好处。为了在较长期内维持低成本，在财政能够负担更大规模公共卫生支出前，医疗保险的保障范围应当严格限于最基本的医疗服务。鉴于有些国家仍然存在用于传染性疾病的公共卫生支出太少、公共卫生支出集中投放在相对富裕的城镇地区（Wagstaff and others，2009；Hsiao and Heller，2007）等情况，提高资源利用效率，优化公共卫生支出结构，能够在不额外增加成本的条件下提高社会公众的健康水平。

在最近这段时间内，发达经济体成功地扩大了医保覆盖面，为新兴经

济体提供了宝贵经验。中国台湾和韩国在这方面的经验具有启示意义：[2]

● 在成功扩大医保覆盖面之后，成本控制成为各个国家和地区面临的最大挑战。在扩大医保覆盖面期间，医疗机构的逐利行为增加了公共卫生支出的压力。因此，为确保公共卫生支出增长与政府长期支出计划相一致，引入相关机制（例如中国台湾的总额预算制度）就显得非常重要（Lu and Hsiao，2003）。一些新兴经济体采用了类似做法。例如，为了在财政成本可控的前提下扩大医保覆盖面，智利制定了明确的年度预算上限，并取消了对公共医疗机构的直接预算支持。

● 在后改革时代，合理发挥公共部门和私人部门的作用，有利于控制公共卫生支出。即便是在医保覆盖面迅速扩大之后，韩国的公共卫生支出也远低于经合组织国家的平均水平，私人卫生支出约占医疗总支出的45%（Jones，2010）。

● 提高效率是确保医疗保障体系长期稳定发展的关键。为了完善医疗机构的激励机制，改进基础医疗和预防保健，加强公共管理与协调，中国台湾和韩国都进行了大刀阔斧的医疗保障改革。在改革过程中，中国台湾和韩国对某些疾病的诊疗实行了按病种（诊断相关组）付费的制度。中国台湾还建立了按疗效付费制度，使医生能够根据临床疗效获得奖金。相比之下，墨西哥的医疗保障体系仍然表现出高度碎片化和垂直一体化的特征，不利于医疗机构之间竞争，墨西哥也因此成为经合组织国家中公共医疗管理成本最高的国家（OECD，2009）。类似地，为推广预防保健和基本医疗服务，中国也需要改革医疗费用的计费方式。

如果政府希望扩大医保覆盖面，而国内劳动力市场又非常不规范，为医疗保障体系筹集资金就应当首选征税而不是收取社会保险保费。社会保障体系能够通过限制缴款人可享受的医疗保险保障控制公共卫生支出（见专栏 7.1 ）。

对于那些劳动力市场较为规范、收入管理良好的国家，可以考虑扩大以社会保险为基础的医疗保障体系。智利的经验表明，正规劳动力市场上的强制性缴款、共付制度下的个人成本分担以及补充预算筹资（尤其在补贴是必要的且符合公众利益的情况下）三者结合起来，能够为医疗保障体系提供持续的资金来源。

在新兴亚洲经济体，提高公共卫生支出还有助于降低住户部门的预防性储蓄，刺激经济增长。实证研究表明，提高公共卫生支出能显著降低预防性储蓄，这主要是由于为大额自付医疗费用积累资金是人们进行预防性储蓄的主要目的（见专栏 7.2 ）。另外，提高公共卫生支出还有助于亚洲国家扩大内需，增强内需对经济增长的拉动作用。

结论

新兴经济体的医疗保障改革面临的挑战与发达经济体不同。不仅如此，由于具有较强的异质性，各新兴经济体也面临着不同的挑战，增加公共卫生支出的财政空间也有大有小。为改善社会公众的整体健康水平，大多数新兴欧洲经济体需要进行额外的微观层面改革（例如在激励机制中强化成本收益的作用），而不是增加公共卫生支出。新兴拉丁美洲经济体以及新兴亚洲经济体的医保覆盖面较小，增加公共卫生支出的财政空间较大。为维持财政支出的可持续性，在财政能够负担更大规模的公共卫生支出前，将医疗保险的保障范围严格限于基本医疗服务非常重要。

专栏 7.1　医疗筹资：税收是否优于社会保险？

在以社会保险为基础的医疗保障体系中，缴款人可享受到的医疗保险保障至少在理论上取决于强制性缴款（通常来自雇主和雇员双方）的缴纳情况。在以税收为资金来源的医疗保障体系中，纳税人可享受到的医疗保险保障是既定的，不受其他因素影响。然而，在实践中，医疗保障体系通常无法拒绝向那些有需要的人提供医疗保障。这一点对于一国是选择税收模式还是社会保险模式具有重要意义。

如果一国计划为全民提供基础医疗服务而国内劳动力市场又非常不规范，那么，以税收为资金来源的医疗保障体系可能是最为合适的选择。为医疗保障体系提供资金来源的税收通常以人们的收入为税基，税基广泛。在泰国，以一般收入为税基的做法对医保全覆盖目标的实现发挥了重要作用。依靠缴款为医疗保障体系筹集资金的做法通常都行不通，除非能够真正做到不向未缴款人群提供医疗服务，并成功地引导在非正规劳动力市场上就业的人们进入正规劳动力市场。事实上，大部分国家都无法做到上述两点，尤其是无法拒绝向未缴款人群提供基本医疗服务。

在劳动力市场相对规范的情况下，社会保险模式不失为一种为参保人提供医疗保障的有效方法。以社会保险为基础的医疗保障体系通常只能覆盖有限的人口（例如那些在正规部门的大企业工作的人），至少在体系建立初期如此。而且，由于缴款人能够认识到缴款金额与所获医疗保障之间具有很强的相关性（Gottret and Schieber，2006），社会保险的保费是一种非扭曲性（nondistortionary）税收。此外，以社会保险为基础的医疗保障体系在汇集风险的同时，也汇集了资金。但以社会保险为基础的医疗保障体系很难将医保覆盖面扩大到那些在非正规部门工作的人群和领取退休金的人群，在劳动力市场非常不规范的情况下尤其如此。同时，与以税收为资金来源的医疗保障体系相比，以社会保险为基础的医疗保障体系通常更为复杂，管理成本也更高。

在实践中，许多国家采用的是上述两种医疗保障体系的混合体系。各国所选择的模式应当符合该国具体情况，包括社会经济和制度环境。在劳动力市场很不规范的国家，为实现基本医疗服务的全覆盖，同时又不至于征收过高的劳役税（labor taxes），以税收为资金来源的医疗保障体系将医疗保险的保障范围限于最基本的医疗服务非常重要。在许多国家，以社会保险为基础的医疗保障体系并没有覆盖大部分人口，人们缴纳的社会保险保费不足以支付公共卫生支出，医疗保障体系依赖财政转移支付才得以维系。这类国家扩大医保覆盖面需要具备两个条件：一是劳动力市场更加规范，二是财政资源向基本医疗倾斜。

专栏 7.2 新兴亚洲经济体的公共卫生支出与住户部门消费

预防性动机是影响住户部门储蓄和消费行为的重要因素。如果一国的医疗费用自付率较高，住户部门就需要为可能发生的大额医疗费用积累资金，预防性储蓄因而成为这些国家要特别考虑的一个因素。以中国为例，医疗支出风险较高家庭的储蓄率比其他家庭高大约 20 个百分点（Chamon and Prasad，2008）。

较高的公共卫生支出提高了住户部门的消费率。2007 年，六个亚洲新兴经济体（中国、印度、印尼、马来西亚、菲律宾和泰国）的公共卫生支出与国内生产总值之比的均值约为 1.5%，远低于发达经济体 7.0% 的平均水平。亚洲新兴经济体提高公共卫生支出有助于增加住户部门的消费。伊曼纽尔·巴尔达奇等（Emanuele Baladacci and others，2010）对中国的研究发现，公共卫生支出与国内生产总值之比每上升 1 个百分点将带动消费增长 1.3 个百分点。史蒂夫·巴尼特和雷·布鲁克斯（Steve Barnett and Ray Brooks，2010）的研究认为，公共卫生支出对消费有更大的拉动作用。研究还发现，中国台湾 1995 年引入健康保险（National Health Insurance）导致住户部门储蓄率降低了 9%—14%（Chou，Liu，and Hammitt，2003）。巴尔达奇等（2010）对多国的计量分析结果显示，新兴亚洲经济体的公共卫生支出与国内生产总值之比每增加 1 个百分点，住户部门的平均消费增幅将超过国内生产总值的 1%。

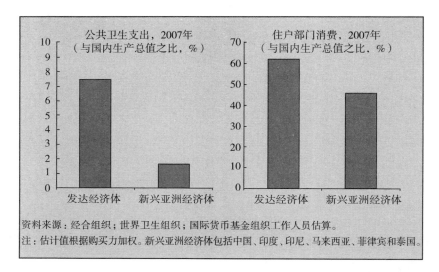

资料来源：经合组织；世界卫生组织；国际货币基金组织工作人员估算。
注：估计值根据购买力加权。新兴亚洲经济体包括中国、印度、印尼、马来西亚、菲律宾和泰国。

参考文献

Baldacci, E., G. Callegari, D. Coady, D. Ding, M. Kumar, P. Tommasini, and J. Woo, 2010, "Public Expenditures on Social Programs and Household Consumption in China," IMF Working Paper No. 10 / 69 (Washington: International Monetary Fund).

Barnett, S., and R. Brooks, 2010, "China: Does Government Health and Education Spending Boost Consumption？" IMF Working Paper No.10/16 (Washington: International Monetary Fund).

Chamon, M., and E. Prasad, 2008, "Why Are Saving Rates of Urban Households in China Rising?" *American Economic Journal*, Vol. 2, No. 1, pp. 93-130.

Chou, S.-Y., J.-T. Liu, and J. K. Hammitt, 2003, "National Health Insurance and Precautionary Saving: Evidence from Taiwan," *Journal of Public Economics*, Vol. 87, pp. 1873 - 94.

Gottret, P., and G. Schieber, 2006, *Health Financing Revisited: A Practioner's Guide* (Washington: World Bank).

Hsiao, W., and P. Heller, 2007, *What Macroeconomists Should Know about Health Care Policy* (Washington: International Monetary Fund).

International Monetary Fund, 2010a, *From Stimulus to Consolidation:Revenue and Expenditure Policies in Advanced and Emerging Economies*, IMF Departmental Paper

(Washington).

——, 2010b, "Addressing Fiscal Challenges to Reduce Economic Risks, " *Fiscal Monitor*, September (Washington).

Iwamoto, Y., T. Fukui, M. Ii, H. Kawaguchi, M. Kohara, and M. Saito, 2005, "Policy Options for Health Insurance and Long-Term Care Insurance" (Tokyo: Economic and Social Research Institute).

Jones, R. S., 2010, "Health-Care Reform in Korea, " Economics Department Working Paper No. 797 (Paris: Organization for Economic Cooperation and Development).

Lu, J.-F., and W. C. Hsiao, 2003, "Does Universal Health Insurance Make Health Care Unaffordable? Lessons from Taiwan," *Health Affairs*, Vol. 22, No. 3, pp. 77-88.

Organization for Economic Cooperation and Development (OECD), 2009, *Achieving Better Value for Money in Health Care* (Paris).

Wagstaff, A., W. Yip, M. Lindelow, and W. Hsiao, 2009, "China's Health System and Its Reform: A Review of Recent Studies," *Health Economics*, Vol. 18, pp. S7-S23.

Wen, C. P., S. P. Tsai, and W.-S. I. Chung, 2008, "A 10-Year Experience with Universal Health Insurance in Taiwan: Measuring Changes in Health and Health Disparity," *Annals of Internal Medicine*, Vol. 148, No. 4, pp. 259-66.

第八章 东亚和太平洋地区的医疗筹资体系：早期的成功与当前的挑战

约翰·C.朗根布鲁纳　　阿贾伊·坦登

　　本章概述了东亚和太平洋地区（根据世界银行的定义）的医疗筹资体系。[1]这些国家医疗筹资体系的成功取决于政府三项重要职能的行使，即收入征缴、资源汇集与管理、服务购买与干预。本章首先评估了东亚和太平洋地区的宏观经济形势、社会公众健康状况以及医疗部门情况，然后讨论了上述三项政府职能在该地区的行使情况。本章还介绍了实现医保全覆盖的改革措施和一般模式，讨论了其中一些国家的具体案例。最后，本章分析了人口老龄化和疾病类型变化给东亚和太平洋地区的医疗部门带来的挑战。

作者感谢乔治·希伯（George Schieber）对本文的审阅和评论。

概述

东亚和太平洋地区是世界上最多样化的地区。东亚和太平洋地区国家在面积和人口上差异较大，既有人口不足 10 万人的太平洋小岛国，也有全球人口第一大国中国和第四大国印尼。[2] 与世界其他地区相比，东亚和太平洋地区人口最多，超过 20 亿。这一地区既有全球经济增长最快的国家，也有经济非常脆弱的国家，目前这一地区经济脆弱国家的数量仅次于非洲地区。东亚和太平洋地区国家的政治制度和政府组织形式涵盖了从民主制度到军事独裁等多种模式。其中，许多国家具有政府高度集权、财政与政治分权的特征。

东亚和太平洋地区的经济非常具有活力。东亚和太平洋地区新兴经济体 2010 年平均经济增长率估计达 9.6%（其中 7 个国家的经济增长率超过 7%），高于 2009 年的 7.4% 以及 2008 年的 8.4%（World Bank，2011a）。2008—2009 年的全球金融危机对各国经济增长产生了冲击，东亚和太平洋地区却表现出很强的抵御能力。虽然柬埔寨、中国、马来西亚、菲律宾、韩国和泰国 2009 年的经济增长速度大幅放缓，但是，2010 年，该地区几乎所有大型经济体均出现强劲反弹，预计到 2015 年都将保持快速增长（见图 8.1）。

在东亚和太平洋地区，商业环境的持续改善促进了私人部门的增长。一些较大的经济体长期保持快速增长，出口强劲和资本流入增加为其积累了大量外汇储备。但同时，这些经济体也面临经济过热和资产价格泡沫的风险，金融部门和宏观经济中的一些问题逐渐暴露（就像西方国家 2008 年和 2009 年那样）。另外，大宗商品价格（尤其是能源价格和食品价格）异常波动以及中国和缅甸 2010 年发生的自然

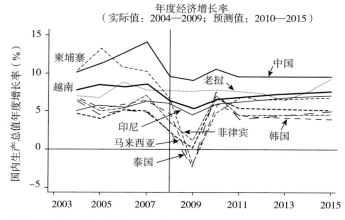

图 8.1　东亚和太平洋地区国家年度经济增长率，2004—2015 年

资料来源：国际货币基金组织《世界经济展望》数据库。

灾害也为东亚和太平洋地区各国的经济发展带来了新的挑战。最近，大宗商品价格急剧下跌已经导致蒙古采铜业收入大幅下降（Bredenkamp，Lie，and Brenzel，2010）。

　　尽管东亚和太平洋地区的经济持续增长，各国在减少贫困方面也采取了有效措施并取得了很大进展，但该地区收入不平等现象仍日趋严重。亚洲开发银行（Asian Development Bank）2007 年的一项研究表明，在东亚和太平洋地区的许多国家，收入不平等现象在过去 10 年中明显加剧。其中，中国和菲律宾等中等收入国家，以及越南等新兴中等收入国家的收入不平等程度已经接近柬埔寨和老挝等低收入国家。虽然东亚和太平洋地区的一些经济体仍然以农村为主，但城镇化发展迅速。此外，东亚和太平洋地区还包括东帝汶等不稳定国家以及一些冲突不断的地区，尽管这类地区的面积占比并不大。

医疗现状和健康水平

东亚和太平洋地区目前的健康水平正处于历史上相对较好的时期，而该地区的医疗支出仅温和增长。就全球来看，东亚和太平洋地区国家以国际常用指标衡量的健康水平和医疗支出也都相对较好。

在大多数情况下，与其他收入水平和医疗支出水平相近的国家相比，东亚和太平洋地区的健康状况相对较好。该地区的婴儿死亡率、5岁以下儿童死亡率（见图8.2）、预期寿命和孕产妇死亡率（见图8.3）对收入和公共卫生支出的回归结果好于预期。（当然，也有一些例外。例如，柬埔寨的婴儿死亡率和5岁以下儿童死亡率，以及老挝和印尼的孕产妇死亡率，对收入和医疗支出的回归结果就不及预期。）

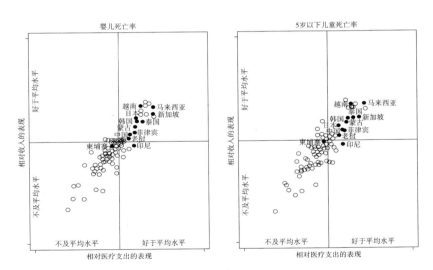

图8.2　婴儿和5岁以下儿童死亡率与收入和医疗支出的关系，2009年

资料来源：世界银行研究所；世界卫生组织。

注：图中圆点为健康水平分别对收入和医疗支出回归得到的残差。

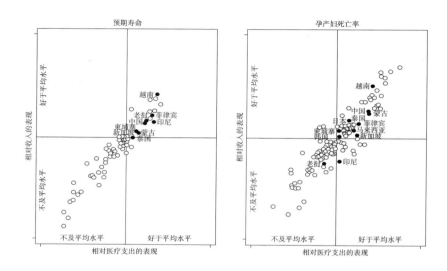

图 8.3　预期寿命和孕产妇死亡率与收入和
医疗支出的关系，2008 年

资料来源：世界银行研究所；世界卫生组织。
注：图中圆点为健康水平分别对收入和医疗支出回归得到的残差。

目前，东亚和太平洋地区的医疗支出与国内生产总值之比及人均医疗支出低于其他收入水平可比国家。除个别经济体外，东亚和太平洋地区大部分经济体的医疗总支出和公共卫生支出（见图 8.4）低于预期。一般情况下，较低的医疗支出水平意味着医疗保障体系的投入较少，例如人均医生人数、人均护士人数和人均床位数等。如图 8.4所示，对东亚和太平洋地区的许多经济体而言，公共卫生支出越低，医疗费用自付率就越高，医疗保障体系提供的医疗保障就越弱。这种现象在新加坡等一些高收入国家也存在。

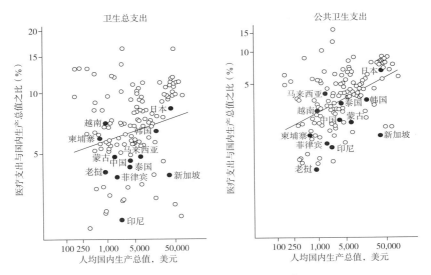

图 8.4　医疗支出与收入，2009 年

资料来源：世界银行，《世界发展指标》；世界卫生组织。

　　由于文化教育程度普遍较高，东亚和太平洋地区国家的伤残调整生命年（DALY）[3] 一般低于其他国家（见图 8.5）。其中，由于人口规模庞大，中国传染性疾病、母亲状况、围产期状况及营养状况等方面的疾病负担最重，达到 3,187.8 万伤残调整生命年，印尼为 1,538.2 万伤残调整生命年。中国非传染性疾病的疾病负担也是各经济体中最高的，达到 14,101.6 万伤残调整生命年，印尼、日本和菲律宾分别为 2,562.3 万、1,096.1 万和 918.8 万伤残调整生命年。[4] 东亚和太平洋地区人均伤残调整生命年较少、健康水平相对较高、医疗支出温和增长，这些成就的取得得益于该地区在（妇女）教育、清洁水和环境卫生、基本公共医疗、居住条件和道路等领域的投资。

　　尽管东亚和太平洋地区的健康水平有了很大改善，但各经济体的健康水平存在较大差异，并且这一差异将会长期存在。人口统计与健康调查数据显示，在柬埔寨、菲律宾和越南等国家，经济状况最差 20% 人口的 5 岁以下儿童死亡率比经济状况最好 20% 人口的 5 岁以下儿童死亡率高三倍。农村地区 5 岁以下儿童死亡率比城镇地区高 1.5—2 倍（见表 8.1）。有证据表明，在包括中国在内的一些国家，虽然各地区之间健康水平的差距正在缩小，但城乡健康水平的差距却不断加剧（Zhang and Kanbur，2005；Tandon，Zhuang，and Chatterji，2006）。

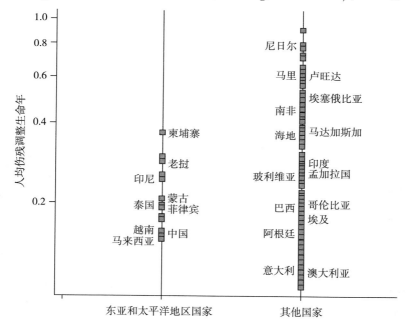

图 8.5　东亚和太平洋地区国家与其他参照国的人均伤残调整生命年，2004 年

资料来源：世界卫生组织。

　　医疗筹资不均衡和医疗服务配送体系不均衡是导致健康水平差距加大的根本原因。如果一个国家的医疗筹资和医疗服务配送都倾

向于重视富裕人群、漠视穷人，该国的平均健康水平就更容易得到改善（Moser，Leon，and Gwatkin，2005）。尽管东亚和太平洋地区的医疗支出较低而健康水平较高，但该地区仍有必要进一步提高医疗效率，使公共卫生支出向穷人倾斜，以缓解医疗不公平的状况。[5]

表 8.1　东亚和太平洋地区部分国家 5 岁以下儿童死亡率

国家	年份	5岁以下儿童死亡率（每1,000位儿童）	经济状况最差20%人口与经济状况最好20%人口的5岁以下儿童死亡率之比	乡村与城镇5岁以下儿童死亡率之比
柬埔寨	2005	106	3.0	1.5
印尼	2007	51	2.4	1.6
菲律宾	2008	37	3.4	1.7
越南	2007	33	3.3	2.2

资料来源：世界银行根据美国国际开发署（U.S. Agency for International Development）人口统计与健康调查所做的估计。

医疗支出模式及配置

2009 年，东亚和太平洋地区各经济体的医疗总支出与国内生产总值之比介于 2% 和 8% 之间。过去 10 年间，东亚和太平洋地区大多数经济体的医疗总支出与国内生产总值之比逐年温和上升。各经济体医疗总支出上升的原因不尽相同，其中，中国、日本、马来西亚和泰国等经济体主要是因为公共卫生支出的持续上升；柬埔寨、老挝和太平洋岛国在很大程度上是因为捐赠支出的增加；越南则是因为引入了患者自付费用的制度，医疗费用自付支出增加导致了医疗总支出的上升。

无论是从纵向的时间角度看，还是从横向的各经济体相比较的角度看，东亚和太平洋地区人均医疗支出的变化均与人均国内生产总值的增长基本同步（只有柬埔寨等个别经济体例外）。具体来讲，从横向比较看，印尼、马来西亚、菲律宾和泰国的人均医疗支出低于其他收入水平相当的经济体，柬埔寨和越南的人均医疗支出高于其他收入水平相当的经济体。从各地区的情况看，东亚与太平洋地区的人均国内生产总值和人均医疗支出均处于中间水平，欧洲、中亚、拉丁美洲和加勒比海地区以及中东和北非地区的人均国内生产总值和人均医疗支出较高，南亚和非洲的上述两项指标较低。

东亚和太平洋地区各经济体的医疗支出模式与其他国家类似，即随着国民收入的增加，各国对医疗费用自付的依赖下降，政府支出在医疗总支出中的比重上升。其中，柬埔寨、老挝和越南等低收入经济体的政府支出在医疗总支出中的占比为20%—30%，马来西亚和泰国等中等收入经济体的政府支出在医疗总支出中的占比为50%—60%。与此同时，亚洲大多数低收入经济体的医疗费用自付率为50%—60%，亚洲中等收入和高收入经济体的这一比重则不超过40%（见图8.6）。

证据表明，东亚和太平洋地区的医疗服务配置显然更有利于富人。具体来说，中国香港由公共部门提供的住院服务明显向穷人倾斜；[6] 马来西亚由公共部门提供的住院服务略向穷人倾斜；印尼、韩国、中国台湾、泰国和越南等经济体由公共部门提供的住院服务则偏向富人。在这一地区的大多数经济体，门诊护理服务，尤其是非住院门诊护理服务，只是略向穷人倾斜或基本与收入成比例。

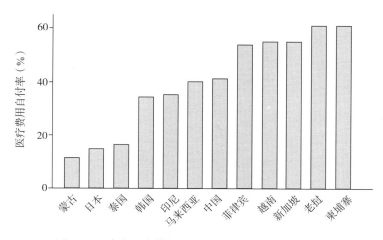

图 8.6　医疗费用自付额占医疗总支出的比重，2009 年

资料来源：世界卫生组织。

在低收入经济体，人们获取医疗服务的机会不平等，因为这些经济体医疗保障体系覆盖的广度和深度不够。失业人口、农业工人和在非正规行业就业的工人要么没有被医疗保障体系覆盖（例如印尼和越南），要么只是被医疗保障体系部分覆盖，只能获得相对较少的医疗保障（例如中国和菲律宾）。之所以会出现这种情形，可能是由于福利方案设计不当，也可能是由于财政负担不起。如果一国的医疗保障体系以税收为资金来源且尚未实现医保全覆盖，穷人在获取医疗服务方面将面临严重的资金壁垒，这些壁垒通常表现为正式或者非正式地向患者收取公共医疗设施使用费（例如柬埔寨、老挝和巴布亚新几内亚）。为减轻穷人的医疗费用压力，印尼有针对性地制订了费用减免计划，发放了医疗卡；柬埔寨和老挝建立了医疗公平基金。然而，没有证据证明，这些有针对性的机制确实提高了穷人公平获得医疗服

务的机会。

在已经实现医保全覆盖的高收入经济体，如果医疗保险保障内容较少，在获取医疗服务方面也会存在不平等。例如，灾难性大额支出可能不在医疗保险保障范围之内，而且不同医疗保险计划的保障范围也往往差别较大。但如果社会保险法规定所有人均享有同等保障（例如日本），医疗不平等现象就会减少。在那些医疗保障体系以税收为资金来源且已经实现了医保全覆盖的高收入经济体（例如中国香港和马来西亚），由于对哪些人有权获取何种医疗服务的限制很少，医疗不平等现象也相对较少。

研究发现，亚洲中低收入经济体的公共卫生支出并未向穷人倾斜，对住院服务的公共补贴更是严重向富人倾斜，当然也有个别经济体例外。而收入水平较高的中国香港、马来西亚和泰国等经济体对住院服务和非住院服务的公共补贴则明显是向穷人倾斜的。那么，为什么这些国家和地区的补贴会大幅向穷人倾斜呢？国民收入水平是改善公共补贴分配的关键因素，公共与私人联合提供医疗服务也有助于改善公共补贴的分配。越是富裕的经济体，就越容易将公共补贴更多地分配给穷人，这是因为富裕经济体的一般税收能够负担得起全民基本医疗保障，并且能够做到向患者的收费尽量低。

公共医疗补贴向穷人倾斜的另外一种解释是，富人可能会选择私人部门提供的医疗服务。在这类医疗保障体系中，在公共部门向全民提供医疗服务的同时，由私人部门提供比公共医疗保障更具吸引力的替代方案，人们为选择私人医疗保险而支付的保费将按照事先约定的方案再分配给公共卫生部门（例如中国香港）。这意味着，有针对性的公共卫生支出是否能够有效发挥作用，不仅取决于公共卫生政策，还取决于公共卫生支出的规模、在医疗保障体系中的地位以及向哪些人群倾斜。

医疗筹资

资金来源

东亚和太平洋地区的医疗筹资改革呼声很高，这是因为政策制定者越来越担心，当前可用于医疗支出的资源不足以满足紧急医疗需求，也难以实现医保全覆盖。此外，低收入国家的医疗保障体系过分依赖捐赠收入，中低收入国家医疗费用自付率过高，以及公共资金来源缺乏可持续性，也都是推动医疗筹资改革的重要因素。

在东亚和太平洋地区的高收入国家和地区，由税收和社会保险组成的公共预付费是医疗保障体系最主要的资金来源，这与许多经合组织国家的情况一样。在以社会保险为基础的医疗保障体系中，公共预付费的大部分来自与工资挂钩的缴款，由雇主和雇员共同缴纳。在东亚和太平洋地区的高收入国家和地区中，中国香港是唯一一个一半以上公共预付费来自税收而不是社会保险的地区。在东亚和太平洋地区的高收入国家和地区，自愿（或私人）医疗保险在医疗总支出中的占比相对较低。

尽管东亚和太平洋地区高收入国家和地区的公共预付费在资金来源中占有相当大的比重，但其医疗费用自付率仍高于其他经合组织国家。例如，韩国住院费用的共付比例为 20%，门诊费用的共付比例为 30%—55%。在医疗保障体系以税收为主要资金来源的国家和地区（例如中国香港），绝大部分由患者自付的医疗费用被用于支付由私人医疗机构提供的服务。在医疗保障体系以社会保险为基础的国家，医疗费用自付金额包括共付金额、共同保险和医疗保险起付金额以下的部分（deductibles）。

受益于近年来强劲的经济增长，东亚和太平洋地区中等收入国家的公共预付费在资金来源中的占比高于全球其他中等收入国家。无论这些国家采取何种医疗筹资模式或体系，一般政府收入都在其公共预付费中占有很大比重。在这些国家中，大多数国家还有专门面向公务员和在其他正规部门工作的人的社会医疗保险，相关的医疗保险资金以个人工资为基数按比例缴纳。对于东亚和太平洋地区的中等收入国家而言，虽然其医疗费用自付率较高，存在中产阶级，并且拥有一个能够促进私人医疗机构发展的颇具活力的金融市场，但私人医疗保险所占比重却非常小，这多少有些出人意料。

与全球其他低收入国家一样，东亚和太平洋地区低收入国家的公共卫生支出较小，动员国内资源增加公共预付费占比的能力有限。平均而言，东亚和太平洋地区低收入国家的公共预付费在医疗总支出中的占比不超过30%，余下的70%来自私人部门，其中的大部分由个人自付。

从历史上看，一般政府收入是东亚和太平洋地区低收入国家公共预付费的主要资金来源（见图8.7）。但由于经济增长率低、税收管理能力差以及政府收入增加的潜力有限，这些国家不得不收取越来越多的费用。近年来，这些国家引入了大量社会医疗保险计划和以社区为单位的保险计划，这些保险计划在一定程度上丰富了医疗保障体系的资金来源（例如越南的社会医疗保险），也或多或少地为低收入家庭应对不断上涨的医疗费用提供了帮助（例如柬埔寨和老挝的医疗公平基金）。在东亚和太平地区的低收入国家，自愿医疗保险主要面向中高收入人群，在医疗总支出中的占比不到 5%。尽管我们无法获得有关捐赠收入的完整、连续的数据，但捐赠收入在东亚和太平洋地区低收入国家的医疗支出中占有相当大的比重却是不争的事实。

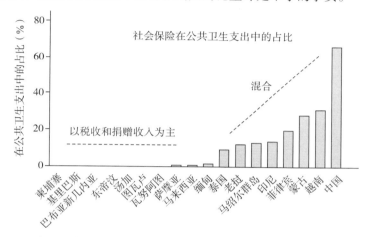

图 8.7　东亚和太平洋地区国家税收和捐赠收入及社会保险在
公共卫生支出中的占比，2009 年

资料来源：世界卫生组织。

在东亚和太平洋地区的大部分国家和地区，医疗费用主要依靠患者自付，这给许多家庭带来了沉重的负担。发生巨额医疗费用（以三个门槛值界定，即占食品和非食品支出的比例为 15%、25% 和 40%）的家庭在全部家庭中的占比最高的是中国和越南。

许多国家和地区仍在评估各种提高公共预付费方案的优、缺点。例如，中国香港和马来西亚考虑了从一般政府收入模式转向社会医疗保险模式的可能性。在社会医疗保险模式下，医疗保障体系资金来源的可持续性取决于经济增长速度，因为只有经济保持较快增长，才能具有持续稳定的工资税收入，才能支撑一个规模庞大的正规劳动力市场，才能具备较强的税费征缴能力、良好的监督管理体系和恰当的激励机制。东亚和太平洋地区中等收入国家近年来经济增长迅速，但在其他方面还不具备可持续增长的条件。

东亚和太平洋地区中低收入国家以农村人口为主，正规劳动力市场规模较小。即便是在有限的正规劳动力市场上，社会保险保费的征收也不那么容易，因为这些国家普遍存在税费征缴能力差以及缺乏良好的监管和激励机制等问题。在大多数中等收入国家（例如中国和越南），在正规部门工作的人未能参加医疗保险、已经参加医疗保险的人全部或部分逃避缴费义务等现象仍然存在，这意味着保费的征缴效率并不比征税效率高。即便人们被强制要求参加社会保险，也仍然会出现逃避缴费义务的现象，因为工人和雇主可能会利用执行不严的漏洞，拒绝参加社会保险（例如印尼）。另外，在东亚和太平洋地区的许多国家，尽管经济增长强劲，但正规部门在劳动力市场中的占比并没有出现显著上升（图 8.8 为印尼 1990—2007 年的情况）。

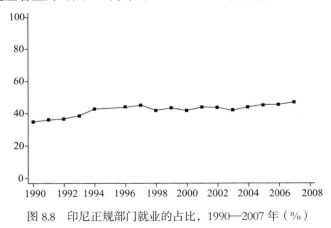

图 8.8　印尼正规部门就业的占比，1990—2007 年（%）

资料来源：世界银行员工估算。

　　还有一些税种（例如烟草税和酒精税）的税基与收入税完全不同。这类税种的潜力在东亚和太平洋地区的大多数国家还远未得到开发。例如，亚洲除新加坡和泰国外其他国家的烟民在总人口中的占比与欧元区相当，但前者的烟草税税率不到烟草价格的 50%，而欧元区 15 国的平均烟草税税率为烟草价格的 58%。由于穷人的烟草消费弹性高于富裕人群，提高烟草消费税对穷人的影响更大，这是东亚和太平洋地区的大多数国家在讨论烟草税时不得不考虑的一个问题。

　　还有一点需要指出的是，东亚和太平洋地区医疗部门各种资金来源的累进、累退特征并不一致。其中，高收入国家和地区的医疗筹资负担与欧洲国家类似：税收是累进的，并且累进程度很高；社会保险保费是累退的，累退程度较低；由患者自付的医疗费用是按比例的（例如中国香港）或累退的（例如日本和中国台湾）。中低收入国家的情况与高收入国家和地区完全不同：税收和社会保险保费都是高度累进的，因为这些国家医疗保障体系的经费仅来自技工和专业人士，税基十分狭窄。除中国外，东亚和太平洋地区其他中低收入国家由患者自付的医疗费用也是累进的。

　　财政承受能力和对各种支出项目的支持顺序是影响公共预付费水平的两个最重要的因素。无论选择（上述）何种方案，一国整体公共预付费水平大体上会随人均国内生产总值的变化而变化。全球或仅仅东亚和太平洋地区都表现出这样的趋势。但另一方面，那些国内生产总值规模相当国家的公共卫生支出与国内生产总值之比却有很大差异（例如，老挝和柬埔寨都是低收入国家，但老挝的公共预付费水平却远高于柬埔寨）。这种差异之所以形成，可能是由于各国的财政承受能力不同，也可能是由于各国在医疗支出投资占公共预算比重这一问题上有不同的政策考虑。政策分析师希望能够分离这两个因素，以了解财政"状况"与公共政策"考虑"分别会对公共预付费产生多大的影响。[7]

资金汇集与管理

在东亚和太平洋地区，汇集资金是一大挑战，因为许多国家的资金池小且分散。资金分散不仅限制了政府进行交叉补贴的能力，也增加了许多不必要的管理成本。为了汇集资金，东亚和太平洋地区的许多国家——印尼、蒙古、菲律宾和越南——已经或者正在建立国家层面的社会保险计划，柬埔寨也在进行相关的准备工作。

无论在哪个国家，资金分散最终都会导致不得不为不同群体分别设计不同的医疗保障计划。一些中低收入国家（尤其是拉丁美洲中低收入国家）的经历充分说明了这一点。柬埔寨计划为公务员和在正规部门工作的人建立一个独立的医疗保障计划。从泰国和其他资金分散国家的经验看，这种做法并不成功。这样做更多是出于政治考虑而不是技术考虑。例如，泰国政府为公务员提供单独的医疗保障计划主要是为了在政治上安抚他们。

类似地，将面向穷人的新医疗保障基金融入更广泛的资金池具有重要意义。目前，柬埔寨和老挝已经成立了面向穷人的新医疗公平基金，可以用于为穷人支付医疗保险的保费。印度面向穷人的医疗保障计划也正面临着类似的挑战。在中国，旨在补贴低收入群体、帮助他们获得医疗保障的救助计划也应该将其资金融入规模更大的社会保障资金池中。中国面临的最大挑战可能是如何将各省内不同地区的资金汇集到一起，即如何将城乡居民的医疗保险资金汇集到一起。

在东亚和太平洋地区，各经济体整合建立单一资金池的方式迥异。从 20 世纪 90 年代到本世纪头几年，韩国用了 12 年的时间，将 380 多个资金池整合为一个单一的资金池。中国台湾的医疗保障基金也从三个整合为一个。日本模式比较特别，其本质上是单一资金池模式。1983 年，日本成立了单一基金，但其成本却由多个保险商平均分担，保险商的名单随时调整。这个单一资金池支付了全日本 70% 的医疗费用。

从全球看，也有一些好的资金汇集方式可供借鉴。例如，欧洲、加拿大和拉丁美洲前瞻性或者回顾性地对各省的区域性医疗保障资金池进行了风险调整。由于东亚和太平洋地区各国的医疗保障资金池普遍较为分散，这种建立在区域性医疗保障资金池基础之上的模式或许值得中国和印度等国家借鉴。

根据时限的长短，东亚和太平洋地区那些医疗保障资金被分散到多个资金池的国家可以选择两种方式实现资金汇集。在短期内，卫生部门应当评估不同资金池的风险差异，并建立相应的风险调整机制。这要求卫生部门建立恰当的监管框架，并具有一定的管理能力，以增加医疗保障体系的公平性、分散风险以及鼓励投保人更好地选择他们所需的医疗保险组合。低收入国家（例如柬埔寨和老挝）如何建立必要的监管框架和提高管理能力是这种资金汇集方式面临的重要挑战之一。

此外，东亚和太平洋国家还面临一些行政障碍。在东亚和太平洋地区的许多国家（例如柬埔寨、中国、老挝和蒙古），不同政府管理部门各自管理着一些医疗保障资金。以中国为例，医疗政策涉及的部委多达 16 个。因此，这些国家的社会保障部或卫生部（或者其他相关部门）必须就是否应该将不同的医疗保障资金汇集起来进行统一管理做出决策。

医疗服务战略采购

许多国家都建立了医疗服务"战略采购"的一般框架。该框架明确了许多采购要求和政策，便于医疗服务购买者在更大范围内进行采购或者与医疗机构直接接洽。该框架主要包括以下内容：

- 医疗保障资金的覆盖范围和对象；
- 医疗保险保障范围的设定；
- 合同签订；
- 支付率的设定和对医疗机构的激励框架。

目前，东亚和太平洋地区已经出现了战略采购的雏形，但有一个问题尚未提上日程，即如何花费相同的资金购买到更有价值的医疗服务。

保障范围

由于低收入国家的医疗支出水平较低，一种被普遍接受的观点是这些国家应当首先建立保障范围较小但全民覆盖的医疗保险体系，主要提供公共品、具有外部性的产品以及其他具有明显影响的中间产品。穷人所需的其他临床服务和重大医疗支出可以通过一些定向机制予以资金救助。在现实中，政府设定保障范围时，既要考虑经济因素，也要考虑社会影响和政治压力。虽然东亚和太平洋地区的许多低收入国家的政府文件经常会提到要进行支出的成本收益分析，但是，几乎没有一个国家是完全按照这一标准确定保障范围的。无论是在世界上哪个国家，无论是出于惯例、出现腐败或迫于政治压力，增加的医疗资源往往会被用于三级医疗中心（tertiary care centers）和城镇医疗设施的建设。东亚和太平洋地区也存在类似情况。

在东欧和拉丁美洲的大多数中等收入国家，设定保障范围时对覆盖深度的关注多于对覆盖广度的关注。但东亚和太平洋地区的中等收入国家却并不是这样。例如，在中国和菲律宾，公共卫生支出的覆盖范围还有待继续扩大。即便是那些正在向医保全覆盖迈进的国家，医疗保障不足也是一个主要问题。包括韩国在内的高收入国家也面临这样的问题。

另外，一个国家不同医疗保险的保障范围也不同。通常情况下，正规部门的医疗保险和服务于城镇的医疗保险的保障范围更广、保障力度更大（例如，柬埔寨、中国、印尼、老挝和泰国）。无论是在欧洲还是在亚洲，大多数医疗保障体系以税收为主要资金来源的国家都没有明确界定医疗保险的保障范围。在亚洲的高收入国家和地区中，医疗保障体系以税收为主要资金来源的国家和地区的保障范围基本相同。例如，中国香港和马来西亚的保障范围均仿照英国国家健康体系设定。同样，在东亚和太平洋地区的低收入国家中，医疗保障体系以税收为主要资金来源的国家（例如各太平洋岛国）也没有明确界定保障范围。

随着东亚和太平洋地区的主要疾病逐渐转变为非传染性和慢性疾病，预防疾病服务、促进健康服务以及医疗检查服务变得更加重要。一国应当根据不断变化的疾病类型，在考虑财政可持续的前提下调整保障范围，使保障范围与基本公共医疗保险相协调。及早治疗能够预防长期并发症，有助于降低医疗总成本。

合同签订

在大多数东亚和太平洋地区国家（例如柬埔寨），每一个收入群体都会与医疗机构签订外部合同。一个很明显的现象是，这一地区许多国家的医疗服务购买者都同时与公共部门和私人部门签订了合同。私人部门提供的医疗服务越来越多。虽然一些国家的私人部门还相对较小，但柬埔寨（主要是非政府组织）、印尼、蒙古和菲律宾的私人部门已经得到了长足的发展。不仅日本、韩国和中国台湾等高收入国家和地区同时与公共部门和私人部门签订合同的现象越来越多，马来西亚、蒙古和泰国也如此。由于许多公共设施可以获得资本投资等方面的独立补贴，为确保合同机制有效发挥作用，监管机构需要"提供一个公平的竞争平台"。

蒙古和泰国等国家还在与初级医疗机构签订的合同当中增加了守门人制度。这一制度可以鼓励人们更多地选择初级医疗服务和成本收益较高的门诊服务。不过，东亚和太平洋地区各国还没有建立合同评估机制。除柬埔寨外，其他国家均未以质量、成本和业绩作为合同选择标准。更为常见的情形是，合同是软约束的、关系型的，订约双方（医疗服务购买者和医疗机构）都预期合同将在到期后自动展期。未来几年，东亚和太平洋地区的许多国家都应当将有选择地签订合同提上议事日程。

医疗机构的收费模式

在东亚和太平洋地区，医疗保险机构的收费模式繁多，而且有许多国家正处于收费模式转型的过程中。不过，目前东亚和太平洋地区仍过度依赖按服务收费。除高收入国家外，按服务收费通常与分项预算的供应方筹资结合使用，例如中国、老挝、菲律宾和越南。这会产生不当激励。通常情况下，分项预算不考虑患者的需求。按服务付费会产生不必要的需求，会演变为为资金不足项目的预算创造新收入或者重新分配各预算项目收入的工具。这些费用会以非必需支出的形式由医疗服务购买者承担，或者以自付费用的形式转嫁给患者。

与此同时，由于医疗支出越来越高，控制成本和提高效率成为当务之急，许多国家开始探索新的收费模式。新的医疗机构收费模式及试点已经在一些国家出现，例如中国、印尼、蒙古和越南。这些国家的收入水平差距很大。泰国可能会成为东亚和太平洋地区探索新收费模式的先驱，因为泰国已经建立了一套严密的制度，包括地理位置限制、医院总额预算以及病例组合（通常被称为诊断相关组）调整等。

对东亚和太平洋地区的国家和地区而言，如果医疗服务购买者是多元化的（例如柬埔寨、中国、印尼和老挝），政府还需要为各保险机构 * 制定新的、更为统一的支付规则和制度。不同医疗服务购买者在支付模式方面的差异会扭曲对医疗机构的激励机制，进而扭曲其医疗行为。例如，鼓励过度使用收费标准较高的医疗服务，少用收费标准较低的医疗服务，不能平等对待医疗服务购买者的客户与非客户等。新的医疗机构收费模式应当重新调整激励机制，面向医疗服务购买者的更为统一的支付规则将有助于增进各群体之间的公平性。

推进医保全覆盖

东亚和太平洋地区的许多国家在逐步提高医保覆盖率方面取得了很大进展。例如，2001 年，泰国实施了 30 铢医疗保险计划，基本

---

* 即医疗服务购买者。——译者注

实现了医保全覆盖。该计划以税收为主要资金来源。

在东亚和太平洋地区，促进劳动力市场正规化和工资税征缴是实现医保全覆盖面临的主要挑战。正如前面所提到的那样，东亚和太平洋地区面临的挑战之一是，经济快速增长，但劳动力市场一直不规范（Felipe and Hasan，2006）。随着经济的不断发展，东亚和太平洋地区的一些国家已经开始通过征税或使用政府的一般收入扩大医保覆盖面。有些国家还明确地将资金优先用于低收入群体和最贫困人口。

在本世纪初的几年里，中国农村地区7亿多人口的医疗卫生状况大为改观，医保覆盖率从几乎为零上升到超过90%，基本实现了医保全覆盖。中国还扩大了对城镇未就业人员的医保覆盖率。目前，在中国14亿人口中，医保覆盖人口已达12亿左右。人们的医疗需求大大增加。在从2005年到2010年的短短5年里，大多数地区的人均住院次数翻了一番，这在世界上是史无前例的。但是，入院次数的增多主要是源于未被满足的需求，还是被诱发的新需求呢？大多数研究者（Ping，2010）估计，非必需住院次数占比高达51%。卫生部利用2008年以来的国家卫生服务调查数据估计认为，非必需住院次数占比为29.4%。另外，由患者自付的医疗费用在医疗总支出中的比重从5年前的60%下降到40%，但由患者自付的医疗费用与患者平均收入之比并没有得到改善。中国城镇和农村地区各收入层都是这种状况（MOH National Health Survey，2008）。人均住院成本上升的速度等于或高于医保覆盖面扩大的速度，这在很大程度上是因为受到了按服务付费制度的激励。

据估计，2009年和2010年，中国国民医疗支出分别上升了20%和16.3%，大约是国内生产总值增速的两倍。[8]从短期看，中国政府用财政盈余为医疗保障改革提供资金支持，既有利于政治稳定，也有利于经济增长（参见 Barnett and Brooks，2010）。从中期看，中国需要解决按服务付费的激励机制问题，并且通过改革达到提高效率和控制成本的目的。

最近，越南、印尼和菲律宾也承诺要实现医保全覆盖。这些国家的医保覆盖水平还较低。20 世纪 90 年代，越南（见图 8.9）开始为在正规部门工作的人（尤其是其中的贫困人群和接近贫困的人群）提供医疗保险。最近的估计表明，越南大约有 55% 的人口享有医疗保险（Tangcharoensathien and others，2011）。与此同时，人们对医院提供的医疗服务的需求明显增加，对私人部门提供的医疗服务的需求有所减少；医疗费用自付率未发生明显变化，虽然穷人的灾难性重大医疗支出的自付比例有所降低（目前为 3%—5%），但药费的自付率基本没有变化。同时，越南医疗保障体系的财务可持续性越来越差。由于单位成本上升和医疗服务需求不断增长，越南的医疗保障基金自 2009 年起出现赤字。有证据证明，在非正规部门工作的人和个体经营者也一直存在逆向选择的问题。越南加快了对医疗机构的激励机制改革，希望从按服务付费转向对住院患者按诊断相关组付费和对门诊患者按人头付费。由于医疗筹资由卫生部（Ministry of Health）和社会保障局（Social Security Board）双头管理，医疗机构未来如何改革将是一大挑战。

2004 年，印尼通过了一项名为"Jamkesmas"的医保全覆盖法案，并立即付诸实施。根据该法案，印尼的医疗保险将首先覆盖贫困人群，并于 2008 年覆盖贫困人群和接近贫困人群（覆盖目标超过 7,000 万人）。调查数据显示，2009 年，Jamkesmas 计划覆盖了大约 1/4 的印尼人口,但是,在收入最低的 30% 人口中的覆盖率只有 42% 左右(见图 8.10)。医保覆盖人群发生灾难性重大医疗支出的可能性较小,单笔支出金额也较少,但门诊和住院率较高。截至 2010 年,印尼仍然有 50% 左右的人口没有医疗保险,其中以在非正规部门工作的人为主。

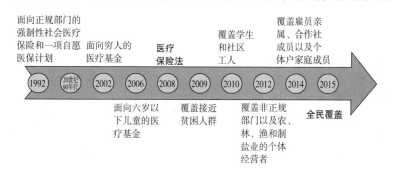

图 8.9 越南实现医保全覆盖的进程,1992—2015 年

资料来源:World Bank(2011b)。

在菲律宾,新任总统承诺在 2016 年之前实现医保全覆盖。这意味着,菲律宾既要保证目前已经参加医疗保险的人(估计约占菲律宾人口的 42%)继续享有医疗保险,又要扩大医保覆盖面,为目前还没有参加医疗保险的人提供医疗保险(美国国际开发署人口统计与健康调查近期的估计表明,菲律宾大约有 58% 的人口——包括最贫困的 20% 人口中的 80%——尚未被医疗保险覆盖)。此外,菲律宾政府还调整了保障范围,使门诊患者和住院患者都能享有医疗保险。根据精算模型的模拟结果,菲律宾是否能在 2016 年之前实现医保全覆盖,取决于新保障范围的具体安排、共同支付水平以及旨在改进效率的制度安排,例如守门人制度。不过,整体增幅估计不会超过菲律宾国内生产总值的 1%(假设国内生产总值每年增长 5%)。由医疗服务组织和医疗服务收费模式改革带来的效率改进以及计入一般收入的烟草产品新"罪恶税"将决定菲律宾的医保全覆盖计划是否具有财政可持续性。表 8.2 分析了菲律宾医保全覆盖计划的财政空间。

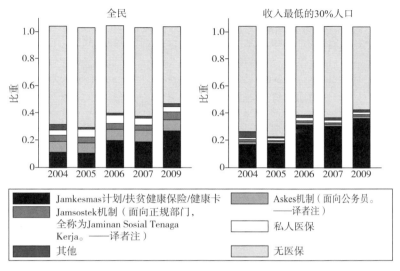

图 8.10　印尼医保覆盖面的变化趋势，2004—2009 年

资料来源：SUSENAS（2004—2009）。

　　柬埔寨虽然属于低收入国家，但其政府承诺到 2015 年实现医保全覆盖（Combodia，BHEF，2008），并为在正规部门工作的人和公务员制订了新的医疗保险计划。但是，即便是算上这一计划，柬埔寨的医保覆盖率也只能达到 15% 左右。此外，柬埔寨有近 50 支由捐赠者供资的医疗公平基金，能够覆盖贫困人口的 5%—10%；与此同时，柬埔寨正在培育多支以社区为基础的医疗保险基金。目前柬埔寨面临的挑战是如何扩大这些项目，并使它们具有可持续性，以及如何在兼顾效率和公平的条件下整合这些项目。

表 8.2　菲律宾财政空间分析，2010 年

财政空间来源	简要描述	财政空间前景
宏观经济形势	国内生产总值增速（从2007年的7%下降至2009年的1%）下滑、收入份额下降、公共卫生支出对国内生产总值的弹性偏低限制了菲律宾追加公共医疗资源的可能性。不过，国际货币基金组织预计菲律宾的国内生产总值在2015年之前每年增长5%，据此计算，2011年菲律宾的国内生产总值增速将回升到7%。	温和
政府预算重新重视医疗卫生事业	无论是相对于菲律宾的收入水平还是东亚和太平洋地区各国的平均公共卫生支出水平，菲律宾的公共卫生支出都较低。一些迹象表明，菲律宾政府对医疗卫生事业的重视程度可能正在提高。	温和
医疗卫生部门的可用资源	菲律宾目前将烟草、酒精消费税以及部分增值税收入专门用于医疗卫生事业。考虑到菲律宾存在庞大的非正规部门，其不太可能通过多收社会保险的保费获得更大的财政空间。	有限
为医疗卫生部门提供的补贴和外国援助	面向医疗卫生部门的海外发展援助（ODA）占医疗总支出的2.9%。菲律宾的医疗保障体系对外部的依赖性相对较低，补贴和外国援助尚未常态化。在当前全球经济危机的情况下，这一情况很可能会持续下去。	有限
效率改善	收入征缴和管理水平、医疗资源配置效率、医疗服务质量以及成本收益的提高将为医疗卫生事业创造更多的资源。	良好

资料来源：World Bank（2011c）。

　　戴维·卡特勒（David Cutler，2002）考察了多个经合组织国家，发现这些国家经历了三波连续的改革浪潮：一是医保全覆盖与保障公民平等获得医疗服务的机会；二是管制、限量供应以及设置支出上限；三是激励与竞争。东亚和太平洋地区的情形与此类似（至少该地区的许多中等收入国家正在经历这一过程）。在第一波改革浪潮中，东亚和太平洋地区各国以医保全覆盖为目标推进医疗保障改革，但是，即便是在泰国和中国等一些较为成功的国家，一些已经享受医疗保险的群体和个别地区仍然无法获得与其需求相匹配的资金支持，因而无法获得均等的医疗机会和均等的服务质量。这是东亚和太平洋地区的独有的现象，因为该地区的许多国家——中国、印尼、马来西亚、菲律宾、泰国和越南——实行某种形式的财政分权。例如，中国城乡人均支出之比为 10 ： 1（Wagstaff and others，2009）。图 8.11 描述了泰国各省人均支出的差异。在短期内，技术上最可行的做法可能是各国逐渐转向以人口为基础分配医疗资源。

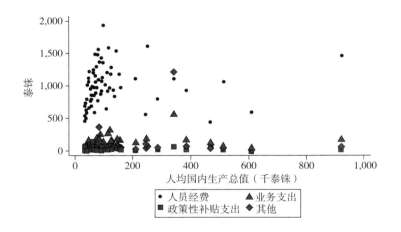

图 8.11　泰国：各省人均支出的差异

资料来源：World Bank（2011d）。

　　在中期内，控制成本和提高效率越来越重要，尤其是在东亚和太平洋地区疾病类型发生改变的情况下。泰国已经启动了相对复杂的医疗收费制度改革，[9] 中国、印尼、菲律宾、马来西亚和越南可能在不久的将来也会陆续跟进。印尼在初级医疗阶段按人头收费，但对住院患者按诊断相关组收费。越南主要采用按服务收费，但有时候也会按人头收费或者按诊断相关组收费。2011 年，菲律宾在试点的基础上，计划对 50 种以上疾病的住院患者实行按诊断相关组收费（Wagstaff，2011）。柬埔寨也在着手研究 2011—2012 年医疗收费制度改革方案。

　　提高医疗筹资效率和医疗服务效率也能创造额外的医疗资源。提高资金筹集能力虽然很重要，但其本身并不足以增加医疗资源。与其他收入水平相近的国家相比，东亚和太平洋地区国家用于医疗的公共支出占比偏低。不过，正在进行的医疗保障改革和实现医保全覆盖的承诺，会使这些国家的医疗投入在短期内有所增加。此外，提高医疗经费使用效率也能扩大医疗的财政空间。提高效率不仅能扩大有效的财政空间，还能改进医疗服务，进而吸引财政部投入更多的资源。

　　最后，正如亚当·瓦格斯塔夫（Adam Wagstaff，2011）最近所指出的那样，东亚和太平洋地区的大多数国家，一方面强调政府在医疗筹资方面的作用，另一方面淡化政府提供医疗服务的作用。例如，印尼与 Jamkesmas 计划签约的医院中有 30% 为私人医院。在菲律宾和泰国，私人医院主要服务于以税收为资金来源的医疗保障计划。越南和中国也呈现出类似趋势，但是，中国和越南的公共部门与私人部门之间的界线并不清晰（Wagstaff，2011）。[10]

展望未来：人口与突发性疾病类型的变化

　　展望未来，东亚和太平洋地区人口和流行病类型的变化可能是决定该地区中长期医疗成本和需求的关键因素，而实际公共卫生支出可能会受到整体财政资源不足的限制。在东亚和太平洋地区，一些中等收入国家将进行财政整顿和赤字削减，在此背景下，人口和流行病类型的现状及其变化趋势将是医疗需求的重要推动因素，也是公共卫生支出和医疗筹资模式变化的重要推动因素（见表 8.3）。

表 8.3　一般政府盈余和支出，2010 和 2015 年

国家	一般政府盈余 （与国内生产总值之比，%）		一般政府支出 （与国内生产总值之比，%）	
	2010	2015	2010	2015
柬埔寨	−2.9	0.1	22.3	21.9
印尼	−1.5	−1.4	17.3	18.1
菲律宾	−4.6	−4.6	30.5	30.4
越南	−3.9	−1.9	18.9	19.4

资料来源：IMF（2010）。

　　在东亚和太平洋地区，总体生育率下降，个人寿命延长。人均寿命从 1960 年的约 52 岁延长到 1990 年的 66 岁，2008 年进一步延长到将近 72 岁。在短期内，男性劳动年龄人口和女性劳动年龄人口都还会增加，如果劳动者的健康状况良好，就会产生"人口红利"，较低的抚养比有助于促进经济增长、提高劳动生产率。从 1960 年到 2009 年，东亚和太平洋地区可获得数据的 22 个国家，除东帝汶外，都呈现出抚养比下降的趋势。

　　在东亚和太平洋地区，不仅日本、韩国和新加坡等高收入国家的抚养比会在自 2005 年起的 50 年之内显著上升，中国等中等收入国家也将面临这种状况。在中期内，随着东亚和太平洋地区人口老龄化的加剧，非传染性疾病将成为推升整体医疗成本的重要因素。在满足日

益增长的初级预防和二级预防以及慢性病的治疗上，这一地区将面临更大挑战。平均而言，个人寿命延长对医疗服务的需求也将增加，尤其是在生命晚期。

综上所述，人口增长、营养转型、人口老龄化以及流行病类型变化等因素表明，政策制定者有必要关注医疗支出的宏观效率。东亚和太平洋地区国家正在动用一般收入大力推进以实现医保全覆盖为目标的医疗保障改革，这可能会加重劳动年龄人口的经济压力，因为政府用于医疗部门的一般收入最终将由他们提供。到 2020 年，仅仅是人口数量增长本身就会使医疗需求大幅增长。如果再加上人口老龄化的影响，医疗需求将会出现爆炸性增长。整体而言，2000—2020 年，东亚和太平洋地区大多数国家的医疗支出将增长 20%—40%（见图 8.12）。可以预见，医疗服务购买改革、由公共部门和私人部门共同提供医疗服务等微观层面的改革将陆续展开并持续推进。

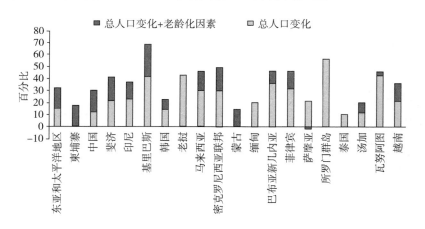

图 8.12　人口和流行病类型的变化对医疗支出增长的影响（2000—2020 年）

资料来源：Pablo Gottret and George Schieber（2006）。

参考文献

Asian Development Bank (ADB), 2007, *Key Indicators: Inequality in Asia* (Manila).

Barnett, S., and R. Brooks, 2010, "China: Does Government Health and Education Spending Boost Consumption?" IMF Working Paper No. 1016 (Washington: International Monetary Fund).

Bredenkamp, C., G. S. S. Lie, and L. Brenzel, 2010, "Rapid Assessment of the Effects of the Economic Crisis on Health Spending in Mongolia," HNP Discussion Paper No. 58556 (Washington: World Bank).

Cambodia, Bureau of Health Economics and Financing (BHEF), Department of Planning and Health Information, 2008, *Strategic Framework for Health Financing* 2008-2015 (Phnom Penh).

Cutler, D., 2002, "Equality, Efficiency, and Market Fundamentals: The Dynamics of International Medical Care Reform," *Journal of Economic Literature*, Vol. 40, pp. 881-906.

Felipe, J., and R. Hasan, 2006, *Labor Markets in Asia: Issues and Perspectives* (New York: Palgrave Macmillan).

Gottret, P., and G. Schieber, 2006, *Health Financing Revisited:A Practitioner's Guide* (Washington: World Bank).

International Monetary Fund (IMF), 2010, "Fiscal Exit: From Strategy to Implementation," *Fiscal Monitor*, November (Washington).

Langenbrunner, J., and A. Somanathan, 2011, *Financing Health Care in East Asia and Pacific Region: Best Practices, Remaining Challenges* (*Washington:World Bank*).

Moser, K. A., D. A. Leon, and D. R. Gwatkin, 2005, "How Does Progress towards the Child Mortality Millennium Development Goal Affect Inequalities between the Poorest and Least Poor? Analysis of Demographic and Health Survey Data, " *BMJ*, Vol. 331, pp. 1180 - 83.

Ping. H., 2010, " Chongqing Study on Inappropriate Admissions" (unpublished).

Tandon, A., and C. Cashin, 2010, "Assessing Public Expenditures on Health from a Fiscal Space Perspective," Health, Nutrition, and population Discussion Paper (Washington: World Bank).

Tandon, A., J. Zhuang, and S. Chatterji, 2006, "Inclusiveness of Economic Growth in the

People's Republic of China: What Do Population Health Outcomes Tell Us?" *Asian Development Review*, Vol. 23, No.2, pp. 53-69.

Tangcharoensathien, V., W. Patcharanarumol, P. Ir, S. M. Alijunid, K. Akkhavong, E. Banzon, D. B. Huong, H. Thabrany, and A. Mills, 2011, "Health-Financing Reforms in Southeast Asia: Challenges in Achieving Universal Coverage, " *Lancet*, Vol. 377, No. 9768, pp. 863 - 73.

Wagstaff, A., 2011, *Health Reform in Asia*, World Bank blog. Available at http://blogs.worldbank.org/developmenttalk;/blogs/adam-wagstaff.

Wagstaff, A., M. Lindelow, S. Wang, and S. Zhang,2009, *Reforming China's Rural Health System* (Washington: World Bank).

World Bank, 2011a, *East Asia and Pacific Economic Update* (Washington).

——, 2011b, "Vietnam Health Reform Directions and Challenges," PowerPoint presentation by Toomas Palu,Human Development Week, March, Washington,D.C.

——, 2011c, *Transforming the Philippines Health Sector: Challenges and Future Directions* (Manila).

—— 2011d, "Thailand:Public Expenditure Review, Health Sector, " internal draft, May 15 (Washington).

Zhang, X., and R. Kanbur, 2005, "Spatial Inequality in Education and Health Care in China," *China Economic Review*, Vol. 16, pp. 189 - 204.

第九章 医疗保障改革对提高社会公众健康水平的作用

乔纳森·斯金纳 凯瑟琳·苏亚雷斯

世界各国都在努力应对由医疗费用不断增加而带来的财政压力。例如，发达经济体的公共卫生支出与国内生产总值之比从 1990 年的 5.2% 上升到 2008 年的 7.3%，预计在未来 20 年中，新兴经济体的这一比例将上升 1 个百分点左右（Clements and others，2010）。在越来越多的医疗新技术投入使用的同时，新增医疗成本给本来就已经不堪重负的税收体系带来了更大的压力。从理论上讲，由患者自付费用或私人医疗保险能够承担部分这种额外增加的支出，但是，大多数国家更愿意采用其他方法限制医疗成本的增长（对美国来讲可能是削减

作者感谢阿米塔布·钱德拉（Amitabh Chandra）、贝内迪克特·克莱门茨和国际货币基金组织举办的亚洲公共医疗保障改革会议（IMF Conference on Public Health Care Reform in Asia）的参会者提出的意见和建议；感谢国家老龄化研究所（National Institute on Aging）（课题号：PO1-AG-19783）和罗伯特·伍德·约翰逊基金会（the Robert Wood Johnson Foundation）的资助。

医疗成本）。

能够控制医疗成本增长的医疗保障改革措施包括强化预算约束、实施数量限制、降低价格、协调各种治疗方法、调整对医疗机构收费方式的激励机制以及需求方成本分担等。由于各国应对医疗成本上升的改革措施不尽相同，我们需要研究哪些措施能够更有效地节约成本（Clements and others，2010）。当然，我们还需要研究这些措施对社会公众健康水平的影响。医疗活动的特殊性在于，不同治疗方案的成本效益差异很大，既有可能像阿斯匹林对心脏病患者一样高效，几美元就能挽回一条生命，也有可能花费成千上万美元却没有实际疗效。因此，削减（或少增加）100万欧元的医疗支出对社会公众健康水平的影响可能大不相同，这主要取决于钱花在了什么地方。正如下文将要提到的那样，面对各国医疗保障体系都明显存在的无效率问题，我们需要明确医疗保障改革的目标究竟是什么：是在提高社会公众健康水平的同时削减医疗成本，还是在节约成本的同时提高劳动生产率？

我们如何才能判断医疗保障改革究竟是提升还是降低了劳动生产率呢？虽然医疗保障改革后预算金额的减少可以直接衡量成本节约程度，但监测医疗保障改革对社会公众健康水平的影响却较为困难。在理想情况下，我们可以选取一些样本进行健康水平评测，但健康问题往往需要经过很长时间的累积才会暴露出来，例如，慢性病患者的健康水平改善，或者患肺癌、心血管病的比率的降低可能在医疗保障体系改革很多年以后才能显现。为此，我们建议采用治疗过程测评法（process measures of care），即实时监测各种治疗效果，并进行跨国、跨地区、跨社会经济状况的比较。

　　我们在以往工作成果的基础上，根据成本收益将临床治疗方法分为三大类。其中，第一类临床治疗方法为有效治疗，例如免疫预防、医院工作检查清单、用阿司匹林治疗心脏病等；第三类临床治疗方法为无效治疗，例如在可用一般药品时却过分使用名牌药；介于二者中间的是第二类临床治疗方法。不幸的是，许多监测方法仍不成熟，或者由于无法取得数据（尤其是来自新兴经济体的数据不足）而无法使用。本章采用经合组织和华盛顿大学（University of Washington）健康计量与评估学院（Institute for Health Metrics and Evaluation）的数据，分析了在未充分进行有效治疗（未来可能且应该进行更充分的有效治疗）或者过度进行无效治疗的情况下，如何评估医疗保障改革及医疗保障体系的问题。

三种临床治疗方法的医疗效率差异巨大

　　成本收益分析是进行医疗经济分析时常用的分析工具。该方法衡量某一特定临床治疗方法延长一生命年（通常是生命质量调整年）寿命需要增加多少成本。[1] 例如，在疟疾横行地区，经杀虫剂浸润的蚊帐可以以不到 50 美元的成本将生命质量调整年延长一年，成本收益非常高（Wiseman and others，2003）。相反，对膝盖骨关节炎患者施以昂贵的微创关节内窥镜手术，已经被证明毫无疗效（Moseley and others，2002）。

　　阿米塔布·钱德拉（Amitabh Chandra）和乔纳森·斯金纳（Jonathan Skinner）在他们即将发表的论文中，根据成本收益或对整体医疗效率的重要性的不同将临床治疗方法分为三大类。[2] 第一类临床治疗方法可以称为"全垒打"型治疗方法，具有极高的成本收益，包括培养更健康的习惯（例如戒烟）、使用低价高效药品（例如用阿司匹林治疗心脏病），以及采取成本收益很高的防治措施（例如上述经杀虫剂浸润的蚊帐）。在这些治疗方法中，有些既省钱又能治病救人，例如用表面活性物质治疗新生儿急性呼吸窘迫症。有些却很昂贵，例如对艾滋病患者施以抗逆转录病毒药品。对发达经济体而言，这类药品的普及是有限的，因为抗逆转录药品有副作用，非艾滋病病毒携带者和非艾滋病患者会拒绝使用该药品，进而限制了药品的滥用；对新兴经济体而言，这些昂贵的药品虽然疗效不错，却超出了其医疗预算承受能力，这些国家只能靠向国际组织争取额外资金推广这些药品。

　　第二类临床治疗方法对某些患者具有较高的成本收益（至少按照发达经济体的标准如此），但对其他患者的疗效不明显甚至有反作用。最好的例子是血管成形术——医生将一个很小的气囊植入阻塞的冠状动脉中，以便使血液能流回心肌。通常，医生会再植入一个圆柱形的金属网状支架，使手术后血液能保持流动。[3]这类手术通常很昂贵（在美国，这类手术至少要花 1.5 万美元），因为手术需要一个专门的心脏导管插入术实验室，还需要准备心脏外科手术所需的器材，以防手术过程中出现并发症。对心脏病患者而言，如果能在发病12 小时之内予以手术，疗效是最好的，而且成本收益也较高（Boden and the COURAGE Trial Group，2002；Hartwell and others，2005）。相反，对于稳定型心绞痛（通常是由压力或肢体活动引发胸痛），支架疗法并不能降低死亡率或二次发病率，只是能在术后几年内临时改善心脏功能（Weintraub and the COURAGE Trial Group，2008）。这意味着，用支架疗法治疗稳定型心绞痛的成本收益（或每一质量调整生命年花费）高达 40 万美元。换言之，如果将 100 万美元用于推广经杀虫剂浸润的蚊帐，可以使人们的寿命延长 2,000 质量调整生命年，但如果将其用于稳定性心绞痛的支架手术，则只能延长 2.5 质量调整生命年。[4]

　　不同治疗方法的疗效差异见图 9.1。[5]假定患者根据治疗的适当性从左至右排列，通过治疗能获得最大增量收益的患者最先接受治疗。纵轴表示单位治疗成本（水平线，假定成本恒定）和接受治疗能够延长的寿命。也就是说，富国对健康的"定价"可能更高，即寿命延长曲线上移。

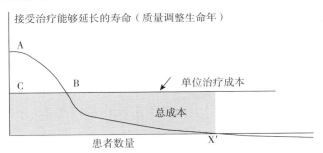

图 9.1　第二类治疗方法的生产率

　　对收益曲线（即寿命延长曲线）高于成本曲线的那部分患者来说，选择治疗显然是有净收益的。图 9.1 中，如果仅对排在 B 点之前的患者进行治疗，净收益就是 ABC。但在美国的医疗保障体系中，由于医生通常按服务收费（人们希望医生的治疗有助于患者康复），患者根据成本收益关系做出的均衡选择却是不同于 B 的 X'，即边际患者收益为零。在 X' 处，实现了医疗总收益（即收益曲线下方的面积）最大化，但医疗净收益或生产率却没有实现最大化。从医疗净收益看，X' 处的总成本为阴影矩形面积，与收益曲线下方的面积大致相同。换言之，尽管一部分患者通过治疗得到了正医疗收益，但患者整体的平均医疗净收益接近于零。新兴经济体中也有类似的低生产率情况，例如为治疗疟疾提供的资助被用于非疟疾患者，或主要根据患者的收入、地域而非病情为其提供相对稀缺的医疗资源。

第三类治疗方法包括以下类型：（1）成本收益很低，或根本没有收益。（2）疗效未知，例如，前文提到的为治疗膝盖骨关节炎进行的关节内窥镜手术（Moseley and others，2002）。（值得一提的是，该研究对控制样本实施了"安慰性手术"——在皮肤上切口，假装已经手术。）另外一个属于第三类治疗方法的典型例子是对转移性癌症进行积极治疗。例如，医院继续对晚期肺癌患者进行积极治疗可能会导致患者生命质量低下、过度使用医疗资源以及更短的期望存活期（与进行保守治疗的患者相比）（Temel and others，2010）。同样，没有证据表明，前列腺癌筛查对 75 岁以上人群有用，不过，美国部分地区的老年人前列腺癌筛查率高达每年 37 个百分点（Bynum，Song，and Fisher，2010）。

医疗保障改革对健康水平的影响：生产函数法

尽管现实生活中并不存在理想的医疗保障体系，经济学家们仍然假定了如图 9.2 所示的医疗生产可能性前沿。横轴是人均医疗总投入，既包括私人医疗支出，也包括公共卫生支出。纵轴是经过生命质量调整的预期寿命（或生存率）。也就是说，图中点的纵坐标越高，患者接受膝关节置换术后的膝关节功能恢复程度越好，尽管患者的预期寿命并无延长（Garber and Skinner，2008）。

曲线 PF* 代表生产可能性前沿，即恰当治疗与合适患者的最佳组合。曲线假设一国先对最合适的患者施以最具成本收益的治疗（例如给刚刚突发心脏病的住院患者服用阿司匹林），然后在有额外资金的情况下依照成本收益顺序依次为其他患者提供治疗。这就是生产函数呈凹型的原因：曲线的斜率（每单位治疗投入对生存率的提高和对生命质量的改善）随着治疗的持续增加不断下降。

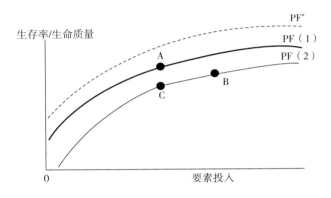

图 9.2　不同国家的医疗生产曲线

PF(1) 和 PF(2) 分别代表国家 1 和国家 2 的生产可能性。两曲线的不同可能是因为两国的健康水平或医疗保障体系无效率程度不同。点 A 和点 B 虽然分别符合国家 1 和国家 2 的生产曲线，但其代表的投入—产出组合并不是最优的（相对于以虚线表示的生产可能性前沿而言）。

　　事实上，所有国家的医疗都缺乏效率。例如，有研究表明，美国初级医疗阶段，未使用推荐疗法的比例将近一半（McGlynn and others，2003）。类似地，实施流感免疫接种是一项非常高效的措施，但 2007 年所有经合组织国家对老年人实施流感免疫接种的比例平均只有 55.9%，远低于 100%。这一比例在各国的差异很大，其中，捷克和奥地利仅分别为 23.7% 和 36.1%，但荷兰、韩国和澳大利亚达到 77% 以上（OECD，2009a）。同时，低效的第三类治疗方法的支出在医疗总支出中的比重相当大，至少在美国如此（Chandra and Skinner，即将出版）。因此，我们可以用不同国家的生产函数反映各国医疗保障体系的投入—产出关系（至少反映了本国的情况），例如图中的 PF(1) 和 PF(2)，这也是各国医疗保障体系在提供医疗服务方面效率差异的体现。

这种方法可以解释为什么不同国家甚至美国不同地区之间的医疗投入—产出关系的相关性并不大（例如 Fisher and others，2003a、2003b）。图 9.2 中的点 A 和点 B 分别代表两个国家的投入—产出组合。从图中可以看出，点 A 代表的国家 1 的生产曲线比点 B 代表的国家 2 的生产曲线高，这是因为，前者的生产函数具有更高的生产效率，或者后者的社会公众健康水平更低。需要指出的是，每一个国家的生产函数的斜率都是正的，这说明，在任何一个国家内部，投入越多产出就越多。但是，如果比较两个国家的情况却会发现，投入与产出是负相关关系（Garber and Skinner，2008）。这种负相关关系意味着，在医疗价格较高的地区削减医疗成本有可能保证医疗质量不下降；实际上，国家 1 能够以更低的成本达到更高的健康水平。但是，对于国家 2 来说，如果继续以传统方式提供医疗服务而不进行医疗保障改革，其最终的均衡水平可能是健康水平更差的 C 点。更重要的是，不同国家的生产曲线在某一特定时点上的差异，不足以用于推断某一特定国家的生产函数特征。正如杰弗里·西尔伯等（Jeffrey H. Silber and others，2010）所述，即使手术费用与术后 12 个月的生存率微弱正相关，也不能说明对实施手术的医院增加投入就能提高生存率或延长生命质量调整年。

医疗保障改革对削减医疗支出的影响如图 9.3 所示。贝内迪克特·克莱门茨等（2010）认为，减缓医疗保障体系成本增加的方式有很多，公共支出部分尤其如此。让我们暂时忽略公共支出与私人支出的区别，考虑与当前变动趋势相比，成功实现了医疗支出增速下降或医疗支出总额缩减的医疗保障改革。假定图中点 A 为在不进行任何医疗保障改革的情况下，下一年的预期产出和投入水平，即预期成本为 X。如果实施了一项全新的、成功的医疗保障改革，使政府调整了对医疗服务的支付方式和支付金额，或改变了人们对医疗服务的需求，下一年的实际支出就仅为比 X 少的 Z，即节省支出（X-Z）。[6] 但医疗保障改革对社会公众的健康水平影响如何呢？首先考虑第一种情形，如果假定削减支出只是简单地按照某一固定比例将政府支出全部予以压缩，而让各医疗机构根据通过点 A 的虚线自主决定如何应对，我们会发现，贫困地区的诊所会因得不到政府支持而关门，这说明存在预算约束时政治因素是有影响的。这种情况下，社会公众的健康水平将下降至点 C。

需要考虑的第二种情形是，以减少价值小或根本无价值的第三类治疗方法为目的，精心设计医疗保障改革方案。在这种情况下，均衡从点 A 移动至点 B，健康水平没有下降。更好的结果是，医疗保障改革不仅削减了医疗支出，还优化了医疗保障体系，在成本 Z 不变的情况下将健康水平推高至新生产可能性前沿上的点 D。

当然，我们有理由怀疑医疗保障改革是否能够使均衡达到点 D。如果有办法以更少的投入实现更高的健康水平，为什么之前没有这样做？这是一个典型的"X 效率"问题。"X 效率"最早由哈维·莱宾斯坦（Harvey Leibensterin，1966）提出。举例来说，如果埃及两个类似的炼油厂生产率相差两倍，就说明效率较低的炼油厂存在 X 效率。通过提高管理水平可能改善 X 效率（例如埃及炼油厂的例子），但是，管理水平的差异似乎并不足以解释美国及其他国家广泛存在的无效率。

使问题更加复杂的是，如果医疗保障改革的目的在于提高社会公众的健康水平（例如引进最新的医疗服务），医疗成本就有可能上升。在图 9.3 中，从点 A 移动到点 E 会提高成本，但这种成本上升是"值得"的，因为额外增加的成本（例如建立电子医疗系统）带来了健康水平更大程度的提高。在这种情况下，增加而不是削减支出是有意义的，尽管资金的边际成本会很高。

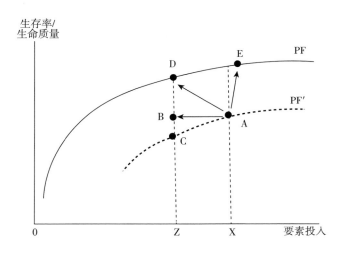

图 9.3　削减医疗支出预算对健康水平的影响

例如，考虑医疗支出从预期水平 X 缩减为实际水平 Z 的情况。我们无法假定社会公众的健康水平一定是沿着生产可能性前沿 PF 变化。实际上，削减医疗支出预算既有可能使大量有效的治疗方法被挤出，进而导致健康水平明显下降（从点 A 到点 C），也有可能彻底重组医疗保障体系，大幅提高医疗保障体系效率，进而改善社会公众的健康水平（从点 A 到点 D）。

有人可能会问，医疗保障体系的非效率（或效率）差异究竟有多大——换言之，在投入不变的情况下，医疗保障体系能在多大程度上得到改善？人们越来越认识到，疗效（尤其是第一类治疗方法的疗效）与在三类治疗方法上的投入的关系可能并不大。例如，凯瑟琳·拜克尔（Katherine Baicker）和阿米塔布·钱德拉（2004）以对心脏病患者病发后施用 β 受体阻滞剂和阿斯匹林为样本进行的研究发现，医疗支出与治疗的"过程质量"负相关。此外，约瑟夫·多伊尔（Joseph J. Doyle，2011）以佛罗里达急诊室收治的非本地居民游客为样本进行的研究，和杰弗里·西尔伯等（2010）对手术后 30 天的效果的研究，都发现了医疗支出与治疗的"过程质量"之间微弱的正相关关系。这些研究结果意味着，医疗成本与健康水平之间的关系从总体上看不大。这意味着，即使是在同一个国家里，不同医疗机构的全要素生产率差别也很大（Skinner and Staiger，2009）。这既是因为医疗利用率和支出存在巨大差异，也是因为经过风险调整的健康水平存在巨大差异。比较不同国家之间的支出和健康水平的难点在于，我们很难对各国的健康水平和支出方式进行调整（Garber and Skinner，2008）。

总之，评估一项医疗保障改革成功与否不仅要考虑成本节约情况，还要考虑对健康水平的影响。在理想情况下，应该尝试衡量医疗保障改革对健康水平的直接影响。但是，即使是对发达经济体而言，衡量全体国民的健康水平也是很难的。另一种评估医疗保障改革的方法是直接考虑医疗服务的利用情况。虽然这也不太容易，但至少更可行一些，全国性的医疗核算体系能为我们考察医疗服务的利用情况提供帮助。下一章，我们将讨论如何在医疗保障改革进行一段时间之后衡量医疗保障改革对健康水平的直接影响，以及如何防止医疗保障改革过于急功近利。

数据分析

尽管发达经济体和新兴经济体的医疗支出均有所增长，但其增长速度有显著差异。图 9.4 为不同经合组织国家的医疗支出与国内生产总值之比的变动趋势。很明显，一些国家的医疗支出增速快于另外一些国家。其中，土耳其的医疗支出正在接近主要发达经济体的水平；作为传统的高支出国家，美国的医疗支出正在以比其他国家更快的速度增长（Chandra and Skinner，即将出版）。[7]

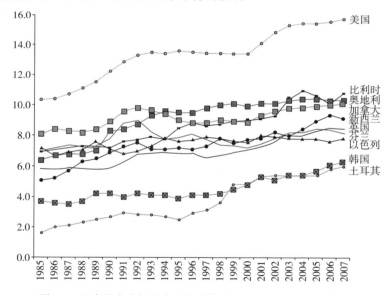

图 9.4　医疗总支出与国内生产总值之比，1985—2007 年（%）

资料来源：经合组织国家卫生数据库。

表 9.1 比较了一组国家（主要根据各国报告相关数据的强度选择）的医疗总支出、健康水平、对第一类治疗方法投入不足的程度以及对第二类治疗方法和第三类治疗方法投入过度的程度。不难理解，

经合组织国家在实际投入（以美元计）方面差异巨大，其中，墨西哥的人均医疗支出仅为 852 美元，而美国的人均医疗支出则高达 7,538 美元。而且，正如前文提到的那样，较高的人均医疗支出并不必然带来健康水平的提升（例如预期寿命的延长）。医疗支出与健康水平之间缺乏相关性的事实，在一定程度上与各国既有健康水平的差异有关。表 9.1 中肥胖率与香烟消费水平的关系与此类似。芬兰和美国的肥胖率和香烟消费水平都较高，虽然美国的人均医疗支出是芬兰的 2.5 倍，人均药品支出是芬兰的 2 倍多，支架手术数是芬兰的 1.5 倍，但芬兰的预期寿命却较长。这意味着，昂贵的处方药和支架手术在美国被滥用了。

医生对治疗方法的选择反映了不同国家激励机制的差异。在德国，每 10 万人口中有 536 例经皮冠状动脉介入治疗，但英国的这一指标仅为 93 例；在瑞士，每 100 万人口要进行 31.4 次 CT 扫描，但以色列的这一指标仅为 7 次。面对如此大的差距，人们不禁会问：究竟是德国和瑞士的治疗方法使用率太高了，还是英国和以色列的治疗方法使用率太低了？尽管没有人知道一国 CT 扫描及经皮冠状动脉介入治疗的最适数量究竟是多少，医生却似乎会凭经验将其调整至符合该国医疗条件和可用资源数量的水平。

有时候，一国某种治疗方法的使用率很低，可能是因为数据的不完整。例如，尽管美国对前列腺癌的筛查更积极，但美国前列腺切除术比例仅为每 10 万男性 114 例，而法国为 287 例。这既可能反映了美法两国前列腺癌潜在发病率或发现率的差异，也可能与美国采用前列腺切除术和放疗等多种方法治疗前列腺癌有关。因此，只有对各种治疗方法进行全面统计，才能准确衡量某一治疗方法的使用率。

表 9.1 部分经合组织国家医疗支出与医疗资源使用的比较

	加拿大	芬兰	法国	德国	以色列	墨西哥	波兰	瑞士	英国	美国
人均医疗总支出（美元，购买力平价）[a]	4,079	3,008	3,696	3,737	2,165	852	1,213	4,627	3,129	7,538
出生时的预期寿命（年）[b]	81.4	79.3	81.2	80.1	81.0	76.5	76.1	81.1	80.1	78.4
肥胖率（成人中身体质量指数超过30 kg/m²比例，基于自我报告）[c]	15.9	15.7	11.2	16	13.6			8.1		27.5
香烟消费（成人中每日吸烟者的占比）[c]	17.5	20.4	26.2		22.2			20.4	22	16.5
65岁以上人口接种流感疫苗的百分比[c]	64	51	69	56	56	35		56	74	67
每100万人口进行核磁共振检查次数[a]	6.7	15.3				1.8	1.5	2.7	5.6	25.9
每100万人口进行CT扫描次数[a]	12.7	16.5			7	4	9.7	31.4	7.5	34.3
每10万住院患者经皮冠状动脉介入治疗（例）[d]	135.9	152.2	186.3	536.1	254.6	1.8	207.6	112.8	93.3	436.8

（续表）

	加拿大	芬兰	法国	德国	以色列	墨西哥	波兰	瑞士	英国	美国
每10万住院患者冠状动脉搭桥术（例）[d]	72.7	66.2	30.2	129.1	62.5	2.8	52.6	33.8	43.5	84.5
每10万住院患者前列腺切除术（例）[c]	161	181	286	287	141	32		205	117	114
每10万住院患者髋膝关节置换术（例）[d]	259.2	379.5	317.4	448.2	95.7	10.2		384.3	288.4	345
人均药品支出（美元，购买力平价）[c]	665	408	595	545		232	257	461	365	876
每千人执业医师数[c]		2.7		3.6	3.4	2	2.2	3.9	2.6	2.4
全科医生（专科医生）酬劳与平均工资之比[f]	3.1 (4.7)	1.8 (2.5)	2.6 (4.4)	3.3 (4.1)		3.9 (4.2)		2.7 (3.0)	4.2 (4.3)	3.7 (5.6)

注：德国和瑞士的肥胖率为2009年的数据，瑞士香烟消费为2007年的数据。

[a] 资料来源：2007年经合组织国家卫生数据库。

[b] 资料来源：2011年美国中情局世界各国概况数据库。

[c] 资料来源：2008年经合组织国家卫生数据库。

[d] 资料来源：2006年经合组织国家卫生数据库。

[e] 最新数据，2006—2008年。

[f] 既包括赚取薪金的医生，也包括个体医生。其中，个体医生的酬劳按照其薪金率计算。

另外，专科医生数量与全科医生数量之比过高，可能意味着专科医生数量高于社会最优数量。研究表明，全科医生能提供更多的预防治疗，因而成本收益更高。但是，1990—2007 年，经合组织国家的专科医生数量增加了 60%，而全科医生数量只增加了 23%；从经合组织国家的平均水平看，2007 年专科医生数量已经是全科医生数量的两倍（OECD，2009b）。

这自然引出了一个问题，即医生的高报酬在多大程度上可以解释各国的高（或低）医疗支出？对此，我们比较了部分经合组织国家的执业医师在总人口中的占比及医生工资与平均工资之比（见表 9.1 最后两行）。比较医生工资与平均工资之比，而不是直接比较医生工资，能够剔除各国人均国内生产总值差异的影响。从比较结果看，无论是医生数量，还是医生的相对工资水平，都不能解释地区之间医疗支出的差异。例如，英国全科医生的相对工资比美国全科医生的相对工资略高（分别是 4.2 和 3.7），但英国专科医生的相对工资比美国专科医生的相对工资略低（分别是 4.3 和 5.6）。另外，从平均意义上讲，英国每千人执业医师数（2.6）高于美国（2.4）。不过，英美两国医生群体报酬总额的微小差别并不能解释两国医疗支出的巨大差异：美国医疗支出与国内生产总值之比为 16.0%，英国医疗支出与国内生产总值之比为 7.0%。类似地，比利时和荷兰拥有经合组织国家中最多的人均专科医生数（OECD，2010），专科医生工资与平均工资之比也是经合组织国家中最高的，但其医疗支出远低于美国。

虽然我们可以用医疗收费模式的差异，以及按服务付费模式下付费比例的不同，解释医生收入及劳动强度的不同，但是，不同国家医疗支出的差异更主要反映了医疗服务数量、医疗服务类型及为这些医疗服务所投入劳动力的不同。正如弗朗丝特·柯伊切林、卢卡·洛伦佐尼和保罗·施莱尔（Francette Koechlin，Luca Lorenzoni，and Paul Schreyer，2010）发现的那样，美国的手术费用和住院费用高于其他国家不可能仅仅是由于医疗机构的工资较高——美国的医生可能会要求比目前水平更高的工资才愿意减少住院患者的医疗费用；手术费用和住院费用较高还反映了医院提供的医疗服务数量的不同，例如，手术前后进行更多的检查、雇用更多的文员处理患者的账单、提供更舒适的私人环境以及雇用更多的护士为患者服务等。当然，在有些情况下，医疗总支出的差异反映了真实价格水平的不同，例如，在美国，名牌药品的价格较高是药品支出过高的原因之一（见表9.1）。

国别比较说明了一个问题：发达经济体和新兴经济体在治疗方法的应用方面存在巨大差异。一方面，第三类治疗方法在医疗支出较高地区被过度使用了。另一方面，新兴经济体对第一类治疗方法和有效的第二类治疗方法的利用不足，墨西哥极低的心血管手术比例即是一例。目前，低收入国家的医疗支出增长缓慢，这些国家的首要问题是扩大医保覆盖面。在扩大医保覆盖面的过程中，这些国家应当吸取发达经济体的教训，避免出现医疗支出不可持续的情况。

图9.5引自斯蒂芬·利姆等（Stephen S. Lim and others，2008）。作者采用来自健康计量与评估学院（IHME，2008）的年度数据说明了不同国家DTP3[8]的疫苗接种情况。健康计量与评估学院建立的综合性数据库既包括横截面数据，也包括时间序列数据。虽然该数据库广泛应用插值法弥补缺失数据，而且也有人担心个别国家上报的数据与其他国家的统计标准不一致，但该数据库还是为研究各国如何使用医疗资源提供了非常有价值的时间序列数据。该数据库的数据和经合

组织的数据都显示，在过去 20 年中，墨西哥的 DTP3 疫苗接种率稳定、大幅提高；只是，该数据库的数据不能说明墨西哥的 DTP3 疫苗接种率在 2008 年发生了大幅跳升，而经合组织的数据却说明了这一点。虽然各新兴经济体对疫苗接种的重视程度不同，但疫苗接种率指标至少在理论上能够用于监测各国对第一类治疗方法的使用情况。

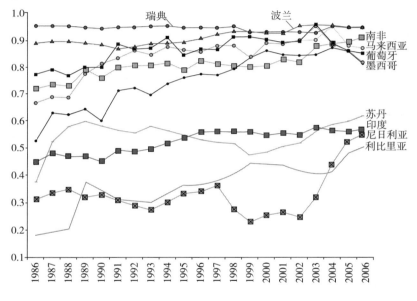

图 9.5　DTP3 疫苗接种率，1986—2006 年（%）

资料来源：IHME（2008）。

　　图 9.6 为各国经杀虫剂浸润的蚊帐数量与生活在疟疾横行的潮湿地区的人口数之比，从一个侧面说明了各国对第一类治疗方法的使用情况（IHME，2010）。尽管图中各国经杀虫剂浸润的蚊帐数量均有增加，但各国的增长幅度却明显不同，甚至有些国家仍极少使用这种廉价、有效的方法。这一指标还可以用于监测医疗保障改革

的进程，当这一指标陡然下降并且极有可能是由医疗服务配送体系的瓶颈造成时，应当采取适当的措施予以应对。实际上，对此类治疗方法的使用严重不足的国家应该大力推广这些治疗方法（尽管需要额外投入，例如从图 9.3 中的点 A 到点 E），并在未来的财政预算中予以适当支持。

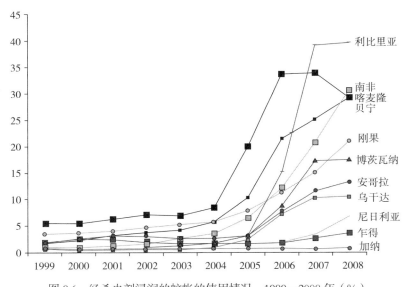

图 9.6　经杀虫剂浸润的蚊帐的使用情况，1999—2008 年（%）

资料来源：IHME（2008）。

现在，越来越多的学者开始重视一国内部对不同治疗方法使用情况的地区差异。例如，刘远立（音）等（Yuanli Liu and others，2008）建立了一套衡量中国第一类治疗方法使用情况的指标体系，其中包括饮用水安全、公共厕所、戒烟、产前检查、医院分娩、产后护理、幼儿免疫、肺结核检查、高血压控制及其有效性等指标。

他们发现，上述各指标的地区差异非常明显。尽管有些差异可以简单地用人均收入水平的不同解释，但这并不能说明收入相近地区的差异。从理论上讲，对第三类治疗方法的使用情况也可以进行地区间的平行比较。例如，癌症晚期患者死于医院（而非临终关怀院）的高比例、剖腹产的高比例、重症监护室和家庭健康护理的大量使用等。[9]

一些预算紧张的新兴经济体可以重点推广成本收益水平较高的治疗方法。卢春玲（音）等（Chunling Lu and others，2010）指出，新兴经济体存在将其获得的国际援助挪作他用的情况（即原先指定用于医疗的资金被改为他用），挪用的比例有时会超过50%。鉴于这些受援国发展第一类治疗方法的潜力也最大，合理的做法应该是加强对援助基金的监管，以确保援助资金被用于提高医疗保障体系的成本收益（Murray and Frenk，2008）。

讨论

几乎每个国家都面临着与提供医疗服务有关的预算压力和决策困难。大多数国家公共医疗保障体系的快速膨胀使其难以维持（Clements and others，2010）。因此，除了进行医疗保障改革之外，我们别无选择。鉴于不同治疗方法的成本收益明显不同，医疗保障改革的内容（哪些治疗方法被减少使用、哪些又被大力推广）决定了改革的成败。本章提出一种便捷的分类法，依此对治疗方法进行分类有助于评估一国医疗保障体系的劳动生产率水平及变化。在这种方法的基础上，本章又评估了医疗保障改革对预算和健康水平的影响。在理想条件下，对健康水平进行监测并不难，但医疗保障改革对健康水平的影响往往需要数十年才会体现出来。例如，20 世纪早期儿童风湿热发病率的降低，直接降低了这批儿童成人后心脏瓣膜疾病的发生率，而这已经是 50 年以后的事情。因此，我们建议集中监测治疗过程，包括疫苗接种、阿司匹林的使用、对心脏病患者施以 β 受体阻滞剂以及初级医疗服务的可得性等。

削减或限制医疗支出预算可能会影响疗效和对包括免疫在内的第一类治疗方法的使用。例如，20 世纪 90 年代早期，新泽西州（不是纽约州）将其对医院提供超出医疗保险保障范围的治疗活动的补贴削减了一半。受此影响，纽约州非医疗保险心脏病患者死亡率明显下降，但新泽西州的这一数字却有所上升（Volpp and others，2003）。反映疗效的其他指标也会受医疗资金改革的影响。例如，医师旷工率（Chaudhury and others，2006）、低收入家庭的医疗服务可得性下降（Birdsall and Hecht，2011）以及由护士工资限制政策造成的高死亡率等（Propper and Van Reenan，2010）。

为了削减医疗支出，许多国家对医疗保险投保人费用报销和医务人员工资采取了"一刀切"措施，或者提高了患者成本分担比例。这种做法很容易理解——容易实施且整个医疗保障体系共同承担由此带来的痛苦。但本章认为，应当采取其他办法削减医疗支出。鼓励使用第一类治疗方法已然不是什么新理论，但是"以价值为标准"的医疗保险设计理念认为，对某些患者而言，为效率较高的的治疗方式提供补贴有利于减轻社会底层人群的医疗负担（Chandra，Gruber，and McKnight，2010）。另一种用得更少的方法是对效率不高的第二类治疗方法和第三类治疗方法收取更多的费用，目前这两类治疗方法的共同支付比例与第一类治疗方法相同。对安装支架的共同支付比例的微小变化或对男性前列腺特异性抗原检测（美国预防专责小组极力反对）全额收费都会成为促使患者做出更优决定的"推手"。同样，对医生提供的无明显医学证据证明有好处的治疗支付较少报酬（对遵循最佳治疗指导的医生免除医疗过失指控），将有助于保证边际医疗支出获得正收益。

另外一种减少医疗支出的途径是以数量管制代替价格管制。尽管大城市的每个医院都希望拥有一个带备份设备的心脏导管插入术实验室以吸引更多的患者前来就诊，但如果能将各医院的设备整合起来使用，就能通过提高医疗设备使用率节约成本并提高健康水平。

未来，每一个国家都必须想办法限制医疗成本的增长，并提高医疗保障体系的效率。更好地衡量并监测健康水平（最好是使用可以即时监测的指标，而不是需要等待多年才会有所体现的指标）是确保在医疗支出下降的同时不至于导致健康水平受到严重损害的必要非充分条件。同时，设法改善医疗服务供给也至关重要。这包括保证医生能够获得足够的收入以使其安心坐诊，保证医疗服务组织不被撤销等。例如，南非地方诊所的广泛建立为艾滋病患者得到及时治疗提供了保证（IRIN，2008）。同时，没有国家愿意提高第三类治疗方法的共付比例（或者降低医疗机构的报销比例），这主要是因为人们担心这会使穷人因无法接受第三类治疗方法而遭到不公平对待，也有人担心这样做没有多少实际意义。展望未来，随着技术创新的深化和财政预算的进一步收紧，为了推广效率较高的治疗方法、减少疗效不佳的治疗方法的使用，人们需要设计新的定价和监管模式。

参考文献

Baicker, K, and A. Chandra, 2004, "Medicare Spending, The Physician Workforce, and the Quality of Health Care Received by Medicare Beneficiaries," *Health Affairs*, Web Exclusive, April.

Birdsall, N., and R. Hecht, 2011, "Swimming Against the Tide: Strategies for Improving Equity in Health," Working Paper No. 249 (Washington, Inter-American Development Bank).

Boden, W., and the COURAGE Trial Group, 2007, "Optimal Medical Therapy With or Without PCI for Stable Coronary Disease," *New England Journal of Medicine*, Vol. 356, No. 15, pp. 1503-16.

Bynum, J., Y. Song, and E. Fisher, 2010, "Variation in Prostate-Specific Antigen Screening in Men Aged 80 and Older in Fee-for-Service Medicare," *Journal of the American Geriatrics Society*, Vol. 58, No. 4, pp. 674-80.

Chandra, A., and J. Skinner, forthcoming, "Technology Growth and Expenditure Growth in Health Care," *Journal of Economic Literature*.

Chandra, A., J. Gruber, and R. McKnight, 2010, "Patient Cost-Sharing and Hospitalization Offsets in the Elderly," *American Economic Review*, Vol. 100, No. 1, pp. 193-213.

Chandra, A., A. Jena, and J. Skinner, 2011, "A Pragmatist's Guide to Comparative Effectiveness Research," *Journal of Economic Perspectives*, Vol. 25, No. 2: 27 - 46.

Chaudhury, N., J. Hammer, M. Kremer, K. Muralidharan, and F. Halsey Rogers, 2006. "Missing in Action: Teacher and Health Worker Absence in Developing Countries," *Journal of Economic Perspectives*, Vol. 20, No. 1 (Winter), pp.91 - 116.

Clements, B., D. Coady, E. Jenkner, I. Karpowicz, K. Kashiwase, B. Shang, M. Soto, and J. Tyson., 2010, "Macro-Fiscal Implications of Health Care Reform in Advanced and Emerging Economies" (Washington: International Monetary Fund).

Doyle, J. Jr., 2011, "Returns to Local-Area Health Care Spending: Using Health Shocks to Patients Far From Home," *American Economic Journal: Applied Economics*, Vol. 3, No. 3, pp. 221 - 43.

Fisher, E. S., D. E. Wennberg, T. A. Stukel, D. J. Gottlieb, F. L. Lucas, and E. L. Pinder, 2003a, "The Implications of Regional Variations in Medicare Spending—Part 1: The Content, Quality, and Accessibility of Care," *Annals of Internal Medicine*, Vol. 138,

No. 4: pp. 273-87.

——, 2003b. "The Implications of Regional Variations in Medicare Spending—Part 2: Health Outcomes and Satisfaction with Care," *Annals of Internal Medicine*, Vol. 138, No. 4: pp. 288-98.

Ford, E. S., U. A. Ajani., J. B. Croft, J. Critchley, D. Labarthe, T. Kottke, W. Giles, and S. Capewell, 2007, "Explaining the Decrease in U. S. Deaths From Coronary Disease, 1980 - 2000," *New England Journal of Medicine*, Vol. 356, No. 23, pp. 2388 - 98.

Garber, A., and J. Skinner, 2008, "Is American Health Care Uniquely Inefficient?" *Journal of Economic Perspectives*, Vol. 22, No. 4, pp. 27 - 50.

Hall, R., and C. I. Jones, 2007, "The Value of Life and the Rise in Health Spending," *Quarterly Journal of Economics*, Vol. 122, No. 1, pp. 39 - 72.

Hartwell, D., J. Colquitt, E. Loveman, A. Clegg, H. Brodin, N. Waugh, P. Royle, P. Davidson, L. Vale, and L. MacKenzie, 2005. "Clinical Effectiveness and Cost-Effectiveness of Immediate Angioplasty for Acute Myocardial Infarction: Systematic Review and Economic Evaluation," *Health Technology Assessment*, Vol. 9, No. 17, pp. 1 - 114.

Institute for Health Metrics and Evaluation (IHME), 2008, *DTP3 Immunization Coverage by Country, 1986-2006* (Seattle). Available at http://www.healthmetricsandevaluation.org/record/dtp3-immunization-coverage-country-1986-2006.

——, 2010, *Sub-Sabaran Africa Insecticide-Treated Bed Nets 1999-2008* (Seattle). Available at http://www.healthmetricsandevaluation.org/record/sub-saharan-africa-insecticide-treated-bed-nets-1999-2008.

IRIN, 2008, "South Africa: Solving Treatment Bottlenecks," IRIN: PlusNews. Available at http://www.plusnews.org/Report.aspx? ReportId=76096.

Koechlin, F., L. Lorenzoni,and P. Schreyer, 2010, "Comparing Price Levels of Hospital Services across Countries: Results of Pilot Study," OECD Health Working Paper No. 53 (Paris: OECD).Available at http://dx.doi.org/10.1787/5km91p4f3rzw-en.

Leibenstein, H., 1966, "Allocative Efficiency vs. 'X-efficiency,' " *American Economic Review*, Vol. 56, No. 3, pp. 392-415.

Lim, S. S., D. B. Stein, A. Charrow, and C. J. L. Murray, 2008, "Tracking Progress towards Universal Childhood Immunisation and the Impact of Global Initiatives: A Systematic Analysis of Three-Dose Diphtheria, Tetanus, and Pertussis Immunisation Coverage," *The Lancet*, Vol. 372, No. 9655, pp. 2031-46.

Liu, Y., K. Rao, J. Wu, and E. Gakidou, 2008, "China's Health Care Performance," *The Lancet*, Vol. 372, No. 9653, pp. 1914-23.

Lu, C., M. T. Schneider, P. Gubbins, K. Leach-Kemon, D. Jamison, and C. Murray, 2010, "Public Financing of Health in Developing Countries: A Cross-National Systematic Analysis," *The Lancet*, Vol. 375, No. 9723, pp. 1375-87.

McGlynn, E., S. M. Asch, J. Adams, J. Keesey, J. Hicks, A. DeCristofaro, and E. Kerr, 2003, "The Quality of Health Care Delivered to Adults in the U. S." *New England Journal of Medicine*, Vol. 348, No. 26: 2635-45.

Moseley, J. Bruce, K. O'Malley, N. Petersen, T. Menke, B. Brody, D. Kuykendall, J. Hollingsworth, C. Ashton, and N. Wray, 2002, "A Controlled Trial of Arthroscopic Surgery for Osteoarthritis of the Knee," *New England Journal of Medicine*, Vol. 347, No. 2, pp. 81-88.

Murray, C. J. L., and J. Frenk, 2008, "Health Metrics and Evaluation: Strengthening the Science," *The Lancet*, Vol. 371, No. 9619, pp. 1191-99.

Organization for Economic Cooperation and Development (OECD), 2009a, *Health Indicators at a Glance* (Paris).

——, 2009b, *OECD Health Data 2009—Comparing Health Statistics across Countries* (Paris).

——, 2010, *OECD Health Data 2010* (Paris).

Propper, C., and J. Van Reenan, 2010, "Can Pay Regulation Kill? Panel Data Evidence on the Effect of Labor Markets on Hospital Performance," *Journal of Political Economy*, Vol. 118, No. 2, pp. 222-73.

Silber, J., H. Robert Kaestner, O. Even-Shoshan, Y. Wang, and L. J. Bressler, 2010, "Aggressive Treatment Style and Surgical Outcomes," *Health Services Research*, Vol. 45, No. 6 (Part 2), pp. 1872-92.

Skinner, J., and D. Staiger, 2009, "Technology Diffusion and Productivity Growth in Health Care," Working Paper No. 14865 (Cambridge, MA: National Bureau of Economic Research).

Temel, J., J. Greer, A. Muzikansky, E. Gallagher, S. Admane, V. Jackson, C. Dahlin, C. Blinderman, J. Jacobsen, W. Pirl, J. Billings, and T. Lynch, 2010, "Early Palliative Care for Patients with Metastatic Non-Small-Cell Lung Cancer," *New England Journal of Medicine*, Vol. 363, No. 8, pp. 733-42.

Volpp, K., S. Williams, J. Waldfogel, J. Silber, J. Schwartz, and M. Pauly, 2003. "Market Reform in New Jersey and the Effect on Mortality from Acute Myocardial Infarction," *Health Services Research* Vol. 38, No. 2, pp. 515-33.

Weintraub, W., and the COURAGE Trial Group, 2008, "Effect of PCI on Quality of Life in Patients with Stable Coronary Disease," *New England Journal of Medicine*, Vol. 359,

No. 7, pp. 677-87.

Wennberg, J. E., E. S. Fisher, and J. Skinner, 2002, "Geography and the Debate over Medicare Reform," *Health Affairs*, Vol. 21, No. 2, pp. w96-w144.

Wiseman, V., W. A. Hawley, F. O. ter Kuile, P. A. Phillips-Howard, J. M. Vulule, B. Nahlen, and J. Mills, 2003, "The Cost-Effectiveness of Permethrin-Treated Bed Nets in an Area of Intense Malaria Transmission in Western Kenya," *American Journal of Tropical Medical Hygiene*, Vol. 68, No. 4（Suppl.）, pp. 161-67.

第四部分
发达经济体案例研究

第十章　加拿大、芬兰、意大利、荷兰、瑞典、英国和美国的公共卫生支出改革

贾斯汀·泰森　伊莎贝拉·卡尔波维茨

　　本章研究七个发达经济体的公共卫生支出及其改革实践，目的在于总结过去 30 年中各国在限制公共卫生支出方面的成功之处。

　　在这些案例中，各国均成功地降低了公共卫生支出与国内生产总值之比，并将该指标长期维持在较低的水平上，实现了实际公共卫生支出的温和增长。[1]本章研究的发达经济体及其进行医疗保障改革的时间分别为：加拿大（20 世纪 70 年代后期到 90 年代）、芬兰（20 世纪 90 年代）、意大利（20 世纪 90 年代）、荷兰（20 世纪 80 年代早期和 90 年代）、瑞典（20 世纪 80 年代和 90 年代早期）、英国（20 世纪 80 年代）和美国（20 世纪 90 年代）。本章逐一介绍上述各国医疗保障改革的情况，首先介绍其医疗保障体系的概况，并将该国的主要健康指标和医疗支出水平与经合组织的平均水平进行对比，然后描述医

疗保障改革的情况，并评估医疗保障改革实施前、实施中和实施后对医疗支出的影响，最后分析医疗保障改革的持久性，并总结经验教训。此外，我们还在后面的章节中，详细分析了德国、日本和韩国进行医疗保障改革和控制长期公共卫生支出增长的经验。

专栏 10.1 分类介绍了发达经济体的医疗保障改革措施，这为我们对比样本国家和其他国家的医疗保障改革提供了参考。发达经济体的医疗保障改革措施可以分为三大类：（1）宏观约束，包括对投入、产出及价格的限制；（2）微观改革，包括改善公共管理和协调、合同条款的设计、竞争与选择等；（3）需求方改革。

专栏 10.1　发达经济体医疗保障改革分类

在过去 30 年中，发达经济体实施的医疗保障改革可以分为三类（Oxley and MacFarlan，1995）：

宏观约束

● 预算上限：预算上限直接限制资源流向公共卫生领域，通常表现为规定总体公共卫生支出规模上限，或者规定医院、药店等具体医疗行业的支出规模上限。例如，限制医院的总预算规模、规定对全科医生的医疗补助费用支出上限等。

● 供给约束：供给约束旨在对医疗保障体系的投入和产出进行数量管制。对投入的数量管制包括限制医疗人员教育机构录取人数、界定药品补贴范围、对高科技固定资产设备实行配给制等。规定视力测试和牙科治疗等特定项目不予以报销则属于对产出的数量管制。

● 价格管制：价格管制即对医疗保障体系的投入和产出进行价格管制。例如，对医疗从业人员工资进行管制，制定药品参考价格，对特定治疗项目实施价格管制，以及实行按人头付费或按诊断相关组付费等。

微观改革

● 公共管理和协调：这类改革通过加强协调、明确责任和义务、改善激励机制、减少人员冗余等措施，优化医疗保障体系内部不同部分之间的组织安排，以达到降低成本的目的。例如，取消管理层、将医疗保障体系的不同功能分别交给不同的机构以及建立守门人制度（即负责管理患者的医疗服务的全科医生，协调安排患者向二级和三级医疗机构转诊，通过减少不必要的医疗服务控制医疗成本）。

● 合同：如何补偿医疗服务提供者是影响公共卫生支出微观效率的最重要因素之一。向医生、医院及其他医疗服务提供者提供补偿的方式很多，其中最常见的三种方式是：（1）薪资或者预算；（2）按情况付费，例如，按人头付费或按诊断相关组付费；（3）按服务付费。

● 市场机制：这类改革通过在医疗领域中不同程度地引入市场机制，达到实现改进微观层面效率和控制成本的目的。这类改革主要通过供求关系起作用，而不仅仅是供给方。常见的改革措施包括：建立内部市场（例如全科医生购买由医院提供的服务），将医疗服务的购买与提供分离（促进医疗机构之间的竞争），增加患者的选择（例如，患者既可以选择初级医疗机构，也可以选择医院）。

需求方改革

这类改革的主要目的在于避免对医疗服务的过度消费，例如提高患者负担的医疗成本比例。患者的医疗费用自付率（可采取一次付清或按比例付款等形式）和私人医疗保险机构的税收待遇是与需求方改革有关的两个重要问题。

加拿大

医疗保障体系概况

加拿大国民医疗保障体系（Medicare）采用公共契约模式，由公共财政提供资金，由私人机构提供服务。20世纪60年代以来，加拿大的全科医生很好地发挥了守门人作用，这是该国以税收为资金来源的医疗保障体系长期良好运行的重要保障。加拿大的医疗保障体系由各省分别建立，并实现了医保全覆盖。[2]2008年，加拿大医疗总支出与国内生产总值之比为10.4%，同期经合组织发达经济体的平均水平为9.3%。其中，公共卫生支出与国内生产总值之比为7.3%，同期经合组织国家平均水平为6.8%（见表10.1）。1980—2008年，加拿大的私人医疗支出（与国内生产总值之比）基本上翻了一番；2008年，私人医疗支出在医疗总支出中的占比为30%。

表 10.1　加拿大：主要健康指标，1970—2008 年 [a]

	1970	1980	1990	2000	2008	经合组织 2008[b]
人均国内生产总值（美元，购买力平价）	4,272	11,066	19,565	28,482	39,288	35,617
基本财政收支余额（与国内生产总值之比）	—	1.4	3.6	10.1	4.0	1.5
一般政府基本支出（与国内生产总值之比）	—	36.6	36.5	34.9	34.9	40.4
医疗总支出（与国内生产总值之比）[c]	6.9	7.0	8.9	8.8	10.4	9.3
公共卫生支出（与国内生产总值之比）	4.9	5.1	6.3	6.2	7.3	6.8

（续表）

	1970	1980	1990	2000	2008	经合组织 2008[b]
私人医疗支出（与国内生产总值之比）	2.1	1.7	2.3	2.6	3.1	2.5
人均公共卫生支出（美元）	190	582	1,387	1,465	3,293	2,028
医疗费用自付支出（占医疗总支出的比重）	—	—	14.4	15.9	14.7	16.8
正规医保覆盖率（与总人口之比）	100.0	100.0	100.0	100.0	100.0	99.0
出生时的预期寿命（岁）	72.9	75.3	77.6	79.0	80.7	79.9
麻疹疫苗接种率（在12—23月龄儿童中的占比）	—	—	85.0	96.2	92.7	89.6
医生数（每千人）	—	—	—	—	—	3.1
医院床位数（每千人）	—	6.8	6.0	3.8	3.5	5.6

资料来源：经合组织；世界卫生组织；世界银行，《世界发展指标》；国际货币基金组织工作人员估算。

[a] 表中数据为对应年份的数据或截至对应年份的最新数据。

[b] 经合组织发达经济体算术平均。

[c] 公共卫生支出和私人医疗支出与国内生产总值之比的和未必与医疗总支出与国内生产总值之比相同。公共卫生支出（与国内生产总值之比）为经过调整的数据，已经反映了结构性突变。

医疗保障改革的经验：20世纪70年代后期到90年代

医疗支出变动趋势

从 1970 年到 1992 年，加拿大的公共卫生支出较快增长。其中，20 世纪 70 年代后期，加拿大的医疗支出相对稳定；20 世纪 80 年代早期和 90 年代早期，受经济衰退的影响，公共卫生支出与国内生产总值之比大幅上升。在这 22 年中，加拿大实际人均公共卫生支出年均增长 3%—4%，公共卫生支出与国内生产总值之比从 1970 年的 4.8% 上升到 6.9%。从 1992 年起，加拿大政府执行了严厉的成本控制政策。在这种情况下，公共卫生支出与国内生产总值之比于 1999 年降至 6.2%。从 1993 年到 1998 年，加拿大实际人均公共卫生支出年均减少 1.2%。21 世纪前 10 年，公共卫生支出年均增长 3.5%。也就是说，加拿大公共卫生支出与国内生产总值之比在经济衰退时快速提高，待经济走出衰退后实行了严厉的成本控制（见图 10.1）。

成本控制改革

加拿大最成功的成本控制改革发生在 20 世纪 70 年代后期到 90 年代，改革的重点是设定预算上限、实施供给约束和进行价格管制。其中，预算上限和价格管制是 20 世纪 90 年代中期财政整顿的一部分，这次财政整顿为加拿大带来了超过十年的财政盈余。

预算上限和供给约束。 1977 年，加拿大改革了联邦与省之间的财政安排[3]，包括住院、开药及推广医疗服务在内的医疗保障体系资金安排有所改变。在新财政体系下，联邦政府对各省的转移支付金额根据人均增幅和通货膨胀水平前瞻性地确定，而不是根据各省的实际支出情况确定。最初，各省获得的人均医疗转移支付相同。省政府及地方政府有权根据实际需求及优先顺序自由地使用转移支付资金。[4]

人均转移支付在 20 世纪 90 年代早期被冻结，到 20 世纪 90 年代后期才得以恢复。恢复之初，人均转移支付的增幅低于国民生产总值（GNP）的增速。

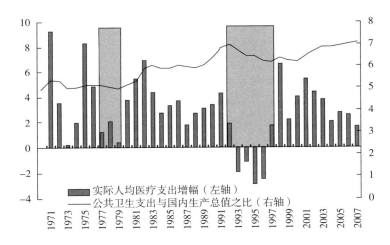

图 10.1　加拿大：公共卫生支出，1970—2007 年（%）

资料来源：经合组织国家卫生数据库；国际货币基金组织工作人员估算。

　　1992 年，加拿大为医院和医生制定了预算上限，这是 20 世纪 90 年代最重要的成本控制政策之一。在加拿大的医疗保障体系下，医院和医生的经费几乎全部由联邦政府支付，因此，实施这样的预算上限较为容易。加拿大的医生大都按服务收费，并由公共医疗保险向医生支付相关费用。20 世纪 90 年代，医疗服务价格由联邦政府决定，一旦医生提供医疗服务的费用累计达到某个上限，医生提供的医疗服务就会被按照较低的费率计费。[5] 此外，联邦政府还从 1991 年开始控制医学院招生数量，有效地控制了供给——虽然这中间存在时滞。

价格管制。各省的药品支出政策相差甚远。1994 年至今，至少有两个省（安大略省和魁北克省）的药品报销价格从未进行过调整。不列颠哥伦比亚省是第一个采用药品内部价格和医疗指导价格的省份。[6]

改革的影响和持久性

人均医疗支出的增长率从 1975 年的 15.7% 降至 1977 年的 1.2%。医疗支出的影响还体现在附加成本增长（即人均公共卫生支出的实际增速减去人均实际国内生产总值增速）上（见图 10.2）。改革方案实施后的第一个五年，即 1977—1982 年，平均附加成本增长为 2.9%，而改革方案实施前五年的这一指标仅为 0.6%。[7] 由此可见，1977 年，联邦与省之间的财政安排改革在成本控制方面的效果非常短暂，附加成本的增速仅仅在改革方案实施两年后就上升了。

20 世纪 90 年代的成本控制改革显著降低了公共卫生支出，改革效果也比 20 世纪 70 年代的改革更为明显。到 1996 年，人均公共卫生支出从 1991 年的 1,516 美元下降至 1,299 美元。在 20 世纪 90 年代初的经济衰退阶段，公共卫生支出快速增加，使得附加成本增长较快。成本控制改革使 20 世纪 90 年代剩余年份的年均附加成本增长仅为 –2.3%。住院病人的公共支出从 1991 年的 743 美元急剧下降至 1995 年的 563 美元。作为预算收紧的结果，床位数减少的医院被关闭或合并。这使得 20 世纪 90 年代医院和床位的数量都有所减少（Rapoport，Jacobs，and Jonsson，2009）。20 世纪 90 年代医疗支出的减少还延长了乳腺癌患者的治疗等待时间（Mayo and others，2001）。

医疗筹资结构也受到了改革的影响。公共卫生支出在医疗总支出中的占比从 1990 年的 74% 降低到 2008 年的 70%。但是，加拿大人均医疗支出在过去 40 年中仍然高于经合组织国家的平均水平。例如，澳大利亚的健康水平与加拿大相当，但其人均医疗支出却比加拿大少。

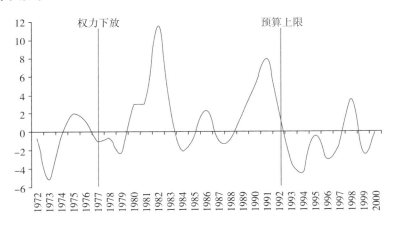

图 10.2　加拿大：附加成本增长及主要改革阶段，1972—2000 年（%）

资料来源：经合组织国家卫生数据库；国际货币基金组织工作人员估算。

经验教训

　　加拿大的经验表明，预算上限和供给约束可以有效控制医疗支出的增长。付费机构单一的医疗保障体系更易于实施削减支出的改革，也有助于控制行政管理成本。尽管加拿大的健康指标一直保持在较好的水平上，但这是通过低水平的医疗投入（例如每千人医院床位数）实现的。对于像加拿大这样的公共医疗保障体系，如何发挥私人保险机构在提供医疗服务方面的作用至关重要。目前，加拿大的私人保险机构只能在公共医疗保障尚未覆盖的领域（例如药品及牙科）提供服务。[8] 让私人保险机构发挥更大的作用虽然有利于减少患者的等候时间，却可能会增加医疗总支出。

芬兰

医疗保障体系概况

芬兰的医疗保障体系以公共保险机构和公共医疗机构为基础，已经实现了医保全覆盖。芬兰政府会制定公共卫生支出目标，只是这个目标不具有约束力。患者的选择较少，有严格的守门人制度。医疗保障体系分散化，各地的医疗服务配送由当地政府负责。

市政税、中央政府补贴以及使用者缴费共同为地方政府的正常运转提供了资金来源，地方政府提供的医疗资金也来自这三个方面。2008 年，芬兰医疗总支出与国内生产总值之比为 8.4%，低于经合组织国家 9.3% 的平均水平。公共卫生支出与国内生产总值之比为 6.1%（见表 10.2）。在过去 20 年中，私人部门迅速成长，但在医疗保障体系中的作用仍较小。2000 年，私人部门在医疗总支出中的占比达到历史最高水平 29%，2008 年这一比例回落至 26%。

表 10.2　芬兰：主要健康指标，1970—2008 年 [a]

	1970	1980	1990	2000	2008	经合组织 2008[b]
人均国内生产总值（美元，购买力平价）	3,328	9,033	17,608	25,653	35,853	35,617
基本财政收支余额（与国内生产总值之比）	—	3.1	7.0	9.6	5.6	1.5
一般政府基本支出（与国内生产总值之比）	—	39.6	42.2	40.8	40.8	40.4

（续表）

	1970	1980	1990	2000	2008	经合组织 2008[b]
医疗总支出（与国内生产总值之比）[c]	5.5	6.3	7.7	7.2	8.4	9.3
公共卫生支出（与国内生产总值之比）	3.3	4.1	5.1	5.1	6.1	6.8
私人医疗支出（与国内生产总值之比）	1.5	1.3	1.5	2.1	2.2	2.5
人均公共卫生支出（美元）	99	549	1,752	1,203	3,179	2,028
医疗费用自付支出（占医疗总支出的比重）	23.8	18.4	15.5	22.3	19.4	16.8
正规医保覆盖率（与总人口之比）	100.0	100.0	100.0	100.0	100.0	99.0
出生时的预期寿命（岁）	70.8	73.6	75.0	77.7	79.5	79.9
麻疹疫苗接种率（在12—23月龄儿童中的占比）	—	70.0	87.0	96.0	98.7	89.6
医生数（每千人）	—	—	2.2	2.5	2.7	3.1
医院床位数（每千人）	—	—	8.3	7.5	6.5	5.6

资料来源：经合组织；世界卫生组织；世界银行，《世界发展指标》；国际货币基金组织工作人员估算。

[a] 表中数据为对应年份的数据或截至对应年份的最新数据。

[b] 经合组织发达经济体算术平均。

[c] 公共卫生支出和私人医疗支出与国内生产总值之比的和未必与医疗总支出与国内生产总值之比相同。公共卫生支出（与国内生产总值之比）为经过调整的数据，已经反映了结构性突变。

医疗保障改革的经验：20世纪90年代

医疗支出变动趋势

20世纪60年代中期到80年代，芬兰公共卫生支出显著增长，公共卫生支出与国内生产总值之比从1965年的3.2%增加到1990年的6.3%，并在1992年芬兰经济陷入深度衰退时大幅增加至7.2%。1991年经济危机之前，芬兰中央政府财政尚有盈余。危机发生后，芬兰中央政府的财政收支迅速恶化，到1994年，财政赤字已超过国内生产总值的10%。2000年，公共卫生支出与国内生产总值之比降至5.1%。此后的几年，公共卫生支出与国内生产总值之比逐渐回升，到2008年基本恢复至1990年的水平。2008年，人均公共卫生支出为3,179美元，高于经合组织发达经济体的平均水平（见图10.3）。

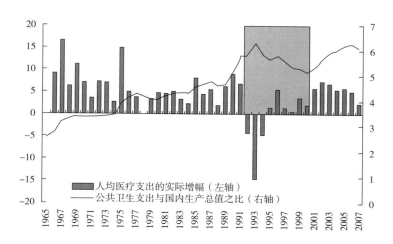

图10.3 芬兰：公共卫生支出，1965—2007年（%）

资料来源：经合组织国家卫生数据库；国际货币基金组织工作人员估算。

成本控制改革

20 世纪 90 年代，芬兰通过实施既包括宏观层面措施又包括微观层面措施的一揽子改革成功实现了成本控制，具体改革措施包括供给约束、预算上限、价格管制与公共管理和协调等。

公共管理和协调。[9] 为了便于进行区内协调和减少医疗服务的重复供给，所有地方医院分别隶属于 21 个"医疗区"并接受其管理。1991 年，芬兰设立多目标医院区，并要求所有地方政府都成为多目标医院区的成员。

供给约束与价格管制。20 世纪 90 年代早期，芬兰的医院床位数有所下降，医疗保障体系从综合体系转向公共契约模式。1997 年，两个多目标医院区开始实行按诊断相关组收费；到 2000 年，这一制度已经推广到大部分医院区。[10]

预算上限。由于中央政府对地方政府的补贴减少，地方政府在购买医疗服务方面承担了更多的责任。营运资金的来源也有所改变，医院的收入取决于地方政府向其购买的服务类型及数量。[11] 在新医疗保障体系下，补贴根据加权平均的期望患者人数计算。这种前瞻性做法，有助于解决医疗费用事后报销体制下医院过度提供医疗服务的问题。[12] 地方政府在医疗保障体系管理、患者费用和医疗服务安排等方面被赋予更大的决策权。受此影响，市政税在资金来源中的比重上升。此外，随着医疗支出税收减免政策的废除及对患者收费的增加，医疗费用自付率在 20 世纪 90 年代也有所上升。

药费分担。早期的医疗保障改革政策主要着眼于提高成本分担比例。因此，控制药价成为 20 世纪 90 年代末的主要问题。药费固定抵

扣额于 1990 年、1992 年和 1994 年连续三次被提高。1993 年，法规有所修改，药剂师被允许以较便宜的同类药品替代医生开的处方药。

改革的影响和持久性

芬兰的成本控制改革并没有影响社会公众的健康水平，但对 20 世纪 90 年代的医疗支出影响显著。2000 年，人均公共卫生支出从 1990 年的 1,752 美元下降到 1,203 美元。2008 年，芬兰的预期寿命为 79.5 岁，略低于经合组织发达经济体 79.9 岁的平均水平。

1991—1995 年，人均住院支出从 743 美元下降到 563 美元，但 2008 年又上升到 792 美元。作为供给约束改革的结果，每千人医院床位数从 1990 年的 8.3 下降至 2008 年的 6.5。在 1993 年中央财政补贴改革后的五年里，附加成本增长年均减少 3.3%，而改革的前五年，附加成本增长年均增加 4.4%（见图 10.4）。

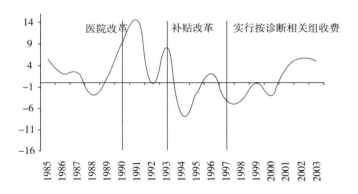

图 10.4　芬兰：附加成本增长及主要改革阶段，
1972—2000 年（%）

资料来源：经合组织国家卫生数据库；国际货币基金组织工作人员估算。

1997—2000 年，医院逐渐开始实行按诊断相关组收费。这一时期，公共卫生支出的平均附加成本增长为 –2.9%。2000 年以后，公共卫生支出的平均附加成本增长又再度上升。这可能是因为，中央政府为了缩短患者的等候时间，曾于 2001 年向地方政府和医院区下拨专项资金（Häkkinen，2005）。

1990 年之后，公共药品支出增长迅速。1991—1995 年，药品支出在医疗支出中的占比从 5.5% 上升到 8.4%，2000 年，这一比例进一步上升到 10%。以药品治疗替代住院治疗可能是导致药品支出增长的原因之一。

经验教训

20 世纪 90 年代，芬兰对医疗部门的众多领域都进行了改革，并成功地控制了医疗支出的增长。1993 年，芬兰在面临严重危机和广泛进行财政整顿的情况下，完成了补贴改革。芬兰的例子说明，综合运用多种措施（在进行宏观层面改革的同时，辅之以微观改革和效率改进措施）能够较好地控制医疗成本增长。

但是，医疗保障体系分散化也带来了一些意想不到的结果，例如地区之间的不公平。2005 年，各地人均医疗支出相差 1,000 欧元（Rapoport，Jacobs，and Jonsson，2009）。各地医保覆盖率不同，各医院区的等候时间也不同。小地方由于规模不经济，无法提供专业化医疗服务，国家层面对医疗服务也没有统一的价格指导。二级筹资体系（中央政府补贴和地方政府筹资）加剧了医疗成本从地方政府向非地方政府机构转嫁的倾向。例如，按照规定，患者住院期间的药品费用由地方政府负担，门诊发生的药品费用则由中央政府负担，这就使医院更倾向于进行门诊药品治疗。

意大利

医疗保障体系概况

意大利国民卫生保健体系（NHS）已经实现了医保全覆盖，所有公民及永久居民都能享受到。该体系采用公共一体化模式，资金来自工资和一般税收，医疗服务由公共部门和私人部门共同提供。意大利的医疗保障改革始于 1992 年。改革后的国民卫生保健体系高度分散化，各地区和地方医疗机构在医疗保障体系管理和筹资方面拥有极大的自主权。中央政府设定"基本医疗水平"，详细列出了各地区必须提供的医疗服务清单。[13] 医疗服务由当地的公共事业企业（Aziende Sanitarie Locali, ASL）提供，地方政府对该公共事业企业实行垂直一体化管理，企业资金也由地方政府根据人均预算提供。2008 年，意大利公共卫生支出与国内生产总值之比为 7.0%，经合组织发达经济体的平均水平为 6.8%（见表 10.3）。过去 10 年中，私人部门在医疗保障体系中的作用基本稳定，与国内生产总值之比略超 2%，低于经合组织国家的平均水平。

表 10.3　意大利：主要健康指标，1970—2008 年 [a]

	1970	1980	1990	2000	2008	经合组织 2008[b]
人均国内生产总值（美元，购买力平价）	3,387	9,210	17,595	25,597	31,709	35,617
基本财政收支余额（与国内生产总值之比）	—	—	–1.4	5.5	2.5	1.5
一般政府基本支出（与国内生产总值之比）	—	—	42.4	41.7	41.7	40.4

（续表）

	1970	1980	1990	2000	2008	经合组织 2008[b]
医疗总支出（与国内生产总值之比）[c]	—	—	7.7	8.1	9.1	9.3
公共卫生支出（与国内生产总值之比）	—	—	6.1	5.8	7.0	6.8
私人医疗支出（与国内生产总值之比）	—	—	1.6	2.2	2.1	2.5
人均公共卫生支出（美元）	—	—	1,222	1,122	2,737	2,028
医疗费用自付支出（占医疗总支出的比重）	—	—	17.1	24.5	19.5	16.8
正规医保覆盖率（与总人口之比）	93.0	100.0	100.0	100.0	100.0	99.0
出生时的预期寿命（岁）	72.0	74.0	77.1	79.8	81.5	79.9
麻疹疫苗接种率（在12—23月龄儿童中的占比）	—	—	43.0	74.1	89.5	89.6
医生数（每千人）	—	—	—	—	—	3.1
医院床位数（每千人）	10.6	9.6	7.2	4.7	3.8	5.6

资料来源：经合组织；世界卫生组织；世界银行，《世界发展指标》；国际货币基金组织工作人员估算。

[a] 表中数据为对应年份的数据或截至对应年份的最新数据。

[b] 经合组织发达经济体算术平均。

[c] 公共卫生支出和私人医疗支出与国内生产总值之比的和未必与医疗总支出与国内生产总值之比相同。公共卫生支出（与国内生产总值之比）为经过调整的数据，已经反映了结构性突变。

医疗保障改革的经验：1991—1999年

医疗支出变动趋势

20 世纪 90 年代之前，意大利政府实行宽松的财政政策和紧缩的货币政策。到了 20 世纪 90 年代，意大利开始进行财政整顿。从 1992 年至 1995 年，政府基本财政收支余额震荡增长，规模逐渐超过国内生产总值的 4%，负债率多年来首次出现下降。财政整顿分两个阶段进行。其中，1993 年之前的财政整顿主要侧重收入调整，1994—1995 年的财政整顿主要侧重支出调整。公共卫生支出与国内生产总值之比从 1991 年的 6.3% 降至 1999 年的 5.5%。人均公共卫生支出实际增长为负，1993—1995 年的平均降幅为 4.6%（见图 10.5）。在财政整顿时期，实际公共卫生支出的增长率大多数时候低于经合组织国家平均水平。私人医疗支出持续增长，但增长速度有所减缓。

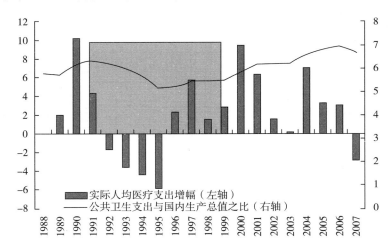

图 10.5　意大利：公共卫生支出，1988—2007 年（%）

资料来源：经合组织国家卫生数据库；国际货币基金组织工作人员估算。

成本控制改革

20 世纪 90 年代,意大利的成本控制改革以控制医生工资和药品支出为重点,是其广义财政整顿策略的一部分。

价格管制。意大利的人均医生数量在欧盟各国中最高。所有受雇于国民卫生保健体系的医生都是领取薪水的,享受公务员待遇。全科医生和儿科医生按人头收费。1991—1995 年,为控制国民卫生保健体系的工资支出,意大利出台了以下三项政策:(1)数次推迟与医生的续约;(2)工资涨幅低于历史水平,仅保持与通货膨胀水平同步;(3)取消加班的奖金和补贴。

药品也实行价格管制。1994 年,意大利重新修订了正面清单,对所有处方药都收取固定费用。[14] 意大利政府还调降了 1994 年的药品支出预算上限,比 1993 年减少了 2.4%。政府暂停了对数百种活性成分药的资助,并制定了新的价格体系以保证药品价格不高于欧盟平均水平。1995 年,意大利政府普遍下调了药品价格,并在一年后引入了药品指导价格。但是,有些药品的价格仍居高不下,400 余种药品因此退出了正面清单。[15]1997 年,制药商被迫向国民卫生保健体系打折提供高价药,制药商的边际利润被压缩到最少(Fattore,1999)。

公共管理和协调。1992 年,在减少当地公共事业企业数量的基础上,意大利赋予当地公共事业企业和医院更大的管理及筹资自主权。改革还引入准市场机制,择优选择医疗机构。意大利的医疗市场与英国不同。在意大利,医疗服务的购买与提供在地方就分开了,而地方政府在医疗保障体系管理中居于主导地位。

供给约束与合同。20 世纪 90 年代早期,成本控制措施并不以医

院为直接目标，这主要是因为地方的成本控制压力较小，而且混合市场机制（参考下文）与由医院进行成本控制之间存在冲突。但到了1996年前后，意大利的成本控制措施就逐渐转向医院了。1996年，意大利减少了医院床位数。与此同时，为了引入市场竞争机制、控制成本和提高效率，意大利还于1994年引入按诊断相关组收费的制度，并于1996年正式实行。另一项成本控制措施是削减资本支出，该项支出在1995年仅占全部支出的0.3%。

改革的影响和持久性

意大利在削减公共药品支出方面成效显著。1991—1995年，名义公共药品支出减少了35%。但是，减少医疗保险可用药品的做法在一定程度上增加了私人药品支出，私人药品支出在药品总支出中的比例从1990年的20%上升到1995年的35%（Fattore，1999）（见图10.6）。

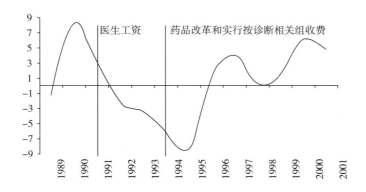

图10.6　意大利：附加成本增长及主要改革阶段，1989—2001年（%）

资料来源：经合组织国家卫生数据库；国际货币基金组织工作人员估算。

2001 年，意大利废止了药品支出分担政策，并取消了对医生开处方药的限制。于是，部分医生倾向于多开价格较高的新药。在这种情况下，意大利调整了药品支出削减政策，取而代之的是降低制药商提供给国民卫生保健体系的药品支出价格，对不能享受医疗保险报销待遇的药品制定指导价格，恢复对医生开处方药的限制，以及对国民卫生保健体系的药品支出设置上限。

在按诊断相关组收费的制度下，当医疗支出超过预设水平时，地方政府将更倾向于降低医院及个人的付费标准，并尽量减少某些医疗服务的提供。另外，对医院床位数实施更严格的控制，致使住院率降低和住院时间减少。控制工资的措施成效也很显著，1991—1995 年，工资的平均涨幅不到 8%，同期，虽然公共卫生支出的减少被私人医疗支出的增长部分抵消，但医疗总支出仍减少了 7.2%。1992—1996 年，公共卫生支出的附加成本增长为 3.7%。

然而，旨在控制国民卫生保健体系工资支出的措施并不都具有可持续性。例如，推迟续约只是推迟了医疗支出，而不是削减，因为新合同中包含了对推迟续约期间的补偿（Fattore，1999）。此外，限制工资中的可变部分降低了医生的积极性，影响了社会公众的健康水平，某些原本由公共部门提供的医疗服务被私人部门替代。

经验教训

意大利 20 世纪 90 年代的改革实践表明，价格管制和成本分担能够有效控制成本，对控制公共医疗支出具有良好效果。但是，其持久性尚存疑问。限制医务人员工资会导致健康水平下降，并增加未来涨工资的压力。共同支付比例提高到一定程度后，可能会损害医疗保障体系的公平性，需要及时调整。

意大利成本控制改革成功的关键在于，中央政府不再像过去那样，即使是背负巨额赤字也要保障地方医疗保障体系运转。人们之所以能就这一点达成共识，得益于之前的金融危机和加入欧元区必须遵守的《马斯特里赫特条约》。实际上，加入欧元区之后，意大利的医疗支出再次加速上升（Bordignon and Turati，2009）。

荷兰

医疗保障体系概况

荷兰的医保体系采用遵守社保管理的公共契约模式。2006 年，荷兰建立了单一强制保险框架，医疗保险机构和患者的角色发生了重要转变。在控制公共卫生支出增长方面，荷兰并不依赖对第三方付费价格的限制。全科医生扮演了守门人角色，需要进行住院治疗或专家治疗的患者由全科医生负责转诊。

医疗保障体系由三部分组成：对高风险患者实施的强制社会医疗保险、疾病基金计划、自愿医疗保险。其中，强制社会医疗保险的资金来源于与收入挂钩的保费，基本医疗保险的资金来源于统一费率的缴费和雇主缴费。对医疗保障体系的监管职能从政府转移到独立机构。2008 年，荷兰医疗总支出与国内生产总值之比为 9.9%，比经合组织国家 9.3% 的平均水平高出 0.6 个百分点；公共卫生支出与国内生产总值之比为 7.4%（见表 10.4）。

表 10.4　荷兰：主要健康指标，1970—2008 年 [a]

	1970	1980	1990	2000	2008	经合组织 2008[b]
人均国内生产总值（美元，购买力平价）	4,013	9,869	17,624	29,403	41,189	35,617
基本财政收支余额（与国内生产总值之比）	—	—	—	5.6	2.5	1.5
一般政府基本支出（与国内生产总值之比）	—	—	—	42.2	43.0	40.4
医疗总支出（与国内生产总值之比）[c]	—	7.4	8.0	8.0	9.9	9.3
公共卫生支出（与国内生产总值之比）	4.2	5.3	5.5	5.2	7.4	6.8
私人医疗支出（与国内生产总值之比）	2.7	2.3	2.6	2.9	2.5	2.5
人均公共卫生支出（美元）	—	659	1,055	1,209	3,971	2,028
医疗费用自付支出（占医疗总支出的比重）	—	—	—	9.0	5.7	16.8
正规医保覆盖率（与总人口之比）	69.0	68.3	61.4	97.6	98.8	99.0
出生时的预期寿命（岁）	73.7	75.9	77.0	78.0	80.2	79.9
麻疹疫苗接种率（在12—23月龄儿童中的占比）	—	91.0	94.0	96.0	96.0	89.6

（续表）

	1970	1980	1990	2000	2008	经合组织 2008[b]
医生数 （每千人）	—	—	—	—		3.1
医院床位数 （每千人）	—	—	5.8	4.9	4.3	5.6

资料来源：经合组织；世界卫生组织；世界银行，《世界发展指标》；国际货币基金组织工作人员估算。

[a] 表中数据为对应年份的数据或截至对应年份的最新数据。

[b] 经合组织发达经济体算术平均。

[c] 公共卫生支出和私人医疗支出与国内生产总值之比的和未必与医疗总支出与国内生产总值之比相同。公共卫生支出（与国内生产总值之比）为经过调整的数据，已经反映了结构性突变。

医疗保障改革的经验：20世纪80年代早期和90年代

医疗支出变动趋势

20世纪70年代，荷兰人均公共卫生支出显著增长。1972—1982年，人均公共卫生支出年均实际增长4%，公共卫生支出与国内生产总值之比从4.1%增长至5.5%。1982—1990年，人均公共卫生支出的增长速度明显下降，年均增速不到2%。20世纪90年代初期，医疗支出再次上升。1993年，公共卫生支出与国内生产总值之比达到6.2%。此后，荷兰的人均公共卫生支出出现负增长（1995—2000年）。到2000年，公共卫生支出与国内生产总值之比下降至5.0%（见图10.7）。2008年，荷兰的人均公共卫生支出为3,971美元，而经合组织国家的平均水平为2,032美元。

成本控制改革

20世纪80—90年代，荷兰进行了三次成本控制改革。改革的首要目标是控制医院预算，其次是引入有管理的竞争，最后在 1994 年荷兰政府换届后，目标落在了更广泛地运用预算上限和药品改革上。

预算上限。20 世纪 80 年代早期，医疗保障改革的重心是控制住院费用。1983 年，荷兰改革了医院报销体系，以总额预算体系取代了原先的开放式报销。1984 年，荷兰政府扩大了预算范围，对所有住院费用都事先制定年度预算。1985 年，部分预算被改为弹性制，四种住院费用虽仍旧事先制定预算，但预算金额由医院及医疗保险机构商定。[16] 在这种前瞻性支付方式下，医疗保障体系支付医疗费用不再根据支出确定，而是根据预期需求和以合理成本提供的医疗服务确定。1988 年，提供专业医疗服务的医院在预算公式中的比重增加。在始于1994 年的医疗保障改革中，总额预算亦有增加。此外，某些医疗服务（牙科、非处方药和心理治疗）不再享受社会医疗保险及疾病基金的报销待遇。

公共管理和协调。[17]1987 年和 1989 年引入有管理的竞争的初衷从未真正实现。改革试图建立单一的国家医疗保险。1994 年的改革取得了较大进展。筹资体系改革改变了对所有公民提供基本医疗保险的做法，新的医疗保险框架按照以下原则提供医疗保险：（1）建立医疗保险机构的风险方程，根据年龄、性别、就业情况、健康状况等因素进行风险调整；[18]（2）以按照诊断相关组报销代替总额预算（Schut，1996）。

药品提供与价格改革。1996 年，荷兰政府引入指导价格，对 2/3 列入社会医疗保险保障范围的处方药设定了最高限价。此外，1993—1998 年，荷兰政府还对是否将新药纳入社会医疗保险保障范围进行了较为严格的限制。

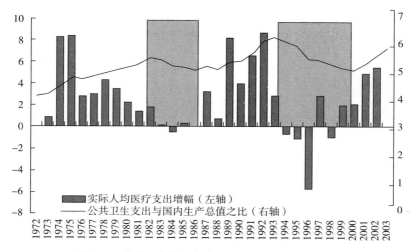

图 10.7　荷兰：公共卫生支出，1972—2003 年（%）

资料来源：经合组织国家卫生数据库；国际货币基金组织工作人员估算。

改革的影响和持久性

20 世纪 80 年代中期，荷兰政府对医院的预算控制减缓了公共卫生支出的增长（住院治疗在公共卫生支出中的占比最高）。在 1983 年之后的五年中，平均附加成本增长为 –1.3%，而之前的五年为 2.5%。从 1982 年到 1988 年，公共卫生支出与国内生产总值之比由 5.5% 降至 5.4%。不过，荷兰政府 1993 年引入有管理的竞争并不十分成功，这使得公共卫生支出与国内生产总值之比再次攀升至 6.7%。据此计算，1987—1993 年，荷兰人均公共卫生支出以年均 5% 的速度增长。

虽然荷兰的主要成本控制改革一直到 1994 年新政府上台后才启动，但公共卫生支出早在 20 世纪 90 年代早期就再次下降。当时的医保覆盖面正在不断扩大，公共卫生支出的下降主要归功于 1991 年的药品报销制度改革。新的药品报销体系规定了用疾病基金报销药费的条件，并取消了某些治疗的医保报销待遇。例如，1991 年和 1993 年分别将整容和眼科手术剔除出医保报销清单。

　　1994 年荷兰政府实施的一系列成本控制改革大幅降低了公共卫生支出。1994 年之后的 5 年间，平均附加成本增长为 –3.3%，而之前的 5 年为 4.4%（见图 10.8）。公共卫生支出与国内生产总值之比从 1994 年的 6.5% 降至 2000 年的 5.2%。医疗筹资结构也在改革中得到完善。私人医疗支出在医疗总支出中的占比从 1993 年的 21.6% 增加至 2000 年的 32%。

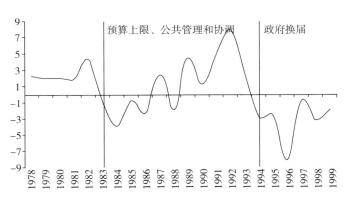

图 10.8　意大利：附加成本增长及主要改革阶段，
1978—1999 年（%）

资料来源：经合组织国家卫生数据库；国际货币基金组织工作人员估算。

经验教训

　　尽管医疗保障体系中有众多的公共及私人医疗保险机构，荷兰还是成功地实现了成本控制。但是，荷兰尝试引入有管理的竞争却是不成功的，这方面的改革不应该以激进的方式推进。

瑞典

医疗保障体系概况

瑞典的医疗保障体系是分权制和公共一体化的医疗保障体系，医疗服务的提供主要由 18 个省级议会*及两个区域组织负责。

瑞典没有守门人制度。全民皆自动享有医疗保险，医疗保障体系的资金来源于税收。2008 年，瑞典医疗总支出与国内生产总值之比为 9.4%，与经合组织发达经济体的平均水平相当；但瑞典公共卫生支出与国内生产总值之比为 7.7%，高于经合组织发达经济体 6.8% 的平均水平。私人医疗支出与国内生产总值之比在过去 30 年中从 0.7% 增长到 1.7%（见表 10.5）。

表 10.5　瑞典：主要健康指标，1970—2008 年 [a]

	1970	1980	1990	2000	2008	经合组织 2008[b]
人均国内生产总值（美元，购买力平价）	4,568	10,578	19,319	27,761	36,946	35,617
基本财政收支余额（与国内生产总值之比）	—	–1.8	8.1	7.2	4.1	1.5
一般政府基本支出（与国内生产总值之比）	—	—	—	50.0	48.0	40.4
医疗总支出（与国内生产总值之比）[c]	6.8	8.9	8.2	8.2	9.4	9.3

---

*　原文为 country councils，但实际应为 county councils（省级议会）。——译者注

（续表）

	1970	1980	1990	2000	2008	经合组织 2008[b]
公共卫生支出（与国内生产总值之比）	5.9	8.3	7.5	7.2	7.7	6.8
私人医疗支出（与国内生产总值之比）	0.9	0.7	0.8	1.2	1.7	2.5
人均公共卫生支出（美元）	257	1,310	2,116	1,936	3,994	2,028
医疗费用自付支出（占医疗总支出的比重）	—	—	—	—	15.6	16.8
正规医保覆盖率（与总人口之比）	100.0	100.0	100.0	100.0	100.0	99.0
出生时的预期寿命（岁）	74.7	75.8	77.6	79.7	81.0	79.9
麻疹疫苗接种率（在12—23月龄儿童中的占比）	—	—	96.0	91.0	96.0	89.6
医生数（每千人）	1.3	2.2	2.6	3.1	3.6	3.1
医院床位数（每千人）	—	—	—	—	—	5.6

资料来源：经合组织；世界卫生组织；世界银行，《世界发展指标》；国际货币基金组织工作人员估算。

[a] 表中数据为对应年份的数据或截至对应年份的最新数据。

[b] 经合组织发达经济体算术平均。

[c] 公共卫生支出和私人医疗支出与国内生产总值之比的和未必与医疗总支出与国内生产总值之比相同。公共卫生支出（与国内生产总值之比）为经过调整的数据，已经反映了结构性突变。

医疗保障改革的经验：20世纪80年代和90年代早期

医疗支出变动趋势

20 世纪 80—90 年代，瑞典的公共卫生支出与国内生产总值之比是经合组织国家中最高的。此后，瑞典的附加成本增长几乎为零，导致该指标约降至经合组织国家的第七位。与公共卫生支出范围扩大相对应，瑞典的医疗支出在 20 世纪 60—70 年代显著增长——1970—1982 年的平均实际增速约为 4.5%，超过国内生产总值增速 2 个百分点以上。1982—1994 年，医疗支出的增长明显放缓，年均增长率温和下降，公共卫生支出与国内生产总值之比从 8.5% 降至 7.2%。不过，这一时期，公共卫生支出的计算口径先后经过两次调整——1985 年，智障治疗从医疗范畴划归教育和社会服务范畴；1992 年，老年护理划归社会服务范畴。1995 年以后，瑞典的公共卫生支出再度攀升，但截至 2007 年仍低于 1982 年水平（见图 10.9）。

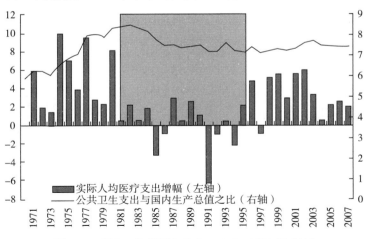

图 10.9　瑞典：公共卫生支出，1970—2007 年（%）

资料来源：经合组织国家卫生数据库；国际货币基金组织工作人员估算。

成本控制改革

预算上限、公共管理和协调改革以及地方政府的更多参与。20世纪 80 年代的改革主要集中在预算上限、公共管理和协调（包括更深入的地方分权）及价格管制等三个方面。20 世纪 90 年代早期，瑞典在医疗保障体系中引入了市场机制。[19]

1982 年，省级议会和二级政府的医疗管辖权被整合。省级议会开始更多负责规划制定和资源配置方面的工作，并对与开展医疗活动有关的周期性支出和资本性支出实施总额预算。这些改革在不同的时间分别进行，省级议会还为每一项改革制定了不同的策略。

1985 年，省级议会的监管和规划职能进一步加强，将原先由瑞典社会保险局（Swedish Social Insurance Agency）负责管理的公共及私人流动救护站也划归省级议会管理。这样做的目的主要是为了便于为中央政府在医疗事业方面的支出设定限额。改革前，在公共医疗机构和私人医疗机构发生的门诊费用，均由社会保险局根据按服务付费的原则予以支付。改革后，中央政府按照人口基数向省级议会拨款——私人医疗机构仍然按服务收费，但收费标准必须与省级议会谈判确定。1988 年，为了控制医疗支出的增长，议会颁布了禁止省级议会和自治市提高所得税的禁令，禁令自 1990 年起生效。1991 年，门诊费用的共同支付比例交由省级议会决定，共同支付方式的广泛使用增大了患者尽量多地使用初级医疗的动力。

价格管制。20 世纪 80 年代后期，医疗支付体系有所改变：医疗机构不再根据医疗活动预算取得报酬，而是改由以事先确定的标准按病种收费。1993 年，瑞典制定了一般药品的指导价格。20 世纪 90 年代，斯德哥尔摩省率先尝试按诊断相关组收费。

公共管理和协调：分权制强化了激励机制。1992 年，由保守派主导的新政府上台后，以更加市场化的机制取代了原先以计划和成本控制为核心的机制。其中，将向老年人和残疾人提供长期护理的职责由省级议会转移到自治市是重要的改革措施之一。这样做的目的在于，将对老年人与智障者的护理与自治市的社会服务整合起来，以提高服务质量和效率。如果自治市没有为承接原先由医院负责的这部分职能做好准备（例如未建立相应的护理之家），自治市政府将会被罚款。

市场机制。20 世纪 90 年代，瑞典充分运用有计划的市场机制，实现了医疗服务购买方与提供方相分离。截至 1994 年，当时 26 个省级议会中的 14 个已将采购组织分离出去，只是具体形式不尽相同。[20]

改革的影响和持久性

省级议会的总额预算明显减缓了医疗支出扩张的速度——1982 年改革之后的 5 年，平均附加成本增长为 –2.4%，而之前的 5 年平均为 3.5%。虽然总额预算在成本控制方面成效显著，但在提升效率方面的作用有限。1985 年支付体系改革后的 5 年内，附加成本增长为负（–0.8%）（见图 10.10）。

以 1990 年限制税收为导火索的省级议会财政紧缩，引起了债务累积和医院倒闭。受此影响，患者的排队等候时间变长，选择性治疗的等候时间尤其漫长。为解决这一问题，1992 年，瑞典政府出台措施，保证 12 种治疗的排队时间不超过三个月，否则就在三个月后为患者安排到其他省的医院或私立医院就诊。尽管如此，这 12 种治疗的等待大军对省级议会仍是一个挑战，也是自愿医疗保险市场发展壮大的原因之一。

改革还改变了医疗投入的水平和结构。1992年以来，医院床位数明显减少。受1992年改革致使非急性病护理（例如慢性病人和精神病人）床位数减少等原因影响，1993—2003年，床位数减少了40%以上。除内科医生、护士及助产士外，医疗从业人员人数在20世纪90年代初期也有所下降。医疗从业人员由1992年的每千人46.7人减少到2002年的每千人31.9人。医疗从业人员减少的主要原因是医疗保障体系由原先的以医院治疗为主转向以初级医疗为主。总的来说，1989—1993年，瑞典的医疗支出没有出现大幅增长。

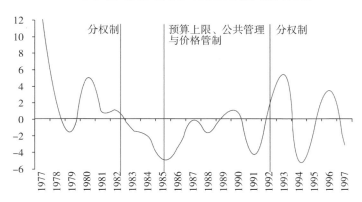

图10.10 瑞典：附加成本增长及主要改革阶段，1977—1997年（％）

资料来源：经合组织国家卫生数据库；国际货币基金组织工作人员估算。

整个20世纪90年代，瑞典还进行了其他改革，有些改革着眼于成本控制，有些改革重在提高疗效。虽然有证据表明劳动生产率有所增长，但这并不完全是由改革带来的，至少在某种程度上，这些改革在成本控制方面的作用更大一些。

经验教训

预算上限及公共管理和协调，尤其是与分权制下强化责任相关的改革，成功地控制了医疗支出的增长。但是，瑞典的医疗保障改革在医疗供给方面产生了一些负面影响，对此，瑞典政府通过引入市场机制提高效率加以解决。

英国

医疗保障体系概况

英国拥有公共一体化的医疗保障体系——完善的监管、严格的守门人制度、集权化、医疗机构的经费由中央政府预算拨付。医院是政府的一部分，在 20 世纪 90 年代的医疗保障改革中，英国引入了公共契约模式。英国是医保全覆盖国家，而且医疗免费。2008 年，英国医疗总支出与国内生产总值之比为 8.7%，经合组织国家的平均水平为9.3%；英国公共卫生支出与国内生产总值之比为 7.2%，经合组织发达经济体的平均水平为 6.8%（见表 10.6）。尽管比例较小，私人医疗支出与国内生产总值之比自 1980 年以来还是翻了一番。

表 10.6 英国：主要健康指标，1970—2008 年 [a]

	1970	1980	1990	2000	2008	经合组织2008[b]
人均国内生产总值（美元，购买力平价）	3,586	8,380	16,322	26,074	36,128	35,617
基本财政收支余额（与国内生产总值之比）	—	1.5	2.0	4.0	−2.7	1.5
一般政府基本支出（与国内生产总值之比）	—	35.9	34.1	34.9	38.3	40.4
医疗总支出（与国内生产总值之比）[c]	4.5	5.6	5.9	7.0	8.7	9.3

（续表）

	1970	1980	1990	2000	2008	经合组织 2008[b]
公共卫生支出（与国内生产总值之比）	3.6	4.6	4.6	5.6	7.2	6.8
私人医疗支出（与国内生产总值之比）	0.6	0.6	1.0	1.5	1.5	2.5
人均公共卫生支出（美元）	86	480	875	1,403	3,171	2,028
医疗费用自付支出（占医疗总支出的比重）	—	8.6	10.6	13.4	11.1	16.8
正规医保覆盖率（与总人口之比）	100.0	100.0	100.0	100.0	100.0	99.0
出生时的预期寿命（岁）	71.9	73.2	75.7	77.9	79.7	79.9
麻疹疫苗接种率（在12—23月龄儿童中的占比）	—	53.0	87.0	88.0	85.9	89.6
医生数（每千人）	0.9	1.3	1.6	2.0	2.6	3.1
医院床位数（每千人）	—	—	—	4.1	3.4	5.6

资料来源：经合组织；世界卫生组织；世界银行，《世界发展指标》；国际货币基金组织工作人员估算。

[a] 表中数据为对应年份的数据或截至对应年份的最新数据。

[b] 经合组织发达经济体算术平均。

[c] 公共卫生支出和私人医疗支出与国内生产总值之比的和未必与医疗总支出与国内生产总值之比相同。公共卫生支出（与国内生产总值之比）为经过调整的数据，已经反映了结构性突变。

医疗保障改革的经验：20世纪70年代后期和80年代

医疗支出变动趋势

从 20 世纪 60 年代到 70 年代中期，英国医疗总支出的年均实际增长率为 4.8%（1962 年和 1969 年曾出现过下降，但很快就得到逆转），医疗总支出与国内生产总值之比从 3.3% 攀升至接近 5%。1973 年石油危机及 1973—1974 年股市崩盘之后，英国经济进入衰退期，医疗总支出与国内生产总值之比快速上升。20 世纪 70 年代后期，英国先后出台了控制医疗支出的政策措施，医疗总支出的实际增速出现了短暂的负增长或低增长，医疗总支出与国内生产总值之比也连续三年下降。在 20 世纪 80 年代早期的经济衰退阶段，公共卫生支出与国内生产总值之比再次上升，此后又有所下降。1981 年，公共卫生支出与国内生产总值之比已经降至 4.9%，1989 年，进一步降至 4.5%。在撒切尔夫人的前两届任期内，医疗总支出的年均实际增长率为 2.2%；此前 10 年（这一时期，保守党和工党都曾执政）的年均实际增速为 4.2%（见图 10.11）。

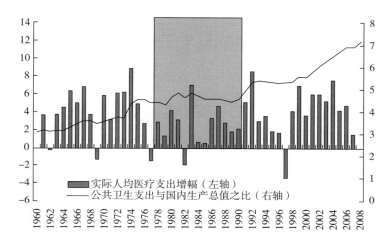

图 10.11　英国：公共卫生支出，1960—2008 年（%）

资料来源：经合组织国家卫生数据库；国际货币基金组织工作人员估算。

成本控制改革

20 世纪 70 年代早期，英国为控制医疗成本制定了预算上限。20 世纪 80 年代，英国又实施了一系列公共管理和协调改革。

预算上限。20 世纪 70 年代前半期，公共卫生支出快速增长，英国政府调整了预算程序以强化成本控制能力。在部门预算中引入现金限额，并严禁各部门透支。英国国家健康体系（National Health Service，NHS）的预算由中央政府制定，并受现金限额约束。现金限额根据当地人口数量确定。[21]

公共管理和协调。始于 1982 年的医疗保障改革致力于控制成本和减少政府干预。在这次改革中，90 个区域卫生当局（area health authorities）〔区域卫生当局的级别低于拥有预算的地区卫生当局（the budget-holding regional health authority），但高于街道管理团队（district management teams）〕被撤销。紧接着，1983 年的《格里菲斯报告》（Griffiths Report）将"新公共管理"概念引入英国国家健康体系，以层级制管理取代共识型团队。管理者既要管理提供医疗服务的专业人士，以使其对医疗服务的水平、类型和质量负责，也要管理医疗资源的使用。

引入市场机制和竞争机制。从 1989 年开始，英国进行了另外一系列改革，旨在引入竞争机制、提升效率和提高响应能力。"为患者服务"改革（Working for Patients reform）的主要目的是，将医疗采购与医疗服务相分离，并引入内部市场。这一举措催生了两类采购者：街道卫生当局与全科医生联盟（资金持有方）。手握资金的全科医生联盟相当于一个微型的流动医疗保健组织（health maintenance organization，HMO），在收到固定额度的预付款之后，为特定人口提供医疗服务或将

其转诊至二级医疗机构。为获得全科医生联盟或街道卫生当局的合同，医疗机构建立了英国国家健康体系联合体（半独立化的医院）并相互竞争。为了降低成本，1989 年，英国还进行了一些限制开展特定临床治疗的改革，例如限制进行眼科检查和采购眼科设备。

药品改革。1957 年以来，英国政府对制药商的监管从药品价格管制转向规范赢利行为。药品价格管理方案（Pharmaceutical Price Regulation Scheme）（1993—1998 年）限制了制药商向英国国家健康体系出售药品时的资本回报率。控制成本的措施还包括，以缩减英国国家健康体系适用药品名单的方式限制药品供应（1985 年和 1993 年），尝试减少全科医生的过度开药行为。1992 年和 1994 年出台的处方管理方案，尝试通过比较处方的实际成本与目标成本，来增强医生的自律。

其他改革。在工党政府的领导下，1998 年，初级医疗机构联合体（primary care trusts）取代了全科医生联盟。大部分全科医生为各种初级医疗机构联合体工作，卫生部按照人口比重向初级医疗机构联合体提供资金，相关资金纳入预算安排——药品支出也包括在预算中。改革延续了先前以初级医疗为导向的医疗服务。尽管这一机制对管理资源和医疗协调较为有效，但当时的政府更关心的是如何增加支出及缩小与经合组织国家的差距。

20 世纪 90 年代的改革致力于改善英国国家健康体系的绩效。国家医疗卫生绿皮书（the Health of the Nation Green Paper）为公共医疗规定了战略规划，设定了量化目标，并针对这些目标制定了绩效评价办法。患者手册（the Patient's Charter）第一次明确了患者的权利及英国国家健康体系的服务标准。例如，减少等候时间，提高医生的响应能力等。

改革的影响和持久性

现金限额实施后 5 年内，附加成本增长为 1.2%，仅为之前 5 年的 1/4。格里菲斯改革后 5 年内，附加成本增长为 –1.3%，而之前 5 年为 1.1%（见图 10.12）。但是，20 世纪 80 年代，保守党政府大幅压缩了公共卫生总支出，所以很难将英国在成本控制方面取得的成效仅仅归因于上述改革措施，预算限制对实现成本控制目标也是极为重要的。

内部市场与持有大量资金的全科医生联盟对医疗支出的影响很难界定。尽管英国 1989 年就对外公布了"为患者服务"改革方案，但直到 1990 年才获得立法通过，1991 年才正式实施。在此之前，政府启动的其他改革重在改善绩效，而非提高效率。此外，英国还通过改革，进一步发展了以初级医疗为导向的医疗服务——《卫生组织法》（the Health Authorities Act）（1995）通过合并街道卫生当局和创立家庭医疗服务当局，促进了初级医疗与二级医疗的进一步整合。1996 年，地区卫生当局被国家健康体系执行办公室（offices of the NHS Executive）取代。

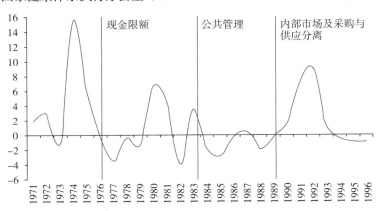

图 10.12 英国：附加成本增长及主要改革阶段，1971—1996 年（%）

资料来源：经合组织国家卫生数据库；国际货币基金组织工作人员估算。

经验教训

1976 年，英国国家健康体系引入了现金限额管理。这一做法暂时降低了医疗支出的增速。但是，由于现金限额每年重新议定，医疗支出在接下来的几年内重新攀升。撤销区域卫生当局及引入新管理者的做法有效控制了医疗支出的增长，这些措施在改革实施 5 年后仍然有效。

对 1989 年改革的批评主要集中在内部市场的引入增加了交易成本却没有相应地提高劳动生产率、重成本轻质量以及不公平程度日益加深等方面。另外，由持有大量资金的全科医生开具的处方的价格涨幅比不持有资金的全科医生低得多。对此，1996 年审计协会（Audit Commission）曾出具过一份审计报告，但并非结论性的。

自 1948 年英国国家健康体系成立之日起，选择性住院治疗的等候时间一直很长。在成本控制时期，等候时间进一步延长。2001年以来，各方为缩短住院等候时间做了大量工作，一些医院联合体制定了患者等候时间上限，并严格强制执行（Smith and Goddard，2009）。

美国

医疗保障体系概况

美国医疗保障体系中的保险机构和医疗机构均以私人部门为主。私人医疗保险在很大程度上依托于雇佣关系，但个人也可以在非群体市场（nongroup market）上购买医疗保险。大型公共医疗保险有两种：面向老年人的联邦医疗保险计划（Medicare）和面向穷人的医疗补助计划（Medicaid）。二者均根据 1965 年《社会保障法》（Social

Security Act）设立，各覆盖约 15% 的人口。美国通过管理式医疗（managed care）在一定程度上建立了守门人制度。2008 年，美国医疗总支出与国内生产总值之比为 16%，经合组织发达经济体的平均水平为 9.3%；公共卫生支出与国内生产总值之比为 7.4%，经合组织国家的平均水平为 6.8%。最近几十年，私人医疗支出增长迅速，但仍低于公共卫生支出（见表 10.7）。

表 10.7　美国：主要健康指标，1970—2008 年 [a]

	1970	1980	1990	2000	2008	经合组织 2008[b]
人均国内生产总值（美元，购买力平价）	4,998	12,180	23,054	35,078	47,193	35,617
基本财政收支余额（与国内生产总值之比）	—	—	—	—	−3.9	1.5
一般政府基本支出（与国内生产总值之比）	—	—	—	31.1	33.6	40.4
医疗总支出（与国内生产总值之比）[c]	7.1	9.0	12.2	13.4	16.0	9.3
公共卫生支出（与国内生产总值之比）	2.6	3.7	4.8	5.8	7.4	6.8
私人医疗支出（与国内生产总值之比）	4.5	5.3	7.4	7.6	8.5	2.5
人均公共卫生支出（美元）	129	445	1,102	2,032	3,507	2,028

（续表）

	1970	1980	1990	2000	2008	经合组织2008[b]
医疗费用自付支出（占医疗总支出的比重）	34.2	23.4	19.4	14.5	12.1	16.8
正规医保覆盖率（与总人口之比）	—	—	—	85.0	85.2	99.0
出生时的预期寿命（岁）	70.9	73.7	75.3	76.7	77.9	79.9
麻疹疫苗接种率（在12—23月龄儿童中的占比）	—	—	—	90.5	92.1	89.6
医生数（每千人）	—	—	—	2.3	2.4	3.1
医院床位数（每千人）	7.9	6.0	4.9	3.5	3.1	5.6

资料来源：经合组织；世界卫生组织；世界银行，《世界发展指标》；国际货币基金组织工作人员估算。

[a] 表中数据为对应年份的数据或截至对应年份的最新数据。

[b] 经合组织发达经济体算术平均。

[c] 公共卫生支出和私人医疗支出与国内生产总值之比的和未必与医疗总支出与国内生产总值之比相同。公共卫生支出（与国内生产总值之比）为经过调整的数据，已经反映了结构性突变。

医疗保障改革的经验：20世纪90年代中后期

医疗支出变动趋势

20世纪60年代中期，美国联邦医疗保险计划和医疗补助计划设立。此后，美国的公共卫生支出迅猛增长。1970—1990年，美国公共卫生支出年均实际增长5.3%，医疗支出与国内生产总值之比从1960年的1.2%上升到1995年的6.1%。克林顿政府致力于削减财政赤字——20 世纪 90 年代美国联邦赤字稳步下降，并于 1997—1998 财年实现财政盈余。医疗支出实际增速在 20 世纪 90 年代前期趋缓，到 20 世纪 90 年代中后期下降到低于产出增长的水平——1999 年，公共卫生支出与国内生产总值之比仅为 5.7%。自 2001 年起，医疗支出再次快速增长。到 2008 年，公共卫生支出与国内生产总值之比已增长了 1.5 个百分点（见图 10.13）。

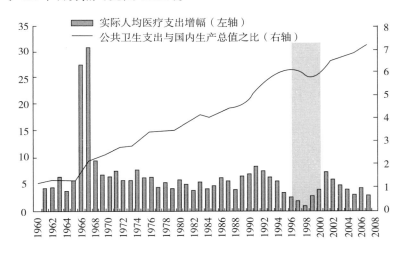

图 10.13　美国：公共卫生支出，1960—2008 年（%）

资料来源：经合组织国家卫生数据库；国际货币基金组织工作人员估算。

成本控制改革

公共管理和协调——包括管理式医疗的应用。20 世纪 90 年代那些控制公共卫生支出增长的措施被视为广义上的公共管理和协调改革。1992 年，为了控制医疗成本并保证一致性，联邦医疗保险计划设计了一种新的向医生付费的制度——将医生或其他医疗机构提供的医疗服务，按照地域进行调整并乘以转换因子之后，折算成基于资源

的相对价值尺度（Resource-Based Relative Value Scale）。其中，转换因子逐年调整。在新付费制度下，医疗费用由三个相互独立的因素共同决定——医生工作、治疗费用及不当治疗费用。目前，联邦医疗保险计划和绝大多数微型流动医疗保健组织都采用这种方法。

20 世纪 90 年代，管理式医疗快速发展，与传统的按服务付费的医疗保险报销模式渐行渐远。[22] 在私人医疗保险领域更是如此，私人医疗保险机构的雇员将管理式医疗视为抑制医疗费用快速上升的手段。管理式医疗在私人医疗保险领域的广泛运用推动了其在公共医疗保险领域的发展——联邦医疗保险计划管理式医疗的参加者从 1991 年的 100 万人猛增至 1999 年的 600 多万人（Lagoe，Aspling，and Westert，2005）。为控制医疗成本的增长，州政府的医疗补助计划也采用管理式医疗。

其他改革。1997—1998 年，为降低医疗支出，联邦医疗保险计划缩减了支付给医院和护理师的费用。但仅仅一年之后，后续法案又将这些费用调高了。在"联邦医疗保险计划 + 可选医疗保险计划"（Medicare+Choice）模式下，私人医疗保险计划能够按月得到与联邦医疗保险计划在该地区的人均费用相等的人头费，并允许其自行确定医疗保险保障范围和向医疗机构的支付水平。这一时期还引入了儿童健康保险计划（the State Children's Health Insurance Program），旨在为没有医疗保险的儿童提供医疗帮助。州政府借此可以向贫困家庭的儿童提供比联邦医疗保险计划更高的资助。

改革的影响和持久性

研究表明，管理式医疗（尤其是微型流动医疗保健组织）通过将采购权交给信息充分、价格敏感的保险机构和雇员，至少可以在短期内降低医疗成本。而且，在管理式医疗覆盖率较高的地区，管理式医疗有助于降低医疗成本的增速（Docteur and Oxley，2003）。美国的管理式医疗能够有效降低公共部门的医疗支出，并使附加成本增长稳步下降。20世纪90年代后期，随着管理式医疗的推广，附加成本增长下降了0.7个百分点（见图10.14）。

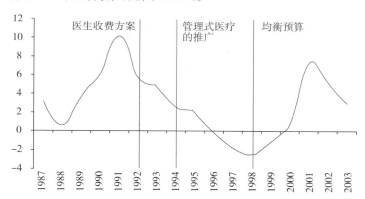

图10.14 美国：附加成本增长及主要改革阶段，1987—2003年（%）

资料来源：经合组织国家卫生数据库；国际货币基金组织工作人员估算。

然而，限制患者选择医疗机构及治疗方案、干预医生的治疗决定、有选择性地与不同医疗机构签订合同等策略虽然能够控制成本，却引起了医疗机构和患者双方的不满，使他们对管理式医疗最有约束力的条款心存抵触。此后，严格的计划式管理开始松动，患者的权利意识开始升温。国会就此进行了辩论，以决定究竟是在确立患者权利方面进行全国性立法，还是通过州层面的患者权利法，抑或强制要求包括联邦政府在内的医疗服务采购方在医疗保险计划中体现患者权利。

经验教训

20世纪90年代，美国医疗费用大幅下降的主要原因在于管理式医疗的广泛应用。管理式医疗在医疗保障体系中引入了守门人制度和医疗费使用检查制度。管理式医疗保险计划与医疗机构之间协商确定医疗服务价格的做法也有利于降低医疗成本。

参考文献

Bordignon, M., and G. Turati, 2009, "Bailing Out Expectations and Public Health Expenditure," *Journal of Health Economics*, Vol. 28, No. 2, pp. 305-21.

Docteur, E., and H. Oxley, 2003, "Health-Care Systems: Lessons from the Reform Experience," OECD Health Working Paper No. 9 (Paris: Organization for Economic Cooperation and Development).

Fattore, G., 1999, "Cost Containment and Reforms in the Italian National Health Service," in *Health Care and Cost Containment in the European Union*, ed. by E. Mossialos and J. Le Grand, pp. 733-81 (Aldershot: Ashgate).

Häkkinen, U., 2005, "The Impact of Changes in Finland's Health Care System," *Health Economics*, Vol. 14, pp. S101-18.

Lagoe, R., D. Aspling, and G. P. Westert, 2005, "Current and Future Developments in Managed Care in the United States and Implications for Europe," *Health Research Policy and Systems*, Vol. 3, No. 4, pp. 360-73.

Mayo, N., S. Scott, N. Shen, J. Hanley, M. Goldberg, and N. MacDonald, 2001, "Waiting Time for Breast Cancer Surgery in Quebec," *Canadian Medical Association Journal*, Vol. 164, No. 8, pp. 1133-38.

Mossialos, E., and J. Le Grand, 1999, *Health Care and Cost Containment in the European Union* (Aldershot: Ashgate).

Or, Z., C. Cases, M. Lisac, K. Vrangbæk, U. Winblad, and G. Bevan, 2010, "Are Health Problems Systemic? Politics of Access and Choice under Beveridge and Bismarck Systems," *Health Economics, Policy and Law*, Vol. 5, No. 3, pp. 269-93.

Oxley, H., and M. MacFarlan, 1995, "Health Care Reform: Controlling Spending and Increasing Efficiency," OECD Economic Study No. 24 (Paris: Organization for Economic Cooperation and Development).

Rapoport, J., P. Jacobs, and E. Jonsson, 2009, "Canada," Chapter 2 in *Cost Containment and Efficiency in National Health System: A Global Comparison*, ed. By J. Rapoport, P. Jacobs and E. Jonsson (Weinheim: Wiley-Blackwell).

Schut, F. T., 1996, "Health Care System in Transition: The Netherlands Part I—Health Care Reform in the Netherlands: Miracle or Mirage?" *Journal of Public Health Medicine*, Vol. 18, No. 3, pp. 278-84.

Smith, P., and M. Goddard, 2009, "The English National Health Service: An Economic Health Check," OECD Economics Department Working Paper No. 716 (Paris: Organization for Economic Cooperation and Development). Available at http://dx.doi.org/10.1787/222707115448.

Tsai, T. C., and J. Ji, 2009, "Neoliberalism and Its Discontents: Impact of Health Reforms in Chile," *Harvard International Review* (June). Available at http://hir.harvard.edu/agriculture/neoliberalism-and-its-discontents.

Wagstaff, A., W. Yip, M. Lindelow, and W. Hsiao, 2009, "China's Health System and its Reform: A Review of Recent Studies," *Health Economics*, Vol. 18, pp. S7-23.

第十一章 日本医疗保障体系改革面临的挑战

Masako Ii

目前，世界各国都在寻求更理想的医疗保障体系。由于文化、历史和理念的差异，各国医疗保障体系的发展之路不尽相同。其中一个重要的差异是，究竟将医疗保障体系视为一种公共产品（每个人都应该得到），还是一种资源（根据使用者的支付能力配置）。1961 年以来，日本一直秉承第一种理念发展医疗保障体系。

经验表明，如果医疗保障体系能够顺利运行，它就能产生良好的效果。日本的一些健康指标居世界首位，例如婴儿死亡率最低和人均寿命最长。但是，日本的医疗保障体系也存在一些弱点。例如，初级医疗保障体系效率偏低，医疗机构的同质性较强，缺少规范的门诊指引等。

当前，日本的医疗保障体系正面临资金危机。由于日本社会老龄化程度加剧、新医疗技术的发展和运用以及患者对医疗质量和安全性的要求日益提高，医疗成本不断攀升。关于医疗保障改革的讨论已经持续了数十载，但医疗保障改革进展缓慢、收效甚微。与此同时，韩国（于 1989 年）和中国台湾（于 1995 年）却参照日本的医疗保险模式，建立了医疗保险制度，并在此基础上进行了一系列改革。例如，实施医疗保险一体化管理，引入信息技术基础设施等。韩国和中国台湾已经走在了日本前面。

　　本章首先回顾了日本的医疗保障体系，然后探讨了日本目前面临的挑战和从中可吸取的经验教训。关于日本医疗保障体系的简要历史请参阅附录 11.1。

医疗保障体系回顾

医疗服务供给及医疗筹资

　　日本医疗保障体系的一大特点是人均医院床位数较高。医护人员数量与医院床位数之比低于经合组织国家平均水平。为了维持床位的使用率，日本的住院时间长于经合组织国家平均水平（见表 11.1）。

　　20 世纪 90 年代，许多经合组织国家用于急性病治疗的床位数、急性病患者的平均住院天数以及人均治疗急性病的医院数都大幅减少。在日本，尽管这些数字也在下降，但依然是全球最高的。医疗机构的同质性较强和缺少规范的门诊指引导致了这些指标偏高。例如，日本对医院的定义是至少拥有 20 张床位的医疗机构，包括治疗长期老年病的机构。

　　日本医疗保障体系的另一大特点是患者拥有完全的医疗服务可得性。患者无论出现何种症状，都可以任意选择医疗机构前往检查治疗。这导致患者频繁就诊，对医疗过度需求。日本患者的就诊频率远高于经合组织国家的平均水平。

表 11.1   医疗保障体系的国际比较

	医院床位数（每千人）	医院医生数（每千人，括号中为在全科医生中的占比）	护士数（每千人）	平均住院时间：急性病治疗（天）	人均门诊就诊次数（次/年）	进行CT扫描次数（每100万人）	进行核磁共振检查次数（每100万人）
美国	3.1	2.43（12%）	10.75[b]	5.5	4.0	34.3	25.9
日本	13.8	2.15（—）	9.54	18.8	13.4	97.3	43.1
德国	8.2	3.56（18%）	10.68	7.6	7.8		
英国	3.4	2.61（29%）	9.52	7.1	5.9	7.4	5.6
法国	6.9	3.34[a]（49%）	7.93[b]	5.2	6.9		
加拿大	3.5	2.27[a]（48%）	9.20	7.5	5.7	13.9	8.0
韩国	7.8	1.86（37%）	4.36	10.6[c]	13.0	37.1	19.0
荷兰	4.3	2.88（24.9%）	11.24	5.9	5.9	10.3	10.4
澳大利亚	3.9	2.97（51%）	10.08	5.9	6.4	38.8	5.9

资料来源：2010 年经合组织国家卫生数据库。

[a] 职业内科医生。

[b] 职业护士。

[c] 此处为 2003 年的数据。

　　日本的医院大部分为私人医院。私人医院占据了 80% 的医疗市场，拥有 70% 的医院床位。日本政府对所有医疗程序、药品和器械都实行价格管制，医生和医院（无论是公立的还是私立的）无一不受此约束。

医院采取封闭模式运行，诊所医生不能到医院出诊。日本没有专门的专业委员会认证，医生可自由选择从医专科。医院和医院的医生可以自由选择行医方式，并按服务收费。医疗机构之间的转诊和有组织的职能划分都极为缺乏。诊所常常既提供初级医疗服务，又提供专科诊治。医疗机构同质性太强和缺乏有效的初级医疗体系是日本医疗保障体系的致命弱点。初级医疗服务一般由训练有素的家庭医生（注意，表 11.1 中的日本全科医生数一项是缺失的）提供，但日本缺乏这样的初级医疗，导致患者常常不经转诊就因为一些小病直接去综合性医院甚至大学的医疗中心就诊。

日本没有针对初级医疗的研究生培训体系。传统上，日本的初级医疗医生主要靠自学，学习内容往往博而不精。日本医师协会主要代表了诊所医生的利益。该协会拥有极大的政治话语权，这导致各项医疗保障改革进展缓慢。例如，正规家庭护理培训体系的建立一拖再拖。

为了争取门诊患者，小诊所和综合性医院竞相采用尖端医疗技术。按服务收费制度也进一步催生了对 CT 扫描和核磁共振（MRI）检查等新兴医疗技术的需求，促进了新兴医疗技术的普及。尽管日本政府的调控措施有效控制了医疗支出的增长，但 CT 扫描和核磁共振检查的使用频率仍然非常高（见表 11.1）。

日本的医疗保障体系主要实行按服务收费制度，但按诊断和服务天数收费制度（diagnosisbased per diem payment system，在日本被称为诊断程序组合）已逐步在治疗急性病的医院中推行。在日本，医生提供医疗服务所获得的报酬是全国统一的，具体价格由中央政府制定。因此，医疗机构缺乏足够的动力改善服务质量，相互之间也缺乏竞争（Tatara and Okamoto，2009）。

有关医疗支出的国别比较（见表 11.2）显示，各国公共卫生支出和私人医疗支出在医疗总支出中的占比差异巨大。其中，日本为高公共卫生支出国家（81.3%），韩国的公共卫生支出则较少（54.7%）。

表 11.2　医疗支出比例（按资金来源）

	日本	德国	法国	韩国	英国	美国	瑞典	加拿大
公共卫生支出（%）	81.3	76.7	78.4	54.7	81.9	45.3	81.6	69.9
一般税收（%）	15.4	9.2	5.1	12.9	81.9	32.6	81.6	68.5
社会医疗保险（%）	64	67.5	73.4	41.8		12.7		1.4
私人医疗支出（%）	18.7	23.3	21.6	45.3	18.1	54.7	18.4	30.1
患者自付（%）	15.1	13.4	7	36.5	11.4	12.3	16.2	14.9
私人医疗保险（%）	2.6	9.2	12.9	3.8	1.4	35.1	0.1	12.3
处方药支出/医疗总支出	17.3	13.3	13.5	16.4		10.3	9.7	14.3
医疗总支出/国内生产总值	8.3	11.3	11.7	6.5	9.3	16.2	9.9	10.9

资料来源：2010 年经合组织国家卫生数据库。

进一步细分医疗资金来源，我们会发现，日本公共卫生支出的资金主要来自一般税收和社会医疗保险保费；私人医疗支出主要包括患者自付和家庭及个人购买私人医疗保险的保费，其中患者自付部分又包括已购买共同保险的患者根据保险条款自行承担的费用和患者接受未纳入医疗保险保障范围的医疗服务所产生的费用两部分。如表 11.2 所示，各国私人医疗支出在医疗总支出中的占比差异很大。其中，韩国的私人医疗支出占比最高，达到 45.3%，日本、瑞典和英国仅为 18% 左右。

日本的人口老龄化已经严重影响到公共财政的可持续。老年人通常患有多种疾病，由于老年人的共同支付比例较低，他们每一次患病通常都去看专科医生。

在日本的公共卫生支出中，有相当大的比重用于老年人。65 岁及以上的老年人占总人口的比重为 22%，但其花费的医疗费用占医疗总支出的比重高达 54.6%。2008 年，老年人的人均医疗支出比 0—64 岁人群高出几乎 4 倍。[1] 正如我们接下来将要讨论的那样，老年人医疗费用的资金来源结构缺乏鼓励老年人控制医疗支出的动力。

日本医疗保障体系的组织结构

战后日本最重要的医疗保障政策就是确保社会公众能平等地获得医疗服务。日本的公共医疗保障体系已经实现了全覆盖，社会公众可以在任何时候、在日本国内的任何地方，以较低的成本接受医疗服务。此外，1997 年，日本将员工医疗保险和社区医疗保险的共付率调整到同一水平，即被保险人和保险机构分别承担 30% 和 70% 的医疗费。医疗保险的保障范围全国统一。

但是，无论从医疗支出看，还是从人们缴纳的公共医疗保险保费看，人们实际得到的医疗服务数量仍然存在较大的地区差异。不同地区人群对医疗保障体系的贡献度差异成为医疗保障体系面临的最严峻问题之一（见表 11.3）。

表 11.3　日本医疗保险计划

	国家医疗保险	由社会管理的医疗保险	由上市公司运营的医疗保险	面向75岁及以上老年人的医疗保险
医疗保险机构数（2009年）	1,788	1,497	1	47
可享受医疗保险的人数（2009年）	3,597万人	3,034万人（受保人1,591万人）（受保人家属1,443万人）	3,470万人（受保人1,950万人）（受保人家属1,522万人）	1,346万人
可享受医疗保险者的平均年龄（2008年）	49.2岁	33.8岁	36.0岁	81.8岁
平均收入（医保报销总额）（2008年）	人均79日元〔上一年的临时收入（former provisory income）〕	人均293日元（医保报销总额）	人均218日元（医保报销总额）	人均75.8日元（以前的除外收入）
人均医疗支出（2008年）	28.2万日元	12.6万日元	14.5万日元	86.5万日元
人均保费（2008年）	8.3万日元	9.1万日元（若包括雇主支付部分则为20.3万日元）	8.9万日元（若包括雇主支付部分则为17.7万日元）	6.4万日元
公共补贴的比重	50%	—	16.4%	50%
国家预算（2010年）	30,274亿日元	24亿日元	10,447亿日元	37,340亿日元

资料来源：日本厚生劳动省。

　　日本的全民医疗保障体系由四部分组成：（1）针对自主择业人员和失业人员的社区医疗保险（国家医疗保险，NHI）；（2）由社会管理的雇员医疗保险；（3）由上市公司运营的医疗保险；（4）面向 75 岁及以上老年人的医疗保障体系。这四部分中的任何一个都包含了多种医疗保险计划，保费费率也各不相同。保费是根据受保人的收入（支付能力）计算的，与其面临的风险和获得的医疗保障无关。每一种医疗保险计算保费费率的方法都不相同，完全取决于保险机构。目前，日本的保险机构超过 3,000 家（见表 11.3）。

　　雇员医疗保险计划的投保人大多身体健康、经济宽裕。由社会管理的医疗保险专门针对大公司雇员及其家属，经营此项业务的保险机构有 1,497 家。雇员应当缴纳的保费由雇主从雇员的薪水和奖金中直接扣除。通常情况下，保费由雇主和雇员平摊，但对于由社会管理的医疗保险，许多公司支付了超过半数的保费。2009 年，这种医疗保险的保费费率与雇员的指数化月收入之比从 3.12% 到 10% 不等，均值为 7.45%，雇主支付了总保费的 55%。同年，由上市公司运营的医疗保险（面向中小企业的雇员及其家属）的平均保费费率为雇员月收入的 9.34%，雇主支付一半保费。

　　国家医疗保险覆盖了自主择业人员、失业人员、在 5 人以下的公司工作的员工和退休人员。国家医疗保险由各市管理。在日本，有 1,788 家保险机构经营此项业务。体弱、贫困者在国家医疗保险的投保人中所占比重较高。大部分自主择业人员会公布其收入，国家医疗保险根据其家庭收入、持有的固定资产和其他财产情况计算保费。不同保险机构的保费费率不同。平均而言，国家医疗保险的投保人收入水平最低，由上市公司运营的医疗保险的投保人的收入水平稍高，由社会管理的医疗保险的投保人的收入水平最高。中央和地方政府对由上市公司运营的医疗保险给予 16.4% 的补贴（按保障范围计算），对国家医疗保险给予 50% 的补贴。

医疗保障体系的资金划拨结构为：资金从基于雇主的雇员医疗保险（投保人通常年纪较轻，收入较高）划拨到国家医疗保险（投保人通常年纪较大，或为失业人员）和由上市公司运营的医疗保险。

老年人的医疗费用通过共同调整计划由保险机构共同分担，该计划根据投保人中 75 岁及以上老年人的占比设定。大约 50% 的资金来源于政府补贴，40% 的资金来源于从国家医疗保险和雇员医疗保险的资金划拨。为老年人的医疗保障设计资金来源机制绝非易事。若想控制老年人的医疗支出，最有效的方法是推出一项低成本、高效率、高质量的初级医疗保障体系政策，将按服务收费与按人头收费结合起来。该方法既能防止老年人在不必要的情况下去看专家门诊，也能确保他们及早发现疾病、提高健康水平。

日本医疗保障体系面临的问题

与医疗保险有关的问题

自 1961 年推出全民医疗保障体系以来，由于医疗服务的可得性增强、医疗保险保障范围中高成本医疗服务的供给增加[2]以及对老年人提供免费医疗（始于 1973 年），日本医疗支出快速增长。国家的财政压力增大。日本用了近 30 年的时间纠正 1973 年的政策。从 2002 年起，老年人就医需承担 10%（或 20%，取决于老年人的收入）且不超过一个较低水平上限的医疗费。

1961 年以来，国家医疗保险的覆盖范围发生了重大变化。在实现医保全覆盖之前，国家医疗保险主要面向农民。1965 年，日本 2/3 的劳动人口自主择业，或从事农、林、渔业。同时，终身雇佣制和论资排辈的公司结构在当时司空见惯，因此公司雇员的医疗保险是作为一个整体建立的。在随后几年中，人口老龄化和产业结构调整从根本上改变了这一状况。目前，国家医疗保险的投保人中有一半以上为失业人员，24% 供职于雇员不足 5 人的公司或打零工，19.3% 自主择业或务农（Japan，Ministry of Health，Labor and Welfare，2009）。对国家医疗保险而言，市政府扮演了保险机构的角色。2000 年以来，市的数量因合并而减少，由最初的 3,200 个减少到 2009 年的 1,788 个。

日本实现医保全覆盖之时，恰逢其开始步入老龄化社会，这给国家医疗保险带来了更大的资金压力。雇员医疗保险的投保人一旦退休就会转入国家医疗保险，这些人的收入减少了，但医疗费用却增加了。2008 年 4 月，日本政府为 75 岁及以上老年人建立了一个专门的医疗保障体系。每个县成立一个协会作为该体系的保险机构，每个县的协会由其下设市的市政府构成。政府会提供补贴，但补贴金额不足以支付每个人的医疗费用。

每次发生金融危机之后，都会有新的财政支持措施出台，以确保医疗保障体系能顺应形势的变化。国家医疗保险和老年人医疗保险的保费只能抵补 1/3 的运营成本，市政府也只动用了很小一部分财政资金用于填补国家医疗保险的资金短缺。与城市相比，这一现象在农村更为突出。

1988 年以来，日本政府多次修订《国家医疗保险法》，也多次出台各种特定目的的金融援助措施，由此，国家医疗保险的筹资机制变得极为复杂，牵涉到中央和地方政府的联合补贴。目前，其筹资机制主要包括针对低收入人群的以保险为基础的稳定制度、缓解高医疗支出的联合项目以及稳定市级财政的金融措施三部分。

由于曾受到中央财政支持，如今每当发生金融危机时，市政府都会期待中央政府出台新的支持政策，国家医疗保险面临道德风险。因此，过度的财政支持削弱了市政府收取保费和提升医疗服务效率的动力，导致市政府作为保险机构的职责仍然模糊不清。同时，人们也习惯了这种状况，并不深究到底是谁在为他们的医疗费用埋单。受此影响，日本政府的公共卫生支出在医疗支出中的占比继续逐年增加。

如今，日本医疗保障体系面临的很多问题都与保险机构有关。在保险合同中，保险机构和医疗机构应该是提供医疗服务、制定保费标准、划定保障范围、评估并核准保障范围、选择医疗设备的主角。但是，在目前的医疗保障体系中，政府在没有充分评估的前提下就指定哪些医院和医生具有医保资质，医疗服务的收费标准也要按照政府的行政指引制定，保险合同的初衷被忽视了。对保险机构而言，将那些低效率的医疗机构从医保定点机构名单中剔除并非不可能，但日本的制度却使其不具可行性。日本的医疗保障体系很难激励医疗服务提供商开展竞争，也很难评估其效率。

研究人员和政府官员多次指出，日本的医院床位数与住院时间的相关性很强。由于缺乏相关标准，医院对昂贵的医疗器械始终是过度投资。作为一个负责任的参与方，保险机构的作用不仅限于支付相关费用，还应积极响应其所在区域的医疗需求，这一点非常重要。

目前，国家医疗保险和老年人医疗保险的资金来源于中央和地方政府，这在之前已有提及。在现有体制下，被减免费用的是保险机构，但最终接受补贴的是低收入人群。从这个角度看，政府不应再为保险机构的预算提供补贴，而应直接补贴低收入人群。

与医疗统计有关的问题

通常认为，日本的医疗保障体系是有效的，因为日本的人均寿命在经合组织国家中最长，医疗支出却在经合组织国家中较低。然而，值得注意的是，日本的医疗总支出被低估了，由厚生劳动省公布的"国家医疗开支"只是日本公共医疗保障体系开支的一个估测数字，估测范围仅限于伤患的治疗成本。这一数字实质上只是对公共医疗保险保障范围之内的医疗支出的估测，并不包括正常怀孕及生产、未投保的牙科诊疗、体检、疫苗接种以及其他医疗保健项目，而这些项目通常是其他国家医疗成本的组成部分。此外，这一数字还不包括住院患者超过医疗保险标准的病房使用费、选择性治疗费、非处方药（柜台买药）费、经营医疗保险的行政成本、地方政府经营医院的资金成本以及从地方政府的一般账户划拨资金到地方政府医院的转账费用等。

虽然目前对国民医疗支出的估算能体现日本厚生劳动省管辖范围内的医疗活动，但要清楚了解日本公民获得医疗服务的情况就远远不够了。当我们进行医疗支出的跨国比较时，尤其要注意到这一点。经合组织每年都会报告经合组织国家卫生账户口径下的各成员国的医疗支出情况。但是，由于上文讨论过的相关数据的缺失，日本的医疗支出被低估了。

例如，2007 年，日本厚生劳动省报告的国家医疗支出为 34.1 万亿日元,而经合组织报告的日本医疗总支出为 41.9 万亿日元。[3] 根据日本的国民经济账户,2007 年医疗部门的经济活动总额达 47.1 万亿日元。这一数字包括了财政用于医疗部门的最终消费支出(35.3 万亿日元)和家庭用于医疗部门的最终消费支出(11.9 万亿日元)。[4] 通过这样的简单计算,我们可以看出,日本国家医疗支出被低估了约 1/3。

医疗政策应建立在充分认识现实的基础上,这很重要。然而,迄今为止,人们很难说医疗政策的制定和执行是在充分了解并欣然接受现实的前提下进行的。为了改变现状,日本政府应开展相关数据研究,并公布统计结果。

结论

日本 50 年前就已经实现了医保全覆盖。但从目前的情况看,日本的医疗保障体系仍需进行重大改革,而改变和提升保险机构的作用是重中之重。

日本医疗保障体系面临的重要挑战是控制不断攀升的老年人医疗成本。为保障老年人就医,中央和地方政府提供了大量补贴,其他保险机构也给予了转移支付。在对老年人的医疗补贴中,政府补贴约占 50%,国家医疗保险和雇员医疗保险的转移支付约占 40%。

在日本,由于可以自由选择医院,许多应该接受初级医疗的患者更愿意直接去二级或三级医院就诊。这一方面影响了这些医院的正常运营,另一方面直接推高了医疗成本,尤其是老年人的医疗成本。在人口老龄化的情况下,日本的医疗保障体系需要鼓励医院专家与社区初级医院的医生加强合作。日本缺乏良好的初级医疗体系，对提供初级医疗服务的家庭医生的培训情况不尽如人意。加拿大、澳大利亚、英国、荷兰、新加坡和马来西亚等国都拥有较为成熟的家庭医生培训体系，家庭医生已经成为为社区提供持续、全面、以人为本的医疗保健服务的主力军（WHO，2008）。有效的初级医疗体系对处于任何发展阶段的任何一个国家而言都极为重要，因为初级医疗常常能够解决80% 以上的医疗问题。

日本医疗保障体系面临的另一个重要挑战是如何为老年人建立可持续的医疗筹资机制。1983 年，日本中央政府设立了老年人医疗保险，这是一个针对老年人医疗的共同基金，它将所有保险计划的保费收入和税收收入汇集到一起，把成本负担从缺乏资金的社区医疗保险转向公司雇员保险。2008 年，日本政府推出了针对 75 岁及以上老年人的医疗保障体系，但其基本筹资机构并没有改变。人口的快速老龄化对该体系的可持续性提出了挑战。

日本医疗保障体系面临的其他挑战还包括，用经济手段刺激医疗保障体系提高医疗质量，以稳健的数据源和充分的支付保障为基础提高医疗保障体系（尤其是初级医疗体系）的效率等。医院是日本最主要的医疗服务提供者。医疗保障改革对医院改革的关注集中在控制成本方面。但实际上，如果缺乏有效的初级医疗体系，在人口快速老龄化的背景下，现有的国家医疗保障体系将难以为继。

参考文献

Campbell, J. C., and N. Ikegami, 1998, *The Art of Balance in Health Policy: Maintaining Japan's Low-Cost, Egalitarian System* (Cambridge: Cambridge University Press).

Flath, D., 2000, *The Japanese Economy* (Oxford: Oxford University Press).

Ii, M., 2009a, "Development of Social Health Insurance Systems: Retracing Japan's Experience," in *Making Health Services More Accessible in Developing Countries*, ed. by H. Uchimura (Basingstoke: Palgrave Macmillan).

——, 2009b, "Japan: Development of Social Insurance Systems in Japan," in *Health Systems in Asia*, ed. by M. Ii (Tokyo: Tokyo University Press) (in Japanese).

Ikegami, N., 2007, "The Japanese Health Care System: Achieving Equity and Containing Costs through a Single Payment System," *American Heart Hospital Journal*, Vol. 5, pp. 516-31.

Ikegami, N., and J. C. Campbell, 2004, "Japan's Health Care System: Containing Costs and Attempting Reform," *Health Affairs*, Vol. 23, pp. 326-36.

International Monetary Fund, 2010, *Macro-Fiscal Implications of Health Care Reform in Advanced and Emerging Economies* (Washington).

Japan, Ministry of Health, Labor and Welfare, 2009, "Kokumin Kenko Hoken Jittai Chosa [Survey on National Health Insurance]" (Tokyo).

Japan International Cooperation Agency (JICA), 2004, "Development of Japan's Social Security System—An Evaluation and Implications for Developing Countries" (Tokyo: Institute for International Cooperation, Japan International Cooperation Agency).

——, 2005, "Japan's Experiences in Public Health and Medical Systems" (Tokyo: Institute for International Cooperation, Japan International Cooperation Agency).

Nakamura, T., 1995, *The Postwar Japanese Economy: Its Development and Structure*, 2nd edition (Tokyo: Tokyo University Press).

Organization for Economic Cooperation and Development (OECD), 2004, "The OECD Health Project: Towards High-Performing Health Systems" (Paris).

——, 2010, OECD Health Data 2010. Available at http://www.oecd.org/els/health/data.

Shimazaki, K., 2005, "Japanese Health Insurance and Its Development," in *Iryo Hoken Shinryo Hosho Seido* [Health Insurance and the System of Fee Schedules], ed. by H. Endo and N. Ikegami (in Japanese).

Tatara, K., and E. Okamoto, 2009, "Japan: Health System Review," *Health System in Transition*, Vol. 11, No. 5, pp. 1-164.

World Health Organization (WHO), 2008, *The World Health Report 2008—Primary Health Care (Now More Than Ever)* (Geneva).

附录 11.1　日本医疗保险简史

日本的医疗保险始于 20 世纪初。当时，私人和政府的企业及矿山中开始形成互助协会。日本第一个保护雇员的法案《工厂法》（Factories Act）于 1911 年生效。1922 年，日本参照德国疾病基金的俾斯麦模式，以社会保险的形式建立了医疗保险。但是，当时的医疗保险只适用于制造业工人和采矿业工人，覆盖了 15% 或者更多的雇员；小企业的工人、政府职员、银行雇员以及其他人群还不能享受医疗保险。

明治时代，日本农村地区出现了类似于医疗保险的合作组织，这些组织作为互助组织存在。1938 年，日本政府通过了《全民健康保险法》（National Health Insurance Law），[5] 将医疗保险扩大到全国，覆盖了以农民为主的数千万人口，医保覆盖率上升到 60% 左右。受益于当年《国家总动员法》（National Mobilization Law）的制定以及战时 "健康的士兵、健康的人（Healthy Soldier Healthy People）" 的规定，《全民健康保险法》的制定和实施没有遇到困难。《国家总动员法》授予政府直接颁布劳动力动员令、决定工资及其他工作条件、指定商品的生产和分配等权利。《国家总动员法》将一切资源和资料置于政府的控制之下（Nakamura，1995）。

1939 年，日本首次面向城市工薪阶层设立了雇员医疗保险，截至1943 年年末，国家医疗保险覆盖了日本境内 95% 的自治市。这一时期被认为是日本的第一个医保全覆盖时期。虽然一些市政协会是为了凑数而设立的，医疗保险也未真正实现全民覆盖，但当时的医疗保险体系基本框架（例如，在全国范围内实行按服务收费，且不设服务费用和医疗费用上限）一直延续至今。当时正值二战时期，日本政府对医疗保障体系拥有极高的控制权。

除了面向农业人口和自谋职业者的养老金计划，日本在二战时期还建立了覆盖全部城市人口的社会保险。二战结束时，大部分社会保险已经处于破产的边缘，日本在许多战前机构和法律遭到破坏的情况下重组了这些社会保险。可以说，日本的社会保险是 20 世纪早期经济衰退和战争的产物。

战后，日本医疗保障体系的重大变化之一是，为了推动国家医疗保险的发展，修订了《全民健康保险法》，确立了市政府对国家医疗保险的管理权。由于实施这项法律的工作与市政府的日常工作相似，市政府在原则上接管了国家医疗保险。

由于部分低收入个人无法负担保费，为了实现医保全覆盖，日本政府为保险机构提供了补贴，即减少或豁免了保险机构的某些费用支出。[6] 根据 1951 年修订的《地方税法》（Local Tax Law），日本设立了国家医疗保险税（National Health Insurance Tax）。由此，收取国家医疗保险保费就相当于征收市政税。为了提高收缴率，大约 90% 的市政府以征收市政税的形式收取国家医疗保险保费。

20 世纪 50 年代中期，在日本人口中大约有 1/3 从事农业生产或自谋职业。在这 3,000 万左右未被医疗保险覆盖的人口中，有 1,000 万人是低收入者，他们一旦生病，除了社会福利外毫无保障。

1953 年，政府开始向医疗保险提供补贴，补贴幅度为医疗保险保障的 20%，这为医保全覆盖的实现奠定了基础。1958 年 12 月，日本通过了新的《全民健康保险法》，该法案自 1959 年起生效，自 1961 年起在全国范围内强制执行。1959 年，日本还通过了《国民年金法》（National Pension Law）。在此基础上，日本于 1961 年 4 月实现了医保全覆盖，并建立了退休金计划。

第十二章 韩国医保覆盖范围的扩大及成本控制

权纯晚

韩国医疗保障体系

1977 年，韩国首先推出了针对大公司雇员的医疗保险，随后范围逐步扩大至小企业雇员和自主择业人员。自 1989 年起，国家医疗保险（NHI）覆盖了全体国民。2000 年，国家医疗保险发生了巨大变化。通过整合众多基于公司的雇员保险协会和基于地区的自主择业人员保险协会，韩国建立了单一支付的医疗保障体系，国家医疗保险成为唯一支付人。保费与投保人收入成正比，并由雇主和雇员平摊。政府对自主择业人员给予保费部分补贴，对贫困人群给予保费全额补贴。参加医疗救助项目的贫困人群免于支付共同支付部分，老年人、慢性病患者和重大疾病患者的门诊费用的共同支付比例享受一定折扣。[1]

超过 90% 的急性病医院和 85% 的急性病床位都是私人性质的。诊所也建有一些小型住院设施（主要是外科和产科），在这方面，诊所和医院提供的医疗服务有所重叠，并相互竞争。专科诊所和医院之间也存在竞争，后者不仅拥有住院设施，门诊规模也较大。初级医疗医生的守门人作用非常有限。医疗保障体系效率低下与按服务收费制度向医疗机构提供的不合理激励密切相关。医疗机构按服务收费，收费标准受政府监管。按服务收费制度除了会增加医疗服务总量和强度，还会激励医疗机构更多地提供新服务或高科技诊疗手段。这些新服务和高科技诊疗手段不仅超出了国家医疗保险保障范围，而且其定价尚未受到政府监管。

韩国的医疗支出与国内生产总值之比为 6.5%（见表 12.1）。与其他经合组织国家相比，这一支出水平较低。但韩国医疗支出增长得很快，2001 年、2006 年和 2008 年，韩国医疗支出与国内生产总值之比分别为 5.1%、6.1% 和 6.5%。与工资收入挂钩的保费费率从 2004 年的 4.2% 上涨至 2010 年的 5.3%。尽管国家医疗保险实现了全覆盖，但在医疗筹资方面，社会保险的作用尚未完全发挥出来。过去 30 年中，以税收和社会保险为主要资金来源的公共卫生支出稳步增长，但直到 2008 年，公共卫生支出在全国医疗总支出中的占比也仅为 55% 左右。私人医疗支出包括医疗保险保障范围内的共同支付部分和超出保障范围的医疗费用两部分。

2008 年 7 月，韩国推出长期照护保险。由于社会和人口结构发生了重大变化（例如因预期寿命延长和生育率急剧下降造成的人口快速老龄化），推出长期照护保险极为必要。最近几年，韩国总和生育率（每个妇女生育子女的数量）从 1980 年的 2.8 跌至 1.2 以下。同时，

65 岁以上老年人占总人口的比重以史无前例的速度上升，预计将从 2005 年的 9% 上升到 2026 年的 20%，2050 年将进一步上升到 38%，老年抚养比（65 岁以上人口数与 15—64 岁人口数之比）将达 70%（Korea，NSO，2007）。

表 12.1 韩国的医疗支出，2002—2008 年

	2002	2003	2004	2005	2006	2007	2008
医疗总支出与国内生产总值之比	5.1	5.4	5.4	5.7	6.1	6.3	6.5
公共卫生支出在医疗总支出中的占比	51.3	50.4	51.1	52.1	54.7	55.2	55.3

资料来源：2010 年经合组织国家卫生数据库。

韩国的药品支出快速上涨，年增长率超过 10%。2008 年，韩国药品支出在医疗总支出中的占比为 23.1%，高于大部分经合组织成员国（OECD，2010）。同时，尽管几年前就推出了医保药品的成本收益评价机制，但是医疗保险可报销药品实在是太多了。人口老龄化也是药品支出居高不下的原因之一，34.9% 的药品支出用于老年人。

21 世纪初的医疗保障改革

医疗保险协会整合与单一支付

2000 年医疗筹资改革之前，韩国的国家医疗保障体系通过 350 多家类公共保险实现了医保全覆盖。当时的医疗保险协会有三类，均受卫生福利部的严格监管。第一类是 100 多家面向产业工人及其家属的医疗保险协会；第二类是一家面向政府雇员、教师及其家属的医疗保险协会；第三类是 200 多家面向自主择业人员的医疗保险协会，即"区域医疗保险"。根据雇佣类型（产业工人所在行业）和居住区域（针对自主择业人员）的不同，投保人被指定加入不同的医疗保险协会。医疗保险协会无须为了吸引客户而相互竞争。

韩国于 2000 年进行的医疗筹资改革意在通过将所有医疗保险协会整合成单一支付的医疗保障体系，解决医疗保险分割的问题。这一整合过程还有利于提高风险共担效率和最大程度地降低行政成本（Kwon，2003a）。整合之前，各医疗保险协会使用不同的方法确定保费标准。其中，自主择业者的保费取决于个人收入、资产和家属数量；雇员的保费则仅取决于个人收入。尽管法律要求不同医疗保险协会的保障范围必须完全一致，但各保险协会确定保费标准的方法和保费费率存在差异，这引发了人们对保费公平与否的担忧。与富裕地区相比，贫困或农村地区医疗保险协会的成员需缴纳的保费在其收入中的占比更大。整合前，各医疗保险协会之间的风险共担机制主要考虑了老年人的医疗费用和重大疾病费用，却没有考虑贫困或农村地区的区域性医疗保险协会面临的巨大财政压力。

医药分离

改革前，韩国的医生和药剂师既负责开处方，也负责配药。这使医生和药剂师出于经济利益的考虑倾向于多开药，并选择利润较高的药品。由于医疗服务收费受到政府的严格管制，对医生而言，配药比看病更加有利可图。医生购入药品的价格远低于患者用药后医疗保险向医生支付的费用。医生和药剂师对不正当经济利益的追逐，以及患者能够轻易购买到药品，导致药品支出在韩国医疗总支出中的占比过高。此外，在医药合二为一的体制下，患者对所购药品知之甚少。

医生希望保留配药的权力，因为这是其主要收入来源；药剂师也青睐合二为一的体制，因为他们希望保留处方权。医生和药剂师的游说对医疗政策的制定产生了极大的影响，并在相当长时间内阻碍了医疗保障改革。虽然医药分离改革最终还是获得了通过，但 2000 年实施改革时，医生举行了一系列全国性罢工，改革方案的部分内容因此被扭曲（Kwon，2003b）。例如，由于医生坚决反对开仿制药，最后采用了原创药。

基于诊断相关组的预期支付体系试点

1997 年，韩国政府就五大类疾病展开了一项基于诊断相关组的预期支付体系试点，医疗机构自愿参加（Kwon，2003c）。政府本来计划逐步推广按诊断相关组付费制度，并于 2000 年将其运用于所有医疗机构。但继反对药品改革的罢工之后，医生又迫使政府放弃了在全国范围内实施按诊断相关组付费的计划。医生还进一步迫使政府上调收费标准，以弥补医生因药品改革带来的药品相关收入损失。2001年，医生费用大幅上涨导致国家医疗保险因财务资源枯竭出现财务危机（Kwon，2007）。此后，通过上调保费和增加政府补贴才逐渐改善了国家医疗保险的财务状况。

老年人的长期照护保险

背景

2008 年 7 月，韩国推出长期照护社会保险。[2] 随着预期寿命的延长和出生率的急剧下降，韩国的家庭结构也发生了变化。与成年子女共同居住的老年人比例不断下降。随着劳动参与率的上升，妇女也不再像过去那样有能力和愿意承担日常照顾老年人的传统职责（Kwon，2008）。

由于政府不愿意将（基于税收的）长期医疗公共项目扩展至贫困老年人，韩国较早（当时老年人在总人口中的占比还不到10%）推行了以共担保费为基础的全民筹资计划。长期照护保险与医疗保险基金相分离，有利于长期医疗"去医疗化（demedicalizing）"，即削弱医疗护理在长期医疗中的作用。否则，如果医疗保险覆盖了长期医疗，医生就是其中的关键角色了。不过，为了节约行政成本，韩国的长期照护保险也由国家医疗保险公司（National Health Insurance Corporation，NHIC）管理。

长期照护保险具有多重目标，但有时候目标不是很清晰。从社会福利的角度看，长期照护保险旨在减轻需要长期照护的老年人的经济压力。长期照护保险还可减少急性病医院的收治数量，缓解医疗保险的资金压力。卫生福利部试图说服财政经济部，通过延伸社会服务，使长期照护保险可以创造更多的就业岗位。

人口覆盖

强制的长期照护保险覆盖了所有需要长期照护的65岁及以上老年人，但对于65岁以下人群仅限于与年龄相关疾病（例如痴呆和脑血管疾病）的患者。正是由于长期照护保险对年轻人的保障范围有严格限制，年轻人享受长期照护的比率较低。这是一种政治妥协，因为政府希望年轻人支付保费，就必须赋予他们享受保险保障的权力。相比之下，在德国，长期照护保险覆盖各类长期医疗护理；在日本，40岁以下人群无法享受长期照护保险，40—64岁只可享受与年龄相关疾病的长期照护（Campbell，Ikegami，and Kwon，2009）。

申请加入长期照护保险前，国家医疗保险分支机构的访问小组会详细评估每一位申请人的身体和认知状况，评估指标一共有56项，涉及"日常生活能力"等多个方面。申请人的状况被划分为三个层次，分别对应不同的保险保障水平。评估环节对长期照护保险覆盖率的高低至关重要。在推出长期照护保险之前，人们预计该保险将覆盖3%—4%的老年人，可能无法满足需求。但事实上，2010年5月，超过4.5%的老年人从长期照护保险受益（见表12.2）。尽管卫生福利部希望逐步提高覆盖率，但是，扩张速度过快可能会影响长期照护保险的资金可持续性。如果政府扩大了目标人群的范围，那么，长期照护保险的保费也应相应提高。

表 12.2　韩国长期照护保险的覆盖范围，2008—2010 年

	2008年7月	2009年7月	2010年5月
申请人数 （在老年人中的占比）	295,715 （5.9%）	513,749 （9.8%）	676,966 （12.6%）
通过审核人数 （在老年人中的占比）	146,643 （2.9%）	268,071 （5.2%）	308,126 （5.7%）
使用长期照护服务的人数 （在通过审核者中的占比）	78,370 （53.4%）	184,434 （68.9%）	244,669 （79.4%）

资料来源：NHIC（2010）。

长期照护保险的保障层次和种类

长期照护保险的保费按照医疗保险保费的固定比率缴纳。2008年、2009 年和 2010 年，这一固定比率分别为 4.1%、4.8% 和 6.6%。在长期照护保险的资金来源中，政府补贴占 20%，由机构照护的参保人员支付 20%（由家庭照护的参保人员支付 15%），其余 60%—65% 来自保费。穷人免于承担共付部分。长期照护保险不负责膳食和私人房间的费用。

理论上，长期照护保险只提供服务性福利，只有在个别情况下才提供现金福利。长期照护保险的保障水平取决于对申请人身体和认知状况的评估结论（分为一、二、三档，第一档申请人的状况最差）。如果由非机构照护，第一档申请人每月的费用水平不超过 109.7 万韩元（约合 1,000 美元），第三档申请人每月的费用水平不超过 76 万韩元，第二档申请人的费用介于上述二者之间。长期照护保险对医疗机构的支付方式也有很多种：临时家庭护理按小时付费，前往护理中心或帮助洗浴按次付费，机构护理或全天候居家护理按日付费。

在韩国，现金福利发挥的作用有限，需要予以重新考虑。韩国的政策制定者既担心现金福利被滥用，也担心非正规医疗机构提供的医疗护理服务质量低下。但是，现金福利也有积极的一面，它能为消费者提供更多的选择，还能促进正规护理机构与非正规护理机构之间的竞争。如果现金福利少于同档服务性福利，会引起储蓄增加，德国已经发生了这样的情况。现金福利对女性劳动参与率的潜在负面影响，取决于劳动力市场状况以及能否享受社会保障计划，例如带薪产假。

挑战

长期照护保险的资金可持续性令人担忧，因为在短短两年时间内，符合条件并接受长期照护的老年人数量增加了 50% 以上。从整体上看，大部分地区的长期照护机构过剩（不排除个别农村地区长期照护机构短缺），这引发了因供给诱发的需求以及无谓的竞争。大部分可提供住宿的长期照护机构的规模都太小，难以产生规模效应。政府应当对长期照护机构的服务质量进行监测和评估，并将结果公之于众，以便消费者选择长期照护机构时参考。为提升长期照护机构的服务质量，对长期照护机构进行鉴定、提供相关培训也非常重要。

若要保证医疗照护服务的连续统一，减少对长期照护的需求，医疗保险与长期照护保险相互协调是关键一环。在老年人中广泛宣传可以获得医疗护理和医疗服务的途径，也有助于减少对长期照护的需求。长期照护保险的保障范围与医疗保险的保障范围应当相互协调。与长期照护保险支付给长期照护机构的费用相比，医疗保险向长期照护医院支付费用时更为慷慨，这也会影响对消费者和医疗机构的激励及其行为。如果长期照护保险的保障范围过于苛刻，老年人宁愿选择治疗急性病的医院，那么，急性病医院收治患者过多的问题就会更加突出。

扩大医疗保险的保障范围

韩国已经实现了医保全覆盖，但医疗费用自付率偏高的问题尚未得到解决。为了扩大医疗保险的保障范围，金大中（Kim Dae-joong）总统曾积极拓展各项福利计划，卢武铉（Roh Moo-hyun）总统（2003—2008 年）也实施了一系列改革。

2004 年，韩国设置了自付费用上限——6 个月内每人累计自付费用约 3,000 美元。2007 年，这一标准下调至约 2,000 美元。出于对穷人的保护，上限应根据患者的支付能力进行调整。2009 年，韩国按照患者的（相对）收入确定了不同的自付费用上限：收入最高的 20% 人群为 4,000 美元，收入居中的 20%—50% 人群为 3,000 美元，收入较少的 50% 人群为 2,000 美元。设置自付费用上限有效减轻了患者的经济负担，但是效果依然有限，因为它只适用于医疗保险保障范围之内的共付部分，并不包括超出保障范围的自付费用。

2005 年，重大疾病患者（主要是癌症患者）的共同保险比例从 20% 降至 10%，2009 年又进一步降至 5%。6 岁及以下儿童自 2006

年起免于支付住院费用的共付部分，但其共同保险比例于 2008 年被
再度调整至 10%。2006 年，医疗保险开始覆盖膳食费用，共同保险比
例为 20%。2008 年，该比例上升至 50%。尽管膳食和儿童住院治疗
的共同保险比例在 2006—2008 年期间有所上升，但目前的水平仍低
于 2006 年之前，当时儿童住院治疗的共同保险比例为 20%，膳食为
100%。

　　随着医疗保险保障范围的扩大，公共部门支出在医疗总支出中的
占比从 2003 年的 50.4% 上升到 2008 年的 55.3%（见表 12.1）。2004
年，医疗保险支出也开始快速增加（见图 12.1）。但是，保障范围的扩
大并未导致私人医疗支出在医疗总支出中的占比如预期那样快速下

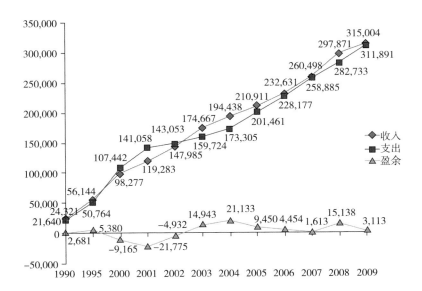

图 12.1　韩国国民医疗保险的资金状况，1990—2009 年（亿韩元）

资料来源：NHIC（2010）。

降。在韩国，医疗服务主要由私人部门提供。由于政府对医疗保险保障范围之内的医疗服务价格实施管制，私人医疗机构倾向于更多地提供超出保险保障范围的医疗服务，这样他们就可以自行定价。受需求拉动和超出保险保障范围的医疗服务的快速增加的共同影响，韩国公共卫生支出在医疗总支出中的占比增长缓慢。

药品成本控制

2006 年 5 月，韩国政府推出了两项控制药品支出的措施——价格协商和医保药品正面清单。

药品定价

过去，新药的报销价格按照美国、英国、德国、法国、意大利、瑞士和日本等七个国家的平均价格确定。其中，新研发药品的价格按照平均生产价格（目录价格的 65%）加上增值税和分销商利润确定。由于目录价格高于实际（交易）价格，这种定价机制会导致药品价格偏高，也因此遭到高收入国家的批评。此外，其他国家的实际交易价格很难获取。如果韩国较早采用了一种新药，那么很有可能相同或类似药品只在少数几个国家上架，而且价格相当高。同样遭到批评的还有国家医疗保险公司，因为它未在药品购买中发挥积极作用。

面对快速上涨的药品支出，韩国政府决定调整定价规则（Kwon，2009b）。作为采购商，国家医疗保险公司开始与制药商议价，而不再按照公式计算价格。协商价格时，国家医疗保险公司会考虑市场规模、药品的可替代性以及对医疗保险预算的影响等因素。此外，国家医疗保险公司还会考虑药品消费量。在将药品列入医保药品目录时，制药商会预估一个消费量。如果实际销售量大于预估量，药品价格将下调。在定价过程中同时考虑价格和数量，使制药商部分地承担了药品过度使用的经济后果，但在药品使用方面起关键作用的医生仍然不承担任何风险。采用价格协商机制后，国家医疗保险公司希望运用其话语权（因为其是医疗保障体系的单一支付者）降低药品价格。

在新的定价机制下，一旦专利过期，仿制药进入市场，药品专利者的原创药价格就会下调 20%。第一代仿制药的价格为原创药的85%（或非专利药上市前原创药价格的 68%）。第二至第五代仿制药的价格为第一代仿制药的 85%。政府不愿意降低仿制药的价格，部分原因在于大部分仿制药是由国内制药商生产的。

最近，金等（Kim and others，2010）利用艾美仕市场研究公司（IMS Health）的数据进行的一项研究发现，韩国是经合组织国家中仿制药价格最高的国家之一，这意味着韩国政府应该进一步降低仿制药价格（见表 12.3）。在表 12.3 中，价格指数小于 1，意味着韩国仿制药的价格高于对照国家。考虑到原创药的研发成本需要在定价中得到补偿，原创药与第一代仿制药之间的价差仅为 15%，似乎太小了。扩大原创药与仿制药之间的价差，即降低仿制药的价格，将有助于提高仿制药在韩国的市场份额。

表 12.3　仿制药价格指数的国际比较（相对于韩国）

	数量 （药品分子/包装 规格/浓度）	美元汇率		美元购买力平价	
		拉斯佩尔 指数	帕舍 指数	拉斯佩尔 指数	帕舍 指数
美国	62	0.539	0.418	0.381	0.295
挪威	46	0.540	0.304	0.233	0.131
瑞典	47	0.628	0.275	0.312	0.136
英国	62	0.760	0.301	0.437	0.173

（续表）

	数量 （药品分子/包装 规格/浓度）	美元汇率		美元购买力平价	
		拉斯佩尔 指数	帕舍 指数	拉斯佩尔 指数	帕舍 指数
西班牙	65	0.768	0.435	0.486	0.275
德国	67	0.784	0.496	0.439	0.277
比利时	53	0.895	0.638	0.471	0.336
意大利	57	0.901	0.628	0.515	0.359
荷兰	59	0.919	0.490	0.500	0.267
澳大利亚	50	0.993	0.845	0.555	0.472
奥地利	59	1.130	0.726	0.607	0.390
法国	54	1.131	0.881	0.590	0.460
瑞士	44	1.205	1.098	0.559	0.509
日本	33	1.477	1.086	0.924	0.679

资料来源：Kim and others（2010）。

注：拉斯佩尔（Laspeyres）指数以韩国的用药量为权重计算。帕舍（Paasche）指数以对照国的用药量为权重计算。

医保药品正面清单和经济评估

过去，医疗保险根据负面清单报销药品费用，因此可享受医保报销待遇的药品种类很多。例如，2006年1月，共有21,740种药品（5,411种药品分子）可享受医保报销待遇。为了控制药品支出，政府决定制定医保药品的正面清单。目前，一种药品要想列入医保药品目录，制药商必须向国家医疗保险提交经济评估（主要是对其进行成本收益分析）。基于经济评估的医保药品正面清单将首先用于新药。同时，政府还计划对已列入正面清单的药品进行再评估。

制药行业认为，医保药品正面清单会导致唯一采购商（即国家医疗保险公司）滥用市场权力。制药商担心，未列入医保药品正面清单的药品将难以为继，可能会被清理出医保药品正面清单的威胁迫使制药商不得不降价。跨国制药商认为，基于经济评估的医保药品正面清单会对新药的开发和推出产生严重的负面效应，因为政策偏向于效果差但价格低的药品。

挑战

医疗保险审核与评估机构负责审核报销申请，并根据经济评估结论制定医保药品正面清单。国家医疗保险公司负责与制药商协商药品价格。由于经济评估数据为设定药品价格区间提供了重要信息，国家医疗保险公司和医疗保险审核与评估机构之间的相互协调直接关系到新政能否奏效。无论在理论上还是在实践中，如何在药品定价和医保药品正面清单制定过程中发挥经济评估的积极作用尚存挑战。例如，应该做出什么样的分析假设、数据的可得性和可靠性等。

药品支出既取决于药品价格，也取决于用药量以及原创药和仿制药的消费比。因此，仅靠定价政策控制成本的效果有限。用药量在很大程度上由医生决定，如果不对医生开处方的行为加以规范，或采用经济激励手段鼓励他们提高处方的成本效益，药品成本就无法得到控制。因此，健全医疗保险对医疗机构的支付制度和用经济激励手段鼓励医生多开成本较低但效率较高的仿制药才能从根本上控制药品成本。

改革方向

为了保持医疗保障体系的资金可持续，韩国政府应从增加收入、控制成本两方面着手。按照工资水平确定保费的做法有失公平，因为工资收入并不完全代表患者的支付能力。按照工资水平确定保费还会扭曲劳动用工政策。因此，应当将医疗保险的保费基础从工资扩大到工资和其他收入。

医疗机构在医疗资源配置中发挥了核心作用。医疗保险向医疗机构的支付制度和经济激励机制对医疗保险资金的可持续性和医疗服务质量至关重要。韩国应尽快放弃按服务收费制度，改用按病种收费制度。不过，按病种收费制度也有局限，例如有意误用诊断编码，让在门诊就诊即可的患者住院治疗等。为了控制医疗服务的价格和数量，应设置预算上限。

韩国的长期照护保险还处于起步阶段，仍面临诸多挑战。例如，如何在机构护理与家庭护理（社区护理）之间找到平衡点，如何确保机构护理与家庭护理的质量。长期照护保险对医疗保险的潜在影响巨大，二者在保障范围和向医疗机构支付费用方面的协调合作非常重要。

韩国需要对药品支出设置预算上限。一旦药品支出超出上限，政府应当让医生和制药商共同承担责任。政府应当颁布命令推广仿制药。例如，用经济激励手段鼓励医生尽量开低成本的药品，降低仿制药消费者的共付金额（例如采用参考价格）。政策制定者还应当扩大原创药与仿制药的价差，降低仿制药的价格。

韩国医疗保障改革遭到了既得利益集团的强烈反对。2000 年，医生曾举行全国性罢工，旨在反对药品改革。如今，在从政策制定到政策落实的各个环节上，利益集团仍在影响改革进程和改革结果（Kwon and Reich，2005）。政府管理这些既得利益集团的能力和其所采取的政治策略，将直接关系到医疗保障体系的效率和公平。

参考文献

Bank of Korea, Economic Statistics, 2011 (in Korean) (Seoul).

Campbell, J., N. Ikegami, and S. Kwon, 2009, "Policy Learning and Cross-National Diffusion in Social Long-Term Care Insurance: Germany, Japan, and the Republic of Korea," *International Social Security Review*, Vol. 62, No. 4, pp. 63-80.

Kim, S., S. Kwon, Y. Jung, and J. Heo, 2010, "International Comparison of Generic Medicine Prices" (in Korean), *Korean Journal of Health Economics and Policy*, Vol. 16, No. 3, pp. 41-62.

Korea, National Statistics Office (NSO), *Population Statistics 2007* (in Korean) (Seoul).

Kwon, S., 2003a, "Health Care Financing Reform and the New Single Payer System in Korea: Social Solidarity or Efficiency?" *International Social Security Review*, Vol. 56, No. 1, pp. 75-94.

——, 2003b, "Pharmaceutical Reform and Physician Strikes:Separation of Drug Prescribing and Dispensing in Korea," *Social Science and Medicine*, Vol. 57, No. 3, pp. 529-38.

——, 2003c, "Payment System Reform for Health Care Providers in Korea," *Health Policy and Planning*, Vol. 18, No. 1, pp. 84-93.

——, 2007, "Fiscal Crisis of the National Health Insurance in Korea: In Search of a New Paradigm," *Social Policy and Administration*, Vol. 41, no. 2, pp. 162-78.

——, 2008, "Future of Long-Term Care Financing for the Elderly in Korea," *Journal of Aging and Social Policy*, Vol. 20, No. 1, pp. 119-36.

——, 2009a, "Thirty Years of National Health Insurance in Korea: Lessons for Universal Health Care Coverage," *Health Policy and Planning*, Vol.24, No. 1, pp. 63-71.

——, 2009b, "Pharmaceutical Policy in Korea," in *Prescribing Culture and Pharmaceutical Policy in the Asia-Pacific*, ed. by K. Eggleston (Washington: Brookings Institution Press), pp. 31-44.

——, 2010, "Population Aging and the Introduction of Long-Term Care Insurance in South Korea," in *Aging Asia: The Economic and Social Implications of Rapid Demographic Change in China, Japan and South Korea*, ed. by K. Eggleston and S. Tuljapurkar (Washington: Brookings Institution Press), pp. 109-17.

Kwon, S., and M. Reich, 2005, "The Changing Process and Politics of Health Policy in

Korea," *Journal of Health Politics, Policy and Law*, Vol. 30, No. 6, pp. 1003-26.

National Health Insurance Corporation (NHIC), 2010, *National Health Insurance Statistical Yearbook* (in Korean) (Seoul).

附录 12.1

附表 12.1　韩国经济和健康指标（1977—2008 年）

	1977	1989	2000	2008
人均国内生产总值（美元）[a]	1,042	5,430	11,347	20,591
预期寿命[b]	64.8	71	76	79.9
死亡人数（每十万人）[c]	690	542.3		497.3（2009年）
婴儿死亡人数（每千新生儿）[b,c]	38（1970—1975年平均）	12	5.8（1999—2002年平均）	3.5
医生数（每万人）[b]	5（1981年）	8	13	19（2009年）
床位数（每万人）[b]	17（1981年）	23	47	78
人均就诊次数[b]	3.7	6.2	10.6（2002）	13
人均住院次数[c]	—	0.06（1990年）	—	0.13
平均住院天数[b,c]	12	13.6	13.8（2002年）	14.6（2009年）

注：韩国于 1977 年开始建立医疗保险；1989 年实现医保全覆盖。

[a] 资料来源：Bank of Korea（2011）。

[b] 资料来源：2010 年经合组织国家卫生数据库。

[c] 资料来源：Korea，National Statistics Office（2011）。

第十三章　德国医疗保障体系的市场化
改革及公共卫生支出

迈克尔·斯托尔佩

概况

20多年来，德国政府干预医疗保障体系的主要动力是控制非工资劳动力成本的上升。2005年以前，德国失业率不断上升，为保证法定疾病基金的资金来源，工资税持续上涨。虽然德国政府并不以控制医疗总支出为直接目标，但其还是成功地将医疗总支出与国内生产总值之比控制在一个相对稳定的水平上，只是1990年东德与西德统一后，医疗总支出与国内生产总值之比曾一度上升。在长期的改革过程中，德国尝试了各种不同的政策。一开始德国政府依赖总额预算，后来逐步转向依靠市场机制，在日益激烈的竞争环境中，采取经济激励手段引导医疗机构和保险机构的行为。

起初，德国政府认为，预算上限非常有效，因为这一政策不需要详细了解医疗支出增加的原因。但是，随着时间的推移，德国政府逐渐发现，在一些技术创新较多的部门（例如医院和制药行业）很难实施预算上限。总额预算在管理流动护理医生的薪酬方面最为有效，因为由法定疾病基金支付的薪酬与同期工人工资挂钩。虽然德国已不再使用总额预算，但它仍然是一个隐性基准，为疾病基金与医疗机构进行价格协商或政府直接定价提供参考。当然，从总的趋势看，总额预算的影响力终将随着时间的推移慢慢减弱。

总体而言，德国医疗保障体系的基本结构没有改变。法定疾病基金的资金来源于工资税，按照工资 15.5% 的比例征收，覆盖 90% 以上人口。年收入超过 4.95 万欧元的雇员可以参加私人医疗保险，但大部分雇员还是愿意继续选择法定疾病基金，即法定医疗保险（SHI）。这些自愿选择法定医疗保险的雇员有权享受同样的医疗保障，并以同样的税率缴纳工资税。税基上限为 4.95 万欧元，超出部分的工资收入不必纳税。法律对大部分服务做了明确规定，以确保在任何情况下任何投保人都能及时获得必要的医疗服务。

签订合同前，私人医疗保险机构首先要对个人风险进行评估，并据此收取保费。法律规定，所有合同都为终身制，只有被保险人有权中止合同。除非某类合同全体投保人的总支出增加，否则先前订立的合同条款不能废除，保费也不能增加。对于 55 岁以上面临财务压力的投保人，私人保险机构应当允许其转投"便宜的"基本医疗服务保险（Standardtarif），具体内容参照法定医疗保险条款。这一做法在将部分剩余保费风险从投保人转嫁到私人保险机构的同时，也有利于防止高估个人年老之后的收入水平，或低估私人医疗保险保费的涨幅。基本医疗服务保险参照法定医疗保险的严格规定，既不允许患者自由选择医院医生，也不提供私人医疗保险的投保人已经习惯了的那些就诊便利。但即便是这样，基本医疗服务保险在大部分情况下也还是能够为患者提供充分保障的。然而，在特殊情况下，如果价格高昂的新药超出了法定医疗保险的保障范围，私人医疗保险的投保人转投基本医疗服务保险后将无法继续享受这些药品的报销待遇。

如果患者希望享受私人医疗保险的好处，而不必承担全部保费风险，还可以选择私人补充医疗保险。任何法定疾病基金的投保人只需稍微多支付一些保费，就可以享受到私人医疗保险通常都能提供的就诊便利。例如，自主择医就诊、住院时住单人或双人病房、牙科费用全免等。法定疾病基金加强了与私人保险机构的合作，积极向投保人推介私人补充医疗保险，因为在法定疾病基金看来，这是留住自愿投保人的有效方法。自愿投保人是受欢迎的群体，因为他们大多受过良好的教育，有着健康的生活方式，就医频率低于一般人群。根据德国私人健康保险协会的数据，2010 年，大约有 2,200 万德国人参加了私人补充医疗保险，而参加完全私人医疗保险的只有 886 万人。[1]

经合组织[2]和德国联邦统计局[3]的数据显示，2008 年，德国公共卫生支出约占医疗总支出的 3/4。其中，根据经合组织的口径，公共卫生支出包括联邦政府、州政府和地方政府支付的医疗费用，法定医保体系的支出；德国联邦统计局定义的公共卫生支出还包括法定长期医疗保险、养老金保险和事故险等小额医疗支出。

20 世纪 80 年代以来，德国的医疗保障政策成功控制了法定医疗保险支出（常与"成本"混淆）的增长，但保费费率（为法定医疗保险提供资金的工资税在工资总收入中的占比）却不断上升——这主要是因为德国的失业率从 20 世纪 70 年代中期至 21 世纪前 10 年持续上升。尤其是，东德与西德合并后，由于东德的劳动生产率较低、失业率较高，德国的失业率进一步走高。

21 世纪前 10 年，德国医疗保障体系中另外一个引起人们广泛关注的问题是医疗机构之间缺乏竞争，门诊治疗与住院治疗泾渭分明导致医疗服务效率低下。汉·德·弗里斯、达纳·戈德曼和杰弗里·乔伊斯（Han de Vries，Dana P. Goldman，and Geoffrey Joyce，2008）指出，2002 年，美国急性心肌梗死患者的平均住院天数为 5.6 天，德国为 10.3 天；2001—2004 年，美国急性心急梗塞患者患病后一年的平均住院支出为 39,257 美元，德国为 10,608 美元（以购买力平价计算）。如果保持价格和人口因素不变，美国患者在德国治疗的平均成本将高达 45,599 美元，但德国患者在美国治疗的平均成本只有 10,196 美元（以购买力平价计算）。无论以何种方法计算，德国治疗急性心肌梗塞的劳动生产率都低于美国，即德国治疗该病的生产可能性前沿低于美国。

本章的第二部分回顾了 1970 年以来德国公共卫生支出的变动趋势。第三部分简要介绍了 20 世纪 80—90 年代的改革在控制医疗支出方面取得的良好效果。第四部分讨论了近期改革的焦点如何转向完善激励机制和引入市场机制，以及其中的原因。最后分析了相关的经验教训，以及德国未来面临的挑战。

公共卫生支出的变动趋势

图 13.1 比较了德国与其他高收入国家（法国、荷兰、英国和美国）人均医疗支出的增速，数据来自经合组织，以千美元为单位，按购买力平价计算。从中可以看出，过去 30 年中，德国人均医疗支出的

增长较为平稳。1980—2008 年，德国人均医疗支出只增长了 3 倍，而美国的人均医疗支出却增长了近 7 倍。1990 年东德与西德合并后，东德人可以享受与西德人相同水平的医疗服务，德国医疗保障体系一夜之间增加了 1,700 万人。然而，尽管这 1,700 万人相当于原西德人口的 1/4，而且他们对医疗资金的人均贡献不到西德的一半，德国人均医疗支出的增长还是慢于其他欧洲国家。由于德国统一后的数据始于 1992 年，1990 年之前只有西德的数据，因此，图 13.1 中缺少 1991 年的数据。但是，平滑时间序列清晰地表明，德国的统一对人均医疗支出的影响很小，从长期看，其影响可以忽略。

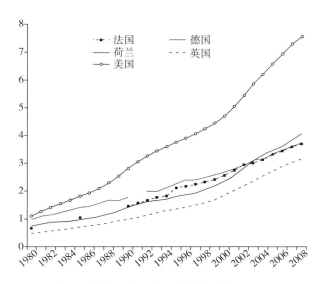

图 13.1　德国及其他国家医疗支出增长比较，1980—2008 年
（人均医疗支出，千美元，购买力平价）

资料来源：2010 年经合组织国家卫生数据库。

　　经济学家认为，收入水平是决定人均医疗支出的重要因素。图

13.2 为各国医疗支出与国内生产总值之比。与美国和其他主要欧洲国家相比，德国的这一指标相当稳定——统一前与统一后均如此。诚然，东德与西德合并带来的结构性改变，使德国医疗支出与国内生产总值之比从 20 世纪 80 年代的 8%—9% 上升至 1995 年以来的 10%—11%。德国统一后，医疗支出水平经过数年调整才达到新的均衡。在此期间，人均缴纳保费很少的东德人被全部纳入公共医疗保障体系；此外，由国家统一引发的房地产市场繁荣逐渐消退，东德国有企业私有化加速推进，这一系列因素导致失业率快速攀升。

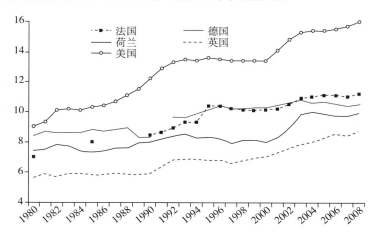

图 13.2 　德国及其他国家医疗支出与国内生产总值之比，1980—2008 年
（医疗总支出与国内生产总值之比，%）

资料来源：2010 年经合组织国家卫生数据库。

　　除了与国内生产总值负相关外，失业率的攀升还直接影响到作为法定医疗保险资金来源的工资税的税基。在获得新的医疗资金来源之前，为维持由失业人员缴纳或以失业人员的名义缴纳的名义保费稳定，在职员工缴纳的保费占工资总额的比重被迫上升。上涨的保费费率有可能推高企业的单位劳动力成本，并引起失业率进一步上升。在较高的失业率背景下，稳定法定医疗保险保费费率成为德国统一之后医疗保障改革的重中之重，德国在这方面取得了成功。

如图 13.3 所示，西德的年均法定医疗保险保费费率从 1975 年的 10% 上涨到 1990 年的 13%，但是，20 世纪 90 年代早期，其增速有所放缓。从 2011 年起，保费费率就始终固定在 15.5%（2010 年上升至 14.9%）的水平上。从图 13.3 还可以看出，在失业率急剧上升的 20 世纪 70 年代中期至 80 年代中期，西德的工资总收入与国内生产总值之比大幅下降（图中单位为 1/10，不是 1/100），这也成为导致法定医

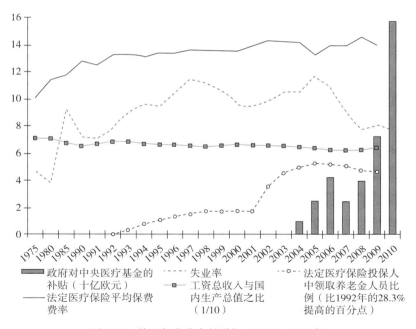

图 13.3　德国保费费率的增长，1980—2010 年

资料来源：德国联邦卫生部（劳动和社会统计）；德国联邦统计局。

疗保险的保费费率上涨的原因之一。德国统一后，失业率再度大幅上升，直至 1997 年才有所缓解，并于 2005 年达到第二个高峰。这一时期，德国的工资总收入与国内生产总值之比也呈下降趋势，这一趋势直到 2005 年后才得以扭转。

投保人中领取养老金人员的比例上升是导致法定医疗保险保费费率上涨压力增大的另外一个原因，见图 13.3 的下半部分。领取养老金人员人均缴纳的保费相对较低（因为养老金的平均替代率远不到总收入的 50%）。截至 2009 年，领取养老金人员的比例比 1992 年的 28.3% 增长了近 5 个百分点。在工资税税基发生变化的情况下，德国政府通过加大联邦补贴力度确保了法定医疗保险保费费率的稳定。具体来说，德国政府从 2004 年起大规模提供补贴，2009 年建立的中央医疗基金使政府补贴完全制度化。

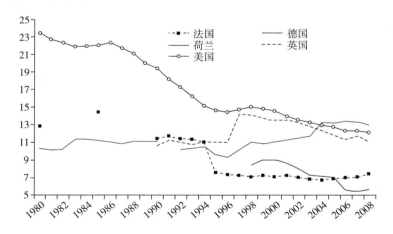

图 13.4　德国及其他国家的医疗费用自付率，1980—2008 年
（在医疗总支出中的占比，%）

资料来源：2010 年经合组织国家卫生数据库。

此外，为确保医疗资金充足，德国患者自付金额在医疗总支出中的占比不断提高，如图 13.4 所示。20 世纪 80 年代，西德的医疗费用自付率相对稳定。德国统一后，医疗费用自付率迅速从 1996 年的 9% 攀升至 2008 年的 13%。相比之下，法国、荷兰和美国的医疗费用自付率却自 20 世纪 90 年代初期以来大幅降低。

旨在控制医疗支出的改革

图 13.5 反映了德国法定医疗保险 1991 年至今的收支情况。其中，实线为以 2005 年价格计算的实际收支，虚线为名义收支。不难看出，历次改革所产生的影响都是临时性的。德国于 1993 年引入总额预算，在此后的 20 年中，所有重大改革都立即实现了实际支出的减少，但也减少了实际收入，或导致实际收入的增速低于实际支出的增速，因此对疾病基金余额的影响非常有限。在 2009 年改革中推出的中央医疗基金究竟能否成为例外，现在还无法做出准确的判断。

历次改革效果不佳的一个重要原因是法定医疗保险自愿投保人的行为反应。只要法定医疗保险的保障范围有所收紧，自愿投保人就会大量转投私人医疗保险。图 13.5 中的柱状图反映了法定医疗保险投保人数量的波动情况。

改革效果不佳的另一个原因是过于强调预算上限，在医生和医院的激励机制基本不变的情况下，没有适当考虑预算上限的分配效果。1993 年以来，总额预算被广泛应用，不仅医生为法定医疗保险投保人治病能够取得的报酬有上限（与所有法定医疗保险投保人的平均工资收入成正比），就连医生或药剂师开具的处方也被设置了上限。

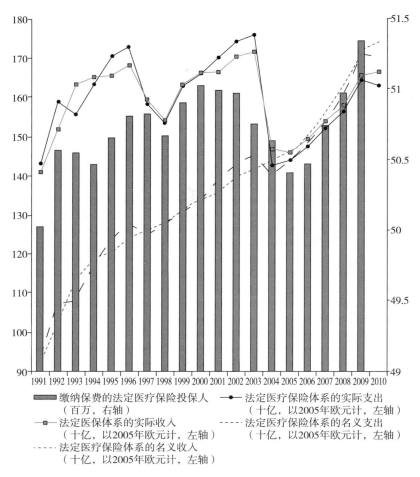

图 13.5　历次改革仅具有临时效果

资料来源：德国联邦卫生部（劳动和社会统计），采用医疗消费价格指数。

　　1997 年，德国首次在各疾病基金中引入竞争机制。但这一做法非但没有像政策制定者期望的那样提高医疗服务效率，反而引发了风险选择行为。因为不仅疾病基金的服务清单几乎完全依法事先制定，而且其与医疗机构的合同也由垄断联盟（例如地区医生协会[4]、德国医院联盟、疾病基金的伞形组织等）统一磋商和执行。每家疾病基金唯一可以自由竞争的领域是行政管理成本和风险选择策略。显然，有限竞争模式无法稳定法定医疗保险。为此，德国政府于1999—2004年推行了六项改革，例如，对某些类型的支出设定总额预算上限、增加私人共同支付等需求方改革措施。

旨在完善激励机制和引入市场机制的改革

近期，法定医疗保险的改革以建立中央医疗基金为重点。作为完善各疾病基金和不同医疗机构的激励机制和竞争机制的系列改革的组成部分，中央医疗基金被设计为一个综合风险调整机制的管理人。这些改革并不仅限于法定医疗保险，因为政府意识到，当私人保险机构与法定医疗保险同时争夺自愿投保人时，法定医疗保险的风险选择问题会因私人保险机构的加入而变得更加复杂，而且法定医疗保险往往处于劣势。从理论上讲，私人医疗保险应当向放弃了法定医疗保险的投保人提供终身保险，而且从精算的角度看，私人医疗保险应与法定医疗保险的保障水平相当。但实际上，每年都有10万—20万人从私人医疗保险转投法定医疗保险。当然，这是我们所不愿看到的，因为它将相当大一部分原本由私人医疗保险承担的与年龄相关的风险和成本转嫁给了法定医疗保险。转投法定医疗保险的投保人往往在年富力强、尚未成家时加入私人医疗保险；组建家庭后，由于私人保险机构会向其配偶和子女等家属收取额外的保费，他们会转向法定医疗保险以避免保费的增加。为了划清与法定医疗保险的界限，私人医疗保险不得不承担所有新投保人的全部终身风险。与此同时，私人保险机构之间的竞争也日益激烈。政府在推出法定医疗保险中央医疗基金的同时，还允许转移私人医疗保险的部分养老准备金，并严禁私人医疗保险的投保人转投法定医疗保险。

允许转移私人医疗保险的部分养老准备金

2008 年之前，投保人不能将个人名下累积的养老准备金从原保险机构转移至新保险机构，因此，私人医疗保险机构之间的竞争非常有限，而且过度集中于争夺"优良"风险，例如年富力强的大学毕业生。私人医疗保险机制会自动累积养老准备金。法律规定，除医疗服务总支出增加外，不允许医疗保险机构以其他任何原因为由提高保费。这就意味着，年轻人的平均医疗成本低于保费，而老年人的平均医疗成本高于保费，养老准备金用于平衡每个人一生中因年龄而不同的医疗成本差异。因此，如果不允许转移养老准备金，而且投保人一旦签约就终身参保，私人保险机构与年轻人签约就更有利可图。为了至少能解决部分问题，德国于 2007 年出台了《加强医疗保险竞争法》（Gesetz zur Stärkung des Wettbewerbs in der gesetzlichen Krankenversicherung），规定从 2009 年起，所有私人医疗保险的新投保人可以根据"便宜"的标准合约，将养老准备金转入其他任何一家私人保险机构。虽然全额转移仅限于标准合约，但此项改革大幅提高了转投另一家私人医疗保险（包括非标准合约的转投）的可行性，使私人保险投保人不得转投法定医疗保险的政策变得更容易接受。

更清楚地区分私人医疗保险与法定医疗保险，有利于提高法定医疗保险改革的有效性，产生积极的财政效应。不可否认，私人医疗保险行业的游说，成功地阻止了非标准合约养老准备金全额转移政策的出台，未来究竟如何解决这一问题尚需大智慧。

中央医疗基金

过去，中央医疗基金是社会民主党的汉堡保险（Bürgerversicher-ung，按照个人总收入的一定比例向全体公民收取保费）与保守党的平头建议（Kopfpauschale，单一费率）的折中。从 2009 年起，中央医疗基金开始按照工资总收入 15.5% 的固定费率向投保人收取保费，并接受联邦政府补贴。与此同时，中央医疗基金按照各疾病基金的投保人人数，向大约 150 个自负盈亏的疾病基金分配资金。中央医疗基金分配资金的人均支付标准的约 50% 由预期风险调整机制（Morbi-RSA）决定，即取决于投保人的性别、年龄、工作能力以及一系列死亡风险参数。

改革旨在通过完善市场机制，为消费者提供更多的选择，并增强医疗保险机构间的竞争。由于中央医疗基金向疾病基金分配的资金并不由疾病基金决定，一旦遇到资金困难，疾病基金只能单方面要求投保人补充缴纳单一费率保费。但由于投保人可以自由地转投其他疾病基金，这就大大增加了疾病基金之间的竞争压力，要求其提高事前管理能力和效率，包括节约行政管理成本或按照更优惠的价格与医疗机构签订合约等。

为了适应医疗总支出的不断增长，中央医疗基金的规则将逐步改变法定医疗保险的资金结构。如果医疗价格进一步提升（例如价格高昂的新医疗技术的普及），疾病基金将更多地依靠直接向投保人收取单一费率保费增加资金来源。德国联邦保险办公室（the Federal Insurance Office）预计，平均追加保费将从 2012 年的 8 欧元 / 月上涨至 2014 年的 16 欧元 / 月。一旦追加保费超过员工工资总收入的

2%，德国政府将在每年年初按照各疾病基金单一费率的平均上涨水平提供联邦补助。这些补助将抵减合格投保人缴付给中央医疗基金的与收入相关的保费。由于补助的多少与预期平均单一费率保费挂钩，投保人仍有动力寻找"有效"疾病基金。甚至有观点认为，如果与补助挂钩的是疾病基金在任意时间点收取的最低追加保费，投保人的动力会更大。

中央医疗基金的规则对医疗行业改革也有一定意义。首先，允许疾病基金破产（例如 2011 年的 City BKK）。当疾病基金破产时，投保人可以自由选择转投其他疾病基金，保障程度与原先完全一致。如果逆向选择引发更多破产或兼并重组，疾病基金行业的集中度可能会不断提升。事实上，这已是现实。根据德国法定疾病基金协会（the German Association of Statutory Sickness Funds）的统计，从 2008 年到 2011 年年初，由于破产和兼并重组，疾病基金的数量从 221 个降至 154 个。[5] 从市场竞争的情况看，中央医疗基金的规则实际上保护的是投保人的利益，而不是疾病基金管理层的利益。

法定医疗保险基于发病率的风险调整机制

2009 年，基于发病率的风险调整机制（Morbidity-Based Risk Adjustment Scheme，Morbi-RSA）与中央医疗基金一同推出。基于发病率的风险调整机制取代了 1993 年启用的基本风险调整机制（rudimentary risk adjustment scheme）。由于 1993 年的风险调整机制只以年龄和性别（以及伤残造成的就业限制）为基础进行风险调整，疾病基金才有巨大的动力对投保人挑三拣四，例如拒绝为慢性病患者提供保险，或者拉拢年富力强的潜在投保人。为了消除这一风险选择动力，基于发病率的风险调整机制将投保人分成 152 个风险小组，包括

40 个年龄和性别组、6 个收入水平组和 106 个发病率组。其中,发病率组根据艾滋病、糖尿病、精神分裂症等 80 个界定明确的慢性病划分,有些疾病还会对患病程度进行细分。根据医院或全科医生的诊断,疾病基金每年向德国联邦保险办公室报告投保人的相关诊断。医院的诊断会被立即采信,全科医生的诊断则需在六个月内对投保人患慢性病的情况进行再次诊断确认,有些诊断还必须出具用药情况证明。

根据 2009 年推出的基于发病率的风险调整机制,中央医疗基金的风险调整支付原则为:按照每个投保人每月 185.64 欧元的标准支付基础费用;按照每个年龄在 85—89 岁之间的男性投保人 1.28 欧元的标准向疾病基金支付调整费用;按照每个痴呆患者 86.87 欧元的标准向疾病基金支付调整费用;按照每个高血压患者 38.48 欧元的标准向疾病基金支付调整费用。因此,如果一个投保人同时满足以上三项条件,中央医疗基金就需要向疾病基金额外支付 321.27 欧元调整费用。另外,根据风险调整支付原则,对年轻人的年龄调整为负。例如,年龄在 13—17 岁之间的女性,如果没有慢性疾病,调整费用为 −117.45 欧元。再如,根据地区疾病基金 BKK Bayern 的报告,对一名 53 岁女性的费用调整如下:年龄和性别的调整费用为 −100.21 欧元,就业状态(丧失部分劳动能力且领取养老金)的调整费用为 116.67 欧元。在此基础上,还需要对高血压(+38.48 欧元)、糖尿病(+66.18 欧元)、髋部骨关节炎(+166.15 欧元)等因素进行调整。综上所述,疾病基金收到的费用总计 472.91 欧元。

基于发病率的风险调整机制能否公平有效地分配资金,且不被利益相关方滥用,还有待时间的检验。有些观察家担心,基于发病率的风险调整机制有可能导致对医疗诊断编码的操纵,以从中央医疗基金获得更多资金。据报导，有些疾病基金会花钱收买医生，让这些医生提供"更详细"的诊断——希望能证明患者患有慢性病或夸大患病的严重程度，并借此获得更多的拨款。批评者认为，根据金钱出具的诊断会在最大程度上夸大疾病的严重程度。医生也有动力参与其中，因为在新的法定医疗保险支付计划下，患者的病情越严重，为患者治疗的医生获得的报酬就越多。另外一个担忧是，基于发病率的风险调整机制可能削弱疾病基金投资预防性医疗的动力。

住院医疗的预期支付

德国通过市场机制控制不断攀升的住院费用的努力，比中央医疗基金的推出早 6 年。1970 年以来，住院费用的累计增幅始终高于药品支出，两者之间的差距在 20 世纪 90 年代有所缩小。在 1970—2009 年的 40 年里，住院费用在法定医疗保险支出中的占比从 25% 上涨至 35%，而药品支出的占比仅从 21% 上涨至 26%。从 2003 年起，德国开始逐步采用澳大利亚式的按诊断相关组付费的制度，并在各州内执行统一的基准费率（例如单位服务的价格）。2009 年，这一改革推广到除精神疾病治疗外的所有住院医疗。自从要求医院提高专业化水平以符合质量要求并提高效率以来，由按诊断相关组付费带来的额外的监管和竞争压力及对医院在医疗技术、人力资本等方面加大投资力度的需求大增。

从资金来源看，原先拥有大量医院的州和自治市受上述变革的影响最为直接。进行投资首先需要筹集资金，这推动了新一轮私有化浪潮，这轮私有化通常以大型上市连锁医院收购的形式实现，农村地区和东德的城镇医院（以及黑森州的一家大学医院）尤其如此。在有些情况下，医院之间的并购可能会涉及反托拉斯的问题，这就需要德国联邦卡特尔局（Federal Cartel Office）出面干预。截至 2009 年，德国仍有超过 85% 的医院床位公有。虽然与其他国家相比，德国的人均床位供给仍有剩余，一些观察家还是据此看到了进一步私有化的潜力。例如，可以鼓励医院更多地向外国人提供住院医疗，尤其是斯堪的纳维亚和英国等地的患者。这些患者在本国必须排队等候很长时间才能接受某些特定诊治，在德国则不用。

对门诊患者按诊断相关组收费

与住院费用和药品支出在法定医疗保险支出中的占比不断攀升形成鲜明对比的是，20 世纪 90 年代初以来，法定医疗保险在口腔治疗和其他门诊治疗方面的名义支出几乎没有变化，而且自 20 世纪 70 年代起，口腔治疗和其他门诊治疗在法定医疗保险支出中的占比持续下降。在此背景下，德国政府在门诊治疗中引入市场机制时，首要任务不是控制医疗总支出的增长，而是完善激励机制，鼓励医生到那些服务水平偏低的医疗领域和地区工作。

2008 年之前，按人头付费制度限制了医生总收入的增幅相对于工人总工资的增幅的增长。医生为法定医疗保险投保人治疗的酬金由名为"注册协会（Kassenärztliche Vereinigungen）"的区域医生协会按照前三个月接诊服务的一定比例支付。每单位服务的酬金因时、因地而异，这导致各地区的人均医生数差异较大，有些地区的医疗需求无法得到满足，有些地区则出现由供给过剩诱导的过度医疗需求。按人均计算，富裕的大都市能吸引到更多的医生，因为医生在从区域协会获得收入的同时，还可以通过为私人患者治疗获得更多收入，对私人患者的收费通常是法定医疗保险投保人的 2.3—3.5 倍。

2009 年的法定医保体系改革推出了一个新体系，即根据预期支付原则，将按服务付费与基于发病率的风险调整机制和德国联邦卫生部制定的欧元价格相结合。这一制度安排旨在鼓励增加对医生办公场地的投资和完善激励机制，鼓励医生到那些服务水平偏低的医疗领域和被忽视的地区工作。为了防止出现由供给方诱导的过度医疗需求，全额支付只适用于事先约定的总量范围内的医疗服务（Regelleistungsvolumina），不同的医生或合伙开业诊所事先约定的医疗服务总量各异，这取决于医学专业、地区医生密度以及患者发病率（大致按照年龄和性别划分）。医生个人或集体也可与疾病基金签订额外的选择性合约，但大部分的服务内容仍需参照由区域医生协会负责磋商和管理的集体合约。区域医生协会支付的款项是医生的主要收入来源，支付标准以德国联邦卫生部制定的欧元价格清单为准。

改革也引入了一些管理式医疗的要素。例如，自 2007 年起，疾病基金被要求向其投保人提供至少两种不同的电子合同，其中一种合同（Hausarztvertrag）必须减少患者的共付金额。作为交换，患者必须去注册的全科医生处就医，而全科医生好比是守门人，在患者找专科医生就诊或去医院就诊前负责把关。该项规定已使全科医生从中受益。但是，全科医生究竟应额外收取多少费用仍饱受争议。德国政府认为，额外支付的合理前提是提高效率、降低成本，而不是注册的全科医生获得更大的谈判权。根据 2007 年法律的要求，疾病基金必须同至少代表一半以上全科医生的组织就所有减少患者的共付金额的合同进行谈判。这一政策鼓励全科医生脱离区域医生协会，成立自己的联盟。

质量控制

有关信息不对称的经济学理论认为，如果没有严格的外部质量控制，医疗机构之间可能会出现恶性竞争，或引发对治疗成本较高患者的歧视。德国的政策制定者似乎很早就明白，为防止医疗机构之间的竞争失控，需要出台质量标准，并不断完善激励机制。从 2005 年起，德国政府要求医院必须每两年发布一次结构性质量报告，其中的信息能为包括受保人、患者、全科医生和疾病基金在内的各种利益相关方所使用。德国联邦联合委员会（Gemeinsamer Bundesausschuss，G-BA）承担监督职责，是与疾病基金、医生协会和医院三方对接的主要决策机构。德国联邦联合委员会分别制定了门诊治疗和住院治疗的质量标准。

地区医生协会（Ärztekammern）仍然承担着部分私人机构全科医生的质量控制职责，尤其是继续教育、证书管理，以及医生违规后的经济处罚等。目前，德国正在制定控制长期医疗质量（包括住院治疗和门诊治疗）的新机制，新机制中的部分规定已进入试点实施阶段。

药品市场

背景

如果执业医师为受保人专门订购处方药，而药剂师根据规定必须出售每一类治疗方案中最便宜的药品，疾病基金通常需要向药品零售商返还一部分处方药成本。患者共付费用为药品价格的 10%，并且单次上限为 10 欧元，每年不超过受保人年收入的 2%。过去的改革主要以扩大仿制药的使用为目标。自 1989 年起，仿制药的参考价格限制了疾病基金的报销水平。此外，20 世纪 90 年代和 21 世纪初，法定医疗保险对药品支出实行总额预算。2002 年，总额预算被单个医生的处方目标量所取代。如果处方量超出目标量的 25% 以上，医生需要承担相应的成本。2007 年，德国推出了奖金支付方案。如果医生开低价药品，对某些疾病的处方量低于目标量（按照每日限定的用药量计算平均成本），医生将得到奖励。但是，从 2008 年起，随着控制用药量的方法被越来越多地使用，确定处方药的平均成本变得越来越困难，德国不再使用奖金支付和支付扣减的方法。

从 2003 年起，疾病基金可以自由地与制药商就仿制药和专利药的数量折扣以及其他折扣直接谈判。从 2006 年起，疾病基金可以限制每一类治疗方案中特定专利药的报销金额，降低或免除患者的共付金额，以吸引投保人投保。但是直到 2010 年，德国都没有限制新处方药价格的法规。

迈克尔·德拉蒙德等（Michael Drummond and others，2011）对国际药品价格差异的研究显示，2009 年德国部分新药的折扣价格明显高于其他可比的欧洲国家。例如，常用的精神分裂症药品利培酮在德国的价格比荷兰、瑞典、英国等国售价的 2 倍还高。但是，德国相对较高的价格仅限于新上市且仍在专利保护期内的药品。1991—2003 年，德国法定医疗保险药品报销支出的价格指数保持平稳；2003—2009 年，由于疾病基金根据新的政策法规与制药商就药品的数量折扣进行了谈判，法定医疗保险药品支出的价格指数下跌了 10% 以上。药品价格的下跌，尤其是 2003 年以来的下跌，与德国的医疗消费价格指数形成鲜明对比，后者在 1991—2009 年间上涨了 60%。

为了降低处于高位的新处方药价格，德国制定了规范药品报销的《医药行业改革法案》（Arzneimittelmarktneuordnungsgesetz，AMNOG）[6]，这部自 2011 年 1 月起生效的法律，确立了疾病基金的垄断地位，使其通过与制药商就最高报销水平进行谈判逐步提高了治疗收益。尽管该法律的主要目的是限制法定医疗保险在边际疗效改进有限（即"假"创新）的新药品上的开支，但该法律明显扩展了价格管制的范畴，对药品的经济评估具有广泛影响。

　　图 13.6 为法定医疗保险对新药进行初始疗效评估、定价、成本收益分析的流程。如果制药商在德国市场推出一种新药，在药品推出初期，制药商可以随意定价，但必须同时向德国联邦联合委员会报送相关材料。德国联邦联合委员会是法定医疗保险的主要决策机构，法定疾病基金协会、法定疾病基金医生和牙医协会、德国医院联合会各拥有一部分投票权。随后，德国联邦联合委员会会要求德国健康保险质量与效率研究所（Institut für Qualität und Wirtschaftlichkeit im Gesundheitswesen，IQWiG）在 3 个月内对制药商提交的材料进行独立评估并公布结果。此后，德国联邦联合委员会将在 6 个月内就新药是否比已有药品具有更好的疗效做出判断。在做出判断之前，德国联邦联合委员会还会组织由制药商和外部专家参加的听证会。如果德国

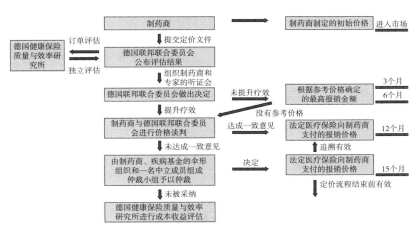

图 13.6　法定医疗保险的成本收益评估和药品定价

资料来源：BMG（2010）；《医药行业改革法案》。

联邦联合委员会认为新药能够明显提升疗效，就会与制药商进行价格谈判，并在确定价格时充分考虑新药在提升疗效方面的作用。如果德国联邦联合委员会认为新药的疗效并未明显优于已有药品，就会根据同类治疗中已有药品的参考价格确定最高报销金额。如果没有参考价格，即使新药不能明显改善疗效，德国联邦联合委员会也必须与制药商进行双边价格谈判。

通常，价格谈判应在 6 个月内完成，所有疾病基金都将按照谈定的价格向制药商支付报销款项。如果谈判没有就价格达成一致，将成立由制药商、法定疾病基金协会和一名中立成员组成的仲裁小组，并要求其在 3 个月之内予以仲裁。如果仲裁小组也未能使各方就新药价格达成一致，德国联邦联合委员会将要求德国健康保险质量与效率研究所根据成本效益原则，全面分析新药的成本及疗效，并在此基础上确定新药价格。后来，《医药行业改革法案》的适用范围有所扩大，德国私人医疗保险机构成功说服政府，对投保私人医疗保险的患者也适用该价格。

成本收益比较

在医疗技术的评估与管理方面，公共管理和协调尤为重要。人们早已认识到，对医疗技术进行有效的筛选和利用是医疗行业创造价值的关键。在这方面，德国起步较晚。2000 年，在德国联邦卫生部的监督下，德国医学文献与信息研究所创设了卫生技术评估机构，并发布了大量医疗技术评估报告，然而对医疗实践的影响却有限。2005 年，德国又建立了一家进行成本收益比较研究的独立机构，即之前提到的德国健康保险质量与效率研究所，专门负责评估新研发技术和治疗方案的疗效，并参考药品的使用效果指导某些疾病的治疗。

方法争议

德国健康保险质量与效率研究所的另一项职责，是在现有国际标准的基础上，制定和改进德国的经济评估方法。不过，该机构 2008 年发布的方法报告引起了争议。本特·琼森（Bengt Jönsson）是欧洲知名经济学家之一，他认为该方法忽视了经济方面的问题，使德国错过了朝欧洲监管和报销一体化迈进的"历史性"机遇。德国健康保险质量与效率研究所的方法报告，旨在制定成本收益分析的官方指引，为德国的监管和报销决策提供信息。该方法主要利用生产函数或成本函数进行分析，并运用资产组合理论的效率前沿概念识别或消除无效技术，例如价格昂贵的新药。但是，该方法使人们错误地认为，对疗效是否得到改进的比较评估只用于特定疾病，这意味着跨疾病的资源配置低效率将长期存在甚至恶化。该报告受到的批评还包括：未能明确指出应当从社会的角度看待收益和成本，以及应该如何衡量间接成本。这些不足确实亟须改进：一方面，这增加了成本收益分析对供给方（例如国际制药商）进行分析的内容和方法（这对法定医疗保险的监管和报销决策至关重要）的不确定性；另一方面，由于分析方法不一致，这也增加了决策制定者解释对特定医疗技术的分析结果的难度。

经验教训与挑战

对其他国家来说，德国医疗保障改革的经验教训可以简要总结如下。长期以来，德国疾病基金拥有相对于地区医生协会的垄断权，并借此有效控制了法定医疗保险的门诊医师服务成本。最近，按诊断相关组付费制度的引入有利于控制住院医疗成本，并触发了医院竞争行为和管理战略的重大变革。在药品领域，原创药的参考价格对仿制药价格的影响尚不明朗。疾病基金自主进行数量折扣谈判后，法定医疗保险用药的平均价格大幅下滑。

最后，在基于发病率的风险调整机制之前推出的基本风险调整机制主要基于年龄和性别进行调整，效果不佳。它加剧了疾病基金投保人在风险类型和风险程度方面的分化，并威胁到整个法定医保体系的稳定。基于发病率的风险调整机制削弱了疾病基金进行风险选择的动力，患有某些慢性病的投保人甚至成为疾病基金增加收入的来源。医疗技术未来的变革将改变某些疾病的治疗成本和疗效，基于发病率的风险调整机制能否灵活地做出相应的调整还有待时间的检验。

人口特征变化的挑战

随着人口老龄化的加速，以及法定医保体系人均保费的减少，德国中央政府为医疗保障体系筹集资金的压力有所增加。然而，最近一些支持"压缩死亡前疾病期"假说的证据表明，从本质上讲，人口老龄化不太可能成为推高医疗成本的主要外部因素。相反，人口老龄化可能为一些国家（例如德国）带来前所未有的机遇，使得公共和私人医疗投资的社会回报率在长期内维持高位。如果个人医疗需求的收入弹性大于 1，那么即便医疗的单位成本没有上升，政策制定者也应当提高医疗在国内生产总值中的占比。根据法定医疗保险的规定，未来医疗成本的上涨将主要通过个人补充缴纳单一费率保费予以应对。一旦疾病基金的支出超过其从中央基金获得的风险调整收入，疾病基金将向个人收取补充单一费率保费。

此外，人口老龄化程度的加剧往往伴随着慢性病发病率的提高，这或许为有针对性的疾病管理计划（DMPs）中的药品创新和治疗方法创新提供了新机遇。疾病管理计划的设计理念是在相关医疗指引的基础上，跨时间、跨阶段、跨医疗机构协调整个治疗过程。德国开发了两类疾病管理计划。其中一类疾病管理计划自 2002 年起强制推行，适用于所有在基于发病率的风险调整机制推出之前参加风险调整机制的疾病基金。2005 年以来，这些被德国联邦保险办公室逐一审批和严格监管的疾病管理计划，适用于 I 型和 II 型糖尿病、乳腺癌、冠心病、哮喘和慢性阻塞性肺病等六种慢性病。在所有参与疾病管理计划的患者中，患 II 型糖尿病的患者约占 50%。根据德国联邦保险办公室的统计，2011 年德国共有这类疾病管理计划近 1.1 万个，近 600 万疾病基金投保人（约占法定医疗保险投保人的 8%）参与了一个或几个这类疾病管理计划。[7] 由于疾病管理计划患者的治疗成本通常很高，占疾病基金经风险调整后支出的比重很大，因此这类患者的治疗成本在法定医疗保险年度总预算中的占比比这类患者的人数在法定医疗保险投保人中的占比高出 2—3 倍。

另外一类疾病管理计划既不是强制性的，也不受德国联邦保险办公室监督，通常被称为"自由"疾病管理计划。尽管此类疾病管理计划也以患者为中心，主要针对三级预防和护理质量，但经常被私人医疗保险机构用于成本控制战略，并日益受到法定疾病基金的青睐。

疾病基金在与医疗机构就疾病管理计划合同进行谈判方面享有高度的自由，为构建各种医疗服务供给方（包括医院及非医院的全科医生、医院及非医院的专家、制药商等）网络提供了大量新机会。创新研发型制药商常常针对特定类型的疾病（例如艾滋病或癌症）开发系列药品。因此，这些制药商需要掌握大量专业知识和经验，以便在疾病管理计划的管理上独占鳌头。于是，制药商与医院和全科医生在门诊治疗上缺乏合作的状况得以改观，而促进制药商与医院和医生的合作反过来也有利于疾病管理计划的发展和推广。对同类慢性病提供疾病管理计划的机构相互竞争，有助于激励制药商研发治疗该慢性病的药品并提高药品的成本收益，以较低的成本达到同等治疗效果。例如，缩短慢性疾病的住院时间或避免住院治疗。因此，提高疾病管理计划的竞争程度，有助于人们明确，在哪些情况下从总体上降低治疗成本可以抵消由于使用价格昂贵的新药导致的医疗成本上升。创新型制药商也可以在不断发展的医疗市场中找到新机会。

欧洲一体化的机遇

之前曾提到，对新药定价和报销的监管对整个欧洲都有重要影响，因为许多欧盟成员国都是小国，它们无法承受自行开发完善医疗技术评估体系的高昂成本。如果提高欧洲医疗市场的一体化程度，各欧盟成员国就能够在新医疗技术和服务的评估、使用和推广上更好地利用规模效应。由于拥有规模较大的本土市场，德国应当在欧洲医疗市场一体化过程中发挥主导作用，推动医疗技术评估和监管的协调统一。

参考文献

De Vries, H., D. Goldman, and G. Joyce, 2008, *Comparing Medical Productivity Between Germany and the U. S.—An Assessment of Differences and Trends in Costs, Treatments and Outcomes for Acute Myocardial Infarction and Colorectal Cancer* (Baden-Baden: Nomos).

Drummond, M., B. Jönsson, F. Rutten, and T. Stargardt, 2011, "Reimbursement of Pharmaceuticals: Reference Pricing versus Health Technology Assessment," *European Journal of Health Economics*, Vol. 12, pp. 263-71.

Jönsson, B., 2008, "IQWiG: An Opportunity Lost?" *European Journal of Health Economics*, Vol. 9, pp. 205-7.

第十四章　中国台湾实现医保全覆盖的经验

郑宗美

现实中的医疗保障改革往往与课堂上的政策设计大相径庭。在形成法规之前，医疗政策分析家制定的政策蓝图通常需要进行由立法机构全体成员参与的滚木立法*程序。在这一过程中，出于在医疗行业中获益或者维护其专业独立性的考虑，相关经济利益集团与专业利益集团会对改革方案施加各种压力。此外，还总有团体以纯粹的意识形态理由反对医疗保障改革。如果一国或地区的高层领导人较为软弱或者尚未就医疗保障改革达成一致，相关利益集团就有可能左右医疗保障改革。

台湾地区于1995年推出的健康保险（National Health Insurance，NHI）却是一个例外。健康保险单一支付、由官方运营，但其医疗服务配送体系为主要由私人医疗机构构成的混合体

系。当时，台湾地区的医疗政策分析家与高层官员仔细研究了已经在海外成功实施的其他医疗保障体系，加之人们已经就改革后的社会伦理达成一致，一份条理分明的蓝图应运而生，并在此基础上形成了规定。这份蓝图几乎不包含任何能够被医疗政策设计者谴责的缺陷。1995 年建立的健康保险是一个主要基于加拿大与德国医疗保障体系的混合体系，是建立在团结原则基础上的平等主义医疗保障体系。

台湾地区能够成功推动医疗保障改革的原因主要有两个：一是经济的快速增长，二是官方致力于实现医保全覆盖。1995 年，台湾地区基本实现了医保全覆盖。

本章将介绍台湾地区医疗保障改革的经验，以帮助推行医疗保障改革的国家从中获得借鉴。本章首先简要回顾了改革的起源，然后介绍了医疗保障体系的现状，讨论了健康保险的做法以及医疗保障改革已经遇到的和仍将面临的主要挑战，最后归纳了各国能够从中汲取的经验教训（例如单一支付医保体系的利弊），并展望了台湾地区医疗保障改革的未来。

概况

医疗筹资

医疗总支出

台湾地区是一个发达的经济体。2010 年，人均地区生产总值按即期汇率计算为 18,558 美元，按购买力平价计算为 35,604 美元。[1]

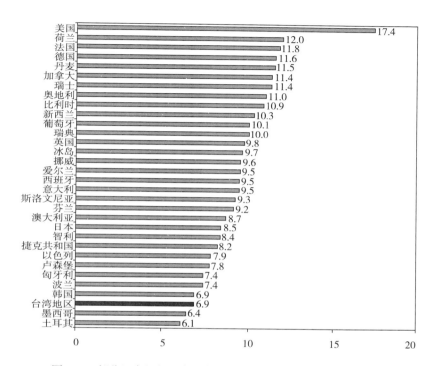

图 14.1　部分经合组织国家及台湾地区医疗总支出与国内（地区）
生产总值之比，2008—2009 年

资料来源：部分经合组织国家的数据来自经合组织 2011 年数据库；台湾地区的数据来自台
湾地区卫生事务主管部门。

图 14.1 为 2008 年和 2009 年部分经合组织国家及台湾地区的医
疗总支出与生产总值之比。从图中可以看出，台湾地区的医疗成本低
于大部分国家，医疗总支出与地区生产总值之比为 6.9%，与韩国的
水平（6.9%）相当。日本的医疗成本是亚洲国家中较高的。有证据表
明，日本实际医疗总支出与国内生产总值之比远高于经合组织官方公
布的 8.5%。按购买力平价计算，2009 年，台湾地区人均医疗支出为

2,186 美元，[2] 美国为 7,960 美元。

目前，世界上几乎所有的发达经济体都担心，未来几十年，各国财政可能无法支撑现行的公共医疗保障体系。但台湾地区的前景却相对更乐观。与大多数经合组织国家相比，台湾地区的公共债务水平较低。从 2007 年到 2011 年，其公共债务总额与地区生产总值之比依次为 33.4%、35.8%、39.9%、39.7% 和 37.9%。2010 年，台湾地区实际生产总值增速为 10.8%，宏观经济强劲复苏。2011 年，台湾地区生产总值增速预计将达到 5.4%。与此同时，台湾地区的通货膨胀水平一直保持低位：2008 年到 2011 年分别为 3.5%、–0.9%、1% 和 2%。2011年的失业率为 4.6%，明显低于大多数经合组织国家。

总体而言，台湾地区的经济增长强劲，发展前景良好。另外，台湾地区的储蓄率较高且无外债，这一点有别于美国和许多欧洲国家。台湾地区的专家认为，台湾地区遭遇冰岛和希腊式财政破产的概率极低。

资金来源

医疗筹资的跨国比较很难进行，因为医疗资金来源的构成不同于医疗支出的构成，医疗支出为向医疗机构支付的资金（Reinhardt，2011）。一个国家或地区的所有医疗支出最终来自该国或地区的住户部门和其他国家以国际援助形式提供的额外资金，但只有住户部门接受医疗服务时自付的费用是直接从住户部门流向医疗机构的。在台湾地区，住户部门的其他医疗支出以纳税或向由官方运营的健康保险缴纳保费的形式，经由官方流向医疗机构。一些经济学家认为，当私营雇主代雇员缴纳医疗保险的保费时，他们在事实上扣减了员工能够拿回家的工资，并以此弥补保费支出。因此，由雇主代为缴纳的保费归根结底也是由住户部门承担的。因此，必须谨慎界定"公共卫生支出"的确切含义。只有这样，我们才能知道，我们讨论的究竟是医疗资金来源问题，还是医疗资金运用情况。

医疗资金来源

来自台湾地区官方的文件显示，2009 年，台湾地区医疗资金来源结构如下：27.9% 来自官方，12.6% 来自企业，52.3% 来自住户部门，6.4% 来自非营利组织，0.7% 来自商业保险行政性成本（Taiwan Province of China，DOH，2009）。

根据台湾地区官方文件的说法，来自官方的 27.9% 的医疗资金主要是官方给健康保险的预算（收入）补贴，还有一些官方在公共卫生方面的其他支出，例如资本性支出和支付给公立医院及军事系统医院人员的薪资。

医疗资金运用

如果以谁最终为医疗服务埋单来衡量官方在医疗筹资中的作用，官方所占份额约为 57.8%。其中，健康保险在公共卫生支出中的占比最高（51.3%）。健康保险的预算收入以保费为主，具体包括家庭缴纳的保费、雇主代雇员缴纳的保费，以及官方用税收为特定人群缴纳的保费。后面的章节将详细讨论上述三类保费来源。

私人部门医疗支出（占健康保险的 42.2%）包括患者自付的医疗费用（35.1%）和私人非营利性医疗组织的医疗支出两部分（Taiwan Province of China，DOH，2009）。

在台湾地区的医疗资金运用中官方的占比为 57.8%，这一水平低于大多数经合组织国家，与韩国（59.5%）和瑞士（59.7%）的水平相当，仅高于美国的水平（49%）。2009 年，其他经合组织国家政府在医疗资金运用中的占比从 69.6% 到 84.5% 不等。[3]

健康保险

革命性变革

台湾地区于 1995 年 3 月 1 日建立了健康保险，比原先宣布的 2000 年整整提前了 5 年。台湾地区的政策制定者追求的社会政策目标是实现社会团结并控制成本。在建立健康保险之前，台湾地区的医疗总支出一直以两位数增长。台湾地区当时共有人口 2,200 万，只有 59% 的人享有医疗保险，剩下 41% 没有医疗保险的人可能因病致贫。大多数没有医疗保险的人都是弱势群体（例如 14 岁以下的儿童、妇女、老年人和残疾人），但他们同时也是最需要医疗保险与医疗服务的群体。

在建立健康保险之前，台湾地区有 13 种不同的社会保险计划。其中，规模最大的是 1950 年建立的劳动保险，覆盖了当时 2,000 万人口中的 40.1%。接下来分别是 1958 年建立的官方雇员保险、1985 年建立的农民保险和 1990 年建立的低收入家庭保险，这些保险的覆盖率分别为 8.3%、8.2% 和 0.6%。当时没有为西方人所熟知的私人医疗保险。

健康保险是台湾地区规模最大的公共项目。虽然 1995 年并非万事俱备，但官方着手建立健康保险，意在积极响应社会民众希望改善医疗服务的诉求。同时，经济持续稳定增长，也为官方有足够的财力实施规模如此巨大的公共项目提供了可能。所有台湾地区民众都被要求强制参加健康保险。一夜之间，台湾地区当时 41% 没有医疗保险的人都拥有了医疗保险。

在健康保险建立后的第一年年末，台湾地区 92% 的民众加入了健康保险，满意度从实施 1 个月后的 20% 上升到 70%。2002 年至今，健康保险覆盖了 99% 的人口。

覆盖范围与风险池

健康保险是单一支付体系，全部人口形成一个风险池。在美国，私人医疗保险机构会进行风险选择（挑选最好的客户），拒绝为健康状况较差和已经患病者承保。与此不同，台湾地区的健康保险面向所有人，并且按统一的单一费率（目前为薪水或者工资的 5.17%）收取保费，以维护在医疗保险可得性方面的平等。

保障范围

健康保险向所有受保人提供相同的保险保障，保障内容包括住院与门诊治疗、药品、牙科、传统中药、精神病患者的日间护理、居家护理、临终关怀、透析等。台湾地区医疗政策领域的高级专家、台湾地区卫生事务主管部门前负责人叶金川（Ching-Chuan Yeh）称，健康保险的保障范围是"任你吃"（Cheng，2009a）。

目前，台湾地区的健康保险未对救助或者延长生命设定支出上限。例如，基于伦理道德及人道主义考虑，健康保险目前正在使用孤儿药维系着 9 名患罕见疾病的儿童（平均智商 60—70）的生命，每人每年的花费为 100 万美元。[4]

健康保险的管理

台湾地区卫生事务主管部门下属机构健康保险局负责管理健康保险。单一风险池及由此带来的一致性使单一支付的健康保险具有管理简单的巨大优势。2011 年，健康保险的行政成本仅占总支出的1.3%。

健康保险的筹资

健康保险是以保费为基础的现收现付体系

健康保险是以保费为基础的单一支付体系，保费收入及官方对保费的补贴（在适用的情况下）是主要资金来源。正规部门雇员的保费从工资中扣缴，雇主与雇员各承担一部分。

从理论上讲，保费可以根据工资或者总收入（支付能力）的一定比例设定、按人头设定（这时家庭规模会影响保费，即大家庭支付更高的保费）或者按精算结果设定（这时受保人的健康状况会影响保费，即患病的受保人需支付高于健康受保人的保费）。台湾地区同时使用前两种方法计算保费。与此不同，美国服务于个人客户（个体保单）的非团体私人医疗保险根据受保人的健康状况计算保费。在美国，私人保险机构可以拒绝为健康状况差的个人承保。为了改变这种情况，美国于2010年出台了《平价医疗法案》[*]，但相关条款要到2014年才生效。目前，美国没有医疗保险的人口逾5,000万（占美国总人口的15%以上），法案生效后能解决其中一半人的问题。

保费缴付

在操作中，健康保险将台湾地区的人口分为六类，每类获得的官方保费补贴金额从0到100%不等。表14.1列出了这六类人群以及相应的官方补贴金额。低收入家庭、残疾人、老年人和临时失业人员能够获得官方保费补贴。

与瑞士的医疗保障体系一样，台湾地区的健康保险按人头收取保

---

[*] 此处作者写的是 Accountable Care Act，但实际上应为 Affordable Care Act，即《平价医疗法案》。《平价医疗法案》的核心是成立责任医疗机构（Accountable Care Organization）。——译者注

费。不同的是，健康保险按"有限"的人头收取保费。[5] 除受保人外，受保人家庭的每个成员（不超过 3 人）也需要支付保费，3 人以上家庭的其他家庭成员可以免费享受健康保险保障。

表 14.1　健康保险保费来源（%）

人口类型	受保人[a]	雇主	官方	占总人口比例
公有或私营企业及机构的雇员	30	60	10	51.50
官方雇员	30	70	0	
私立学校教师	30	35	35	
个体户、雇主	100	0	0	
工会成员	60	0	40	17.40
农民、渔民	30	0	70	13.00
现役军人	0	0	100	0.60
低收入家庭	0	0	100	1.00
退役军人	0	0	100	16.50
退役军人家属	30	0	70	
社区人群	60	0	40	

资料来源：Taiwan Province of China, BNHI, DOH（2010）。
[a] 受保人包括不超过 3 个家庭成员。

　　超过 98% 的台湾地区民众会准时缴纳保费，保费收缴率超过 98.5%。2011 年，保费费率为工资或者薪水的 5.17%。目前，计算保费的基数不包括非工资及非薪水类收入，这意味着台湾地区的工薪阶层首当其冲地承担着健康保险的保费重担，这被认为有违公平。

作为管理健康保险的机构，健康保险局负责收取保费。图 14.2 显示，2010 年，官方、雇主和受保人缴纳的保费分别占健康保险保费收入的 26%、36% 和 38%。

实际上，2010 年台湾地区官方为健康保险提供了 34% 的保费收入。其中，官方对各类人群的保费补贴占健康保险保费收入的 26%。此外，官方还作为公共部门雇员（包括公有公司雇员、公务员和公立学校教师）的雇主支付保费，这部分保费占健康保险保费收入的 8%。这两部分在健康保险保费收入中的占比共计 34%。[6]

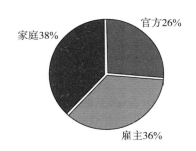

图 14.2　健康保险的保费结构，2010 年

资料来源：台湾地区卫生事务主管部门下属健康保险局 2010 年的数据。

台湾地区健康保险的共同支付

在健康保险中，医疗费用共付既适用于住院与门诊服务，也适用于药品支出。为确保患者得到必要的医疗服务，共付额设有上限，并且可以免除。表 14.2 列出了各类门诊服务（分为含转诊意见与不含转诊意见两种情况）的共付上限，表 14.3 列出了药品支出的共付上限。

患有癌症、终末期肾病、艾滋病等灾难性疾病，精神病，或者先天性疾病的患者，免于支付共付金额。另外，产前护理与分娩，预防性医疗服务，偏远地区、山区和外岛的医疗服务，没有共付要求。低收入家庭，退役军人和 3 岁以下儿童也免于支付共付金额。截至 2009 年，大约 3.3% 的健康保险受保人持有灾难性疾病证明，获得了免除资格。这部分受保人的医疗成本占健康保险年度支出的 26.2%。

表 14.2　健康保险门诊服务共付上限（新台币）

	西药		急诊	牙科	传统中医
	含转诊意见	不含转诊意见			
医疗中心	210	360	450	50	50
区域性医院	140	240	300	50	50
区级医院	50	80	150	50	50
诊所	—	50	150	50	50

资料来源：Taiwan Province of China，BNHI，DOH（2010）。

健康保险没有类似英国国家健康体系那样的守门人制度（即由负责初级医疗的全科医生发挥守门人作用，他们根据需要将患者分流至其他医疗保健机构），这导致台湾地区的医疗服务利用率较高。2009 年，每人每年平均就诊量为 15.2 次，包括看牙医（3.1 次）与中医。为降低过高的医疗服务利用率，健康保险局建立了差别共付制度。根据这一制度，直接去三级西医医疗机构就诊（无初级医疗医生出具的转诊意见）的患者需承担更高的共付费用，如表 14.2 所示。

表 14.3　健康保险药品支出共付上限（新台币）

药品支出	共付上限
不超过100	0
101—200	20
201—300	40
301—400	60
401—500	80
501—600	100
601—700	120
701—800	140
801—900	160
901—1,000	180
1,000以上	200

资料来源：Taiwan Province of China, BNHI, DOH（2010）。

这种差别共付计划效果有限。有经济学家认为，台湾地区的患者能够并且愿意承担的共付金额远高于健康保险局规定的水平。由于担心会造成受保人看病难问题，健康保险局并未就患者的经济状况进行调查。

2008 年和 2009 年，台湾地区私人与家庭的医疗费用自付率为 35%，高于除韩国（2008 年和 2009 年分别为 36.3% 和 34.2%）外的大多数经合组织国家。当然，这一数据有一定的误导性，因为台湾地区未按照经合组织国家卫生账户的方法核算自付费用。台湾地区将尿布、婴儿配方食品与草药等支出也计算在内，夸大了医疗费用自付率。官方文件显示，2009 年的自付费用包括以下项目：医疗设备与仪器、共付金额、假牙与牙齿矫形、与分娩相关的费用、部分化验、医疗用品、慢性病康复护理、私人疗养院护理、产后康复护理（通常在某中心待长达 30 天）、居家护理、民间疗法与药品以及补品。台湾地区应该按经合组织的方法重新核算自付费用，以真实反映未被公共与私人医疗保险覆盖的必要医疗支出的情况。

由于健康保险一直无法通过收取保费筹措足够资金，台湾地区的医疗费用自付率持续上升。为了从根本上解决这一问题，必须扩展健康保险的资金来源。于是，台湾地区进行了第二代健康保险改革。本章后面的部分将介绍第二代改革的情况。

私人医疗保险

在台湾地区，"私人医疗保险"的提法并不妥当，因为由私人保险机构提供的"医疗"保险往往是人寿险或汽车险的附加险。万一受保人患上癌症等保险条款中规定的疾病，此类保险严格执行现金赔付制。保单持有人可以自由支配赔付金，甚至可以将其用于非医疗用途。有些保单只承保单一疾病，例如某一种癌症。有些保单承保住院时使用的半私人或者私人病房等生活便利设施，或者健康保险未涵盖的项目（例如特定类型的人工晶体移植）。如果没有投保这种保单，患者自选的移植物与健康保险指定的移植物的成本差额将由患者承担。这些保单均以现金而非福利的形式赔付。

台湾地区的私人保险不是给付固定型保险，因为其私人保险机构既不为患者支付医疗费用，也不像美国、德国、瑞士与荷兰的私人保险机构那样与医疗服务提供商签订合同。简言之，台湾地区的健康保险提供的保险保障已经相当全面，私人保险机构销售的现金赔付险只是补充，而非替代健康保险。台湾地区的居民没有必要为满足自身基本医疗需求而购买私人医疗保险。此外，同一个人或家庭可以购买多份私人补充医疗保险，这样就能够在发生涉险事件时从多个保险机构领取赔付金。保单持有人常常将领取赔付金作为储蓄的手段。[7]

国际货币基金组织（2010）认为，私人医疗保险会降低医疗服务利用率。然而，台湾地区的补充性"私人医疗保险"却提高了医疗服务利用率，例如延长住院时间等。[8]卫生经济学早已意识到补充性保险的这一影响（Sherman and others，2010，第 159 页）。延长住院时间可以让患者受益，因为住院时间越久，患者从私人保险机构领取的赔付金就越多。[9]

医疗服务配送体系

健康保险的医疗服务配送主要由私人机构完成。在台湾地区，84% 的医院、70.3% 的床位以及 98% 的诊所归私人所有。台湾地区 92% 的医疗机构与健康保险局签订了医疗服务合同。虽然签订合同的医疗机构按照统一的费用目录收取服务费，但不同类型医疗机构的收费标准不同（参见下文"医疗机构的收费情况"）。

台湾地区的患者就医比较容易。85% 的患者可以在 30 分钟内赶到医院或者诊所，83% 的患者能够在 30 分钟之内见到医生，任何治疗都不需要患者排队等候数日或数月。之前我们曾提到，健康保险的医疗服务利用率较高。除去看牙医和传统中医，2009 年，平均每人看西医约 12 次。相比之下，美国每人每年就医次数为 3.8 次。台湾地区患者每次住院的平均时间为 10 天，美国患者为 5.5 天。台湾地区每千人拥有的急症床位数为 3.2 张，美国仅为 2.7 张。

正如各领域都会被设定年度总额预算上限一样，台湾地区的医疗服务费也被设定了上限。鉴于此，为了生存与发展，医生和医院不得不在服务质量与患者满意度方面开展竞争，从而争取更多的患者。对于可以自由选择医生和医院的患者来说，医疗机构之间的竞争能够让他们受益。

台湾地区每年培训 1,300 名医生，这种规模一直延续了 20 多年。2009 年，每千人拥有 1.7 名医生和 5.42 名护士，比 1999 年分别上升 34.3% 和 71.5%。总体而言，虽然台湾地区每千人医生数和每千人护士数仍然低于富裕的经合组织国家（每千人医生数为 2.64 人，每千人护士数为 9 人），但在 1999—2009 年的 10 年间，台湾地区的医疗行业从业人员增加了 53.3%。日本和韩国的每千人医生数分别为 2.15 人（2008 年）和 1.95 人（2010 年）；每千人护士数分别为 9.54 人（2008 年）和 4.51 人（2009 年）。在台湾地区，大城市的每千人医生数和每千人护士数远高于小城镇和农村地区。

医疗机构的收费情况

台湾地区医疗机构的收入有三个来源。健康保险为患者接受的医疗服务支付的费用，这是医疗机构最主要的收入来源；患者就医或者住院时直接支付给医疗机构的"挂号费"、共付费用以及共同保险；向患者出售超出健康保险保障范围的服务与产品所得。健康保险采用混合支付制度。门诊治疗主要实行按服务收费，住院治疗实行按服务收费与按诊断相关组收费相结合的收费制度。此外，还有五种疾病按疗效付费，即以医疗质量指标为标准付费，例如乳腺癌的成活率。

在统一的费用目录中，收费标准被分为四档。其中，三级医疗机构的收费标准最高，例如大型医院与包括学术医疗中心在内的医疗中心；诊所的收费标准最低。这种差别收费制度既确保了同一类型医疗机构享有平等待遇，又有利于促进患者间的公平，使患者不论社会经济地位如何，均享受同等医疗服务。在台湾地区，不论贫富，所有患者均享受同等医疗服务。相比之下，美国的医疗补助计划支付给医疗机构的费用远低于私人保险机构支付给医疗机构的费用。这就相当于医疗补助计划向医疗机构发出了这样的信号——向穷人提供医疗服务的价值低于向购买商业保险的患者提供医疗服务的价值，导致医疗机构拒绝接诊加入医疗补助计划的患者，美国穷人的看病难问题也因此加重。

健康保险运行五年后，为预防医疗支出的快速和突然上升，台湾地区要求分领域实行总额预算。经合组织国家 20 世纪 80 年代的经验表明，总额预算能有效控制成本。1998 年，台湾地区首先对牙科实行了总额预算，2000 年、2001 年、2002 年和 2003 年，健康保险局又分别对传统中医、初级医疗、医院和透析实行了总额预算。在台湾地区，终末期肾病非常普遍。

2012 年 2 月，台湾地区准备试点按人头付费制度。经风险调整的按人头付费制度或将改善医疗合作并提高疗效，尤其适用于慢性病。在包括台湾地区在内的大多数工业化经济体，由于人口老龄化和非传染性疾病的上升，慢性病治疗成为一个越来越重要的领域。

在激烈的竞争中，台湾地区的医疗机构工作时间较长，自然会有很多医疗机构对官方严格掌握定价、总额预算与医疗审查等做法心怀不满。与其他地方的医疗机构一样，台湾地区的医疗机构也希望拥有临床自主权，并能够根据患者的承受能力自主定价。不过，这会导致价格歧视。

医疗机构的收入是台湾地区保守最严格的秘密之一。据说健康保险建立后，医疗机构的收入有所减少，但即便如此，仍然数倍于台湾地区的平均收入水平。

健康保险的信息技术系统

参加健康保险的患者就诊时需使用健康保险 IC 卡，IC 卡与信用卡大小相同，带有电子存储器，记载了个人信息和保险数据。其中，个人信息包括患者的姓名、性别、出生日期等；保险数据包括医疗支出、共同支付、免额情况、医疗服务使用、保费、诊断、最近六次就诊记录、慢性病处方、主要医疗检查信息以及公共卫生数据（童年期疫苗接种记录、器官捐献与拒绝心肺复苏指令）。当患者去诊所或者医院挂号就诊时，健康保险读卡器会读取患者的 IC 卡，并立刻将患者信息与医疗机构的信息连接起来，以便医疗机构在自己的 IC 卡中读取患者信息。全部就诊信息也会被记录并传送至健康保险局的超大规模数据库中。按照健康保险局的规定，医疗机构必须在每一位患者就诊 24 小时之内，以电子方式报送患者接受医疗服务的所有信息。当然，现实的执行情况并不能做到 100%。但根据国际标准（美国标准）衡量，这是实时掌握医疗服务使用与医疗支出信息的最准确方法之一。

这种及时、有效的报告体系使健康保险局既能监测患者使用医疗服务的情况，又能监督医疗机构提供服务的情况，还能连续实时监测公共卫生领域的突发事件，例如严重急性呼吸道综合征（SARS）和甲型流感（H1N1）。

几乎所有医疗机构都通过互联网、电子媒介或虚拟专用网络（健康保险局与医疗机构间的双向沟通渠道）向健康保险局提交他们的索赔请求。健康保险局收到索赔请求后，会进行电子资料分析，以辨别患者或医疗机构是否发生了异常情况。对可疑信息，会进行专业化同行评估。一旦医疗机构的索赔请求被接受，健康保险局会在 15 天内将索赔费用通过电子转账方式转入医疗机构的银行账户。

如前所述，2011 年，健康保险的行政成本占健康保险预算总额的 1.3%，这在很大程度上归功于健康保险强大的医疗信息技术。

健康保险的效果

虽然人们普遍认为，健康保险的建立明显改善了医疗服务可得性，医疗服务利用率也有所提高。但直到近期，人们才就健康保险在提高疗效方面的作用达成共识。2009 年，台湾地区的男性出生时预期寿命为 76 岁，女性出生时预期寿命为 82 岁，婴儿死亡率为 4.1 人 / 千人，孕产妇死亡率为 8.4 人 / 千人。

2010 年的一项研究表明，可预防死亡率（amenable mortality）的下降与健康保险有关（Lee and others，2010）。这一研究发现，1981—1993 年，因没有采取及时、有效的治疗导致的死亡人数持续下降，但 1993—1996 年，降速有所放缓。健康保险建立后，可预防死亡率加速下降。1996—1999 年，因没有采取及时、有效的治疗导致的死亡人数年均减少 5.83%。相比之下，由其他原因导致的死亡人数（nonamenable mortality）几乎没有改变，1981—1999

年的年均降幅仅为 0.64%。这种影响在年轻人与老年人中最为明显。冠心病、糖尿病、终末期肾病以及癌症的死亡率与发病率均出现下降。[10]

近期的另外一项研究分析了健康保险对老年人死亡率的影响。研究发现，与未参保老年人相比，连续参加健康保险的老年人的死亡风险率下降约 30%（Chang，2009）。此外，健康保险建立后，原先未投保且患有慢性病的老年人的死亡风险率也有所下降，这意味着健康保险通过提高医疗服务可得性，降低了这类弱势群体的死亡风险。

台湾地区的患者拥有法律追索权，能就医治不当起诉医疗机构，这成为提高医疗质量的重要保障，因为医疗机构总是担心患者会因他们认为受到医疗机构的伤害而提出诉讼。

公共卫生与医疗服务的增加以及药品与设备的广泛运用，也为疗效的提高提供了可能。例如，一种被称为自发细菌性腹膜炎的肝硬化严重并发症死亡率极高，但在台湾地区的治愈率高达 90%；美国的此类并发症患者靠长期服用药品控制病情。[11]

人们对健康保险的满意度为 70% 左右。2008 年以来，满意度上升至 80%。这可能反映了民众对在经济困难时期能有健康保险这张安全网的感激。2008 年的全球金融危机也波及了台湾地区。当年，台湾地区生产总值仅增长了 0.7%，2009 年则下降了 1.9%。与此同时，失业率由 2008 年的 4.1% 上升至 2009 年的 5.9% 和 2010 年的 5.2%。图 14.3 为 2000—2010 年公众对健康保险的满意度。公众满意度较高主要是因为医疗服务便于得到、保费低以及共付比例低等。

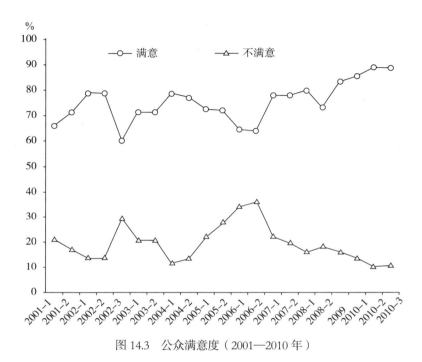

图 14.3　公众满意度（2001—2010 年）

资料来源：Taiwan Province of China, BNHI, DOH（2010）。

医疗保障改革面临的挑战

健康保险的财务稳定性：2002年、2006年和2008年

资金不足是单一支付医疗保障体系长期固有的问题之一。尽管相关规定允许每两年根据成本与支出的精算结果上调一次保费费率，但在健康保险 17 年的历史中，台湾地区仅在 2002 年和 2010 年上调了两次保费费率。台湾地区的政策制定者在说服地区立法机构批准上调保费费率的问题上，面临巨大困难。社会公众与立法机构坚持认为，健康保险在请求提高保费费率之前，首先应该通过减少"浪费"提高

"效率"。然而，迄今为止，虽然减少医疗"浪费"是大势所趋，但在实际中却相当棘手。有些医疗服务，虽然被一部分专家视为浪费，在另外一些专家眼中却并不是这样，毕竟现代医学的很多内容还有待更加广泛、坚实、科学的临床试验数据支持。

健康保险的历史不长，但其财务稳定性已经多次面临考验。健康保险局每一次都经受住了考验。图 14.4 为健康保险 1995—2010 年的收支情况。如图所示，在成立后的第一个三年（1995—1998 年），健康保险是有财务盈余的。根据相关规定的要求，健康保险将盈余资金存入银行作为储备资金。然而，从 1999 年开始，健康保险耗尽了储备资金，并开始出现赤字。到 2002 年，健康保险局不得不向银行申请贷款以支付医疗机构的部分款项。

为了应对第一次财务危机，健康保险局采取了诸多措施，一方面增加收入（将保费由占工资或薪金比率的 4.25% 提高至 4.55%），另一方面控制支出（削减药品价格，引入"合理患者数量"与按诊断相关组付费制度，严格评估医疗机构的索赔请求，削减医疗教育补贴）。但是，在控制医疗支出方面最强有力的武器是对医院实行总额预算。表 14.4 说明了健康保险的建立对台湾地区医疗总支出的影响。从中可以看出，1998 年以后，随着分领域总额预算的引入，医疗支出的增长开始放缓。

健康保险在财务上得以喘息的时间短暂。2004 年，由于政策制定者未能成功说服立法机构与公众支持再次上调保费费率，健康保险再次陷入财务困境。2005 年 1 月，台湾地区召开民众大会，讨论上调保费率的必要性。经过三天的讨论，民众大会宣布"三个不"作为回应，即不提高保费费率、不增加共付金额、不压缩保险保障范围。

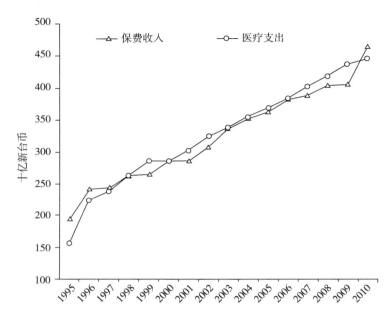

图 14.4　健康保险的财务状况，1995—2010 年

资料来源：台湾地区卫生事务主管部门下属健康保险局 2010 年的数据。

　　应公众的反复要求，台湾地区官方为了向医疗机构支付款项再次申请银行贷款，同时还实施了"多元微调"政策，包括征收香烟附加税、增加彩票收入、加强逾期保费收缴工作以及削减公共卫生支出。

　　人们普遍担忧健康保险的财务可持续性。然而，直到 2010 年 4 月，台湾地区第二次提高保费费率的政治程序才结束。当时，另一位强势且受欢迎的台湾地区卫生事务负责人促成了这件事，地区立法机构最终同意将保费占工资或薪水的比重由 4.55% 上调至 5.17%。马英九鼎力支持提高保费费率。2010 年 3 月 17 日，他向社会公众宣称，应该尽快上调保费率，以确保健康保险的可持续性。人们曾预计，到 2012 年秋季，通过提高保费费率额外征收的保费有望消除健康保险的财务赤字。[12] 但令人惊讶的是，根据健康保险局发布的健康保险截至 2012 年 2 月中旬的收入数据，财务赤字有望于 2 月底全部消除，健康保险早于预期弥补了财务赤字。[13]

表 14.4　健康保险的建立对医疗总支出的影响（%）

年份	医疗总支出/地区生产总值	医疗总支出增加	地区生产总值增速
1992	4.70	17.18	11.35
1993	4.79	12.81	10.85
1994	4.87	11.31	9.21
1995	**5.29**	**18.10**	**8.58**
1996	5.39	11.62	9.41
1997	5.40	8.52	8.47
1998	5.48	8.87	7.33
1999	5.67	8.01	3.93
2000	5.67	4.10	4.02
2003	6.20	4.50	1.22
2005	6.16	3.37	3.49

资料来源：台湾地区卫生事务主管部门 2005 年《台湾地区医疗统计趋势》，第 V-1 页。

医疗保障改革的经验教训

给台湾地区的经验教训

台湾地区健康保险最重要的经验是，一定要确保医疗保障体系的长期财务可持续性。来自供求双方的压力均要求台湾地区的医疗政策制定者出台长期战略计划，以确保健康保险的财务可持续性，他们将健康保险视为台湾地区最珍贵的社会制度。我们非常高兴地看到，第二轮健康保险改革提案已经于 2011 年 1 月通过，并拟于 2013 年起实施。

事实上，在缺乏全面医疗保险的情况下，体弱多病的人往往会给家庭带来财务压力。在美国以及其他未实现医保全覆盖的国家，许多家庭都面临因无法报销医药费用而造成的财务压力。

台湾地区之所以没有出现此类情况，主要是因为他们拥有一个成本收益比较高的医疗保障体系，即花费相同的资金能够实现更大的价值。这一价值包括由于享有全面的医疗保险（患者能够及时获得必要的医疗服务与资金保障），人们的心态是平和的。这是 5,000 万美国人享受不到的。加拿大人与欧洲人虽然也享有相同的待遇，但他们的医疗支出与国内生产总值之比接近台湾地区的两倍。

给其他国家的经验教训

单一支付体系的优点

• 通过总额预算和由官方进行价格管制，可以控制医疗总支出。在健康保险建立前的三年里（1992—1994 年），台湾地区的医疗总支出年均增长 14%—16%，各类医疗保险仅覆盖了 59% 的人口。健康保险建立后，99% 人口享有医疗保险，医疗总支出年均增长率下降到

4.5%—5%。倘若没有建立健康保险,医疗总支出将大大超过当前的水平。[14] 通过固定医疗服务收费标准和分领域实行总额预算,官方有效地控制了医疗成本,[15] 台湾地区的医疗成本远低于多数经合组织国家(Cheng,2009a)。图14.5 为部分经合组织国家和台湾地区的医疗费用平均增速。

- 单一支付体系是建立公平医疗保障体系的理想平台。强制参保、官方对穷人予以补贴、保险保障地区全体民众统一、所有医疗机构均按照统一制定的费用目录收费等措施,确保了每一个人无论社会地位和经济收入如何,都能享受到同等的医疗服务。

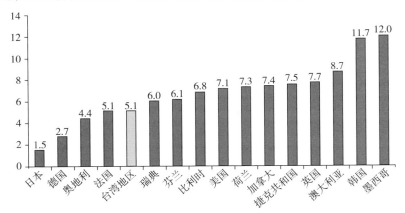

图 14.5　部分经合组织国家和台湾地区医疗支出平均增长率,1999—2008 年(%)

资料来源:经合组织国家 2010 年卫生数据库;台湾地区卫生事务主管部门。
注:日本数据的时间跨度为 1998—2007 年,澳大利亚数据的时间跨度为 1998—2008 年。

- 单一支付体系是应用统一信息技术平台的理想选择。台湾地区健康保险处理医疗机构账单和索赔请求的电子化程度接近 100%。这种简化管理的措施极大地降低了健康保险的管理成本。目前,健康保险的管理成本仅为其年度预算的 1.3%。与此形成鲜明对比的是，美国医疗保障体系的管理成本在医疗总支出中的占比要高得多。

- 虽然像台湾地区那样的单一支付体系不允许人们自由选择保险机构，但台湾地区的患者却可以自由选择医疗机构。相比之下，美国的患者虽然拥有选择保险机构的自主权，但他们如果要享受医疗保险待遇，就只能在保险机构指定的医疗机构网络中选择医疗机构。也就是说，美国患者自由选择医疗机构的权利受到较大限制。台湾地区的患者无须取得转诊意见或得到事先授权，就可以自由选择诊所或医院就诊。顺便提一句，允许患者自由选择保险机构或许没有想象中那么好。例如，瑞士和荷兰实行的是由多个私人保险机构分别支付的多元支付制度。虽然政策制定者希望通过允许患者自由选择保险机构来加强私人保险机构之间的竞争，进而提高效率，但瑞士人和荷兰人似乎并未以频繁更换保险机构的形式来行使其"消费者选择权"。

- 实施健康保险之前、期间以及之后，经济的稳定增长在实现医保全覆盖和为健康保险持续提供资金支持方面发挥了重要作用。健康保险建立前的几年，相关成本上升较快，当时经济的快速增长消化了大部分成本。

- 提高医疗机构效率的途径是通过提供更优质的服务吸引患者，而非进行价格竞争。医疗机构生存和发展的关键在于它们是否能够争取到足够多的患者。在竞争中，医疗机构"物竞天择"，即规模小、效率低的医疗机构被逐步淘汰，规模大且效率高的医疗机构存活了下来。

- 台湾地区的医疗政策制定者相信，温和的预算赤字是"一件好事"，既有利于防止医疗机构要求官方上调医疗服务收费标准，也有利于防止工会和公众要求官方降低保费费率。[16]

单一支付体系的缺点

● 正如健康保险所经历的那样，政策制定者制定的预算偏低，会导致整个体系的资金紧张。本章前面曾提到，在 16 年的发展历程中，健康保险时常受到资金不足的困扰。2010 年，台湾地区健康保险的累计赤字达到其运营预算的 13%。2010 年 4 月上调保费费率后，健康保险的财务状况才有所改善。前文已经提到，多年积累的赤字有望在 2012 年 2 月消除。

● 在单一支付体系中，费用设定或者监管方面的失误会产生严重的系统性影响，造成医疗服务不可得。例如，由于收费标准偏低，以及对产科、妇科及神经外科等的细分要求较高，这类专科医疗机构在台湾地区已经出现短缺。

● 在未实行总额预算的情况下，健康保险按服务付费的结果是官方可以控制价格却无法控制总成本。官方引入分领域总额预算后，这一状况才得到改善。

● 总额预算或许可以控制成本，但从长期看，只能部分地解决医疗服务供需失衡的问题。从医疗服务使用不充分的角度看，总额预算可能导致医疗服务质量下降。为了防止这种现象，台湾地区官方在实行按诊断相关组付费制度时，出台了一套患者安全与医疗质量指导纲领。迄今为止，很少出现服务不到位的记录，也很少发生与患者安全及与医疗质量相关的事故。

普遍适用的经验教训

●建立民众统一的医疗保障体系要选择适当的时机，这非常重要。

在台湾地区，许多因素共同创造了这个机会窗口，从而促成了健康保险的建立。这些因素包括：数十年的经济强劲增长，公众对更多、更好的医疗服务的需求不断增长，官方的热情倡导及承诺，以及地区立法机构的支持。台湾地区成功建立健康保险的其他有利因素还包括：当时的保险行业与医药行业并未游说政策制定者，反对党发起的政治斗争并不像今天这样激化。最后，台湾地区之所以能够建立起健康保险，还得益于其拥有一批称职的官员。这些官员具有专业技术知识，他们明确知道该如何运作医疗保障体系。健康保险局是管理健康保险的机构，其工作人员包括曾经在美国、欧洲和日本学习过医疗政策的顶级专家。他们掌握了国际先进经验，并将其与台湾地区的实际情况相结合。

• 为妥善管理医疗保障体系，还需要与政治及官僚体系中的腐败现象进行斗争。再好的政策设计也有可能被腐败扼杀。

• 最重要的是，任何一个医疗保障体系都离不开较为完善的医疗信息技术系统，该系统能够为政策制定者和官员及时提供医疗保障体系的信息，以帮助他们做出必要的政策调整。

下一步的改革措施

人们普遍认为，台湾地区的医疗保障体系运行效率较高，未来数十年内，多项旨在应对挑战的改革措施将使其进一步完善。

第二代健康保险改革

健康保险自 1995 年起运行，1998 年就出现了资金不足的问题，此后，健康保险一直受到资金不足的困扰，要求从根本上改革健康保险的呼声不断。2011 年 1 月第二代健康保险改革的规定通过时，要求改革的呼声达到了顶峰。该规定扩大了健康保险的保费计费基础，将其由工资与薪金扩大至商业租赁的租金、银行储蓄的利息、股息、超过四个月月薪的奖金、专业服务（例如法律与会计服务）所得以及兼职收入等其他形式的收入，并对这部分收入按照 2% 收取补充保费。此外，规定的第三条指出，官方缴纳的保费在健康保险保费总额中的占比不得低于 36%，高于目前 34% 的水平。

第二代健康保险改革预测了未来五年的医疗支出。改革措施一旦得以落实，预计能给健康保险额外创造 10%—15% 的收入。在第一个五年之后，官方可以在必要的情况下进一步扩大保费计费基础。由于进一步扩大保费计费基础主要针对富人，官方预计这一措施将得到公众的广泛支持。[17]

2012 年 1 月，烟草税进一步上调。烟草税被公众视为"罪恶税"，官方预计调高烟草税不会遭到公众抵制。[18]

台湾地区计划自 2012 年 7 月 1 日起实施第二代健康保险，但考虑到几个月前刚刚举行过地区领导人选举，实施日期有可能会推迟到 2013 年 1 月 1 日。

健康保险的比较收益分析与医疗技术评估

比较收益分析应该是健康保险改革下一阶段优先考虑的问题。目前，台湾地区已经有对药品进行的成本收益分析，但还没有像英国国家健康与临床优化研究所（National Institute for Health and Clinical Excellence）那样的专门实体承担此项工作。像英国那样建立一个专门的实体负责进行成本收益分析，不仅有助于提高健康保险的成本收益，还有助于台湾地区的医疗政策制定者应对未来的挑战。其中，昂贵新技术（例如用于治疗罕见疾病的新型孤儿药以及个性化药品）

的应用是健康保险未来面临的挑战之一。

第二代健康保险改革要求，目前先自愿开展医疗技术评估，并在未来 5—10 年的时间里正式引入医疗技术评估。其间，官方将集中精力提高比较效益分析的能力，争取就相关争议性问题达成共识，例如设定成本（质量）调整生命年的比率。

支付政策改革

理论上，医疗保障体系的支付政策与覆盖率都应该根据比较效益分析的结果决定，以便提高成本效益，进而更有效地利用医疗资源。健康保险以及任何一个医疗保障体系都不应该为未经临床证实且成本收益不高的医疗服务埋单。健康保险接近 30% 的医疗支出用于救助只剩下 3—6 个月生命的患者，包括众多靠人工呼吸和心脏辅助装置维持生命的植物人。有必要就这种资源利用方式是否合理进行公开讨论。

各项医疗工作的相互协调是提高健康水平的关键，对慢性病的管理尤其如此。健康保险应该努力加强各项医疗工作的相互协调，并在这方面投入更多的资金。应当通过适当的激励机制奖励医疗机构，鼓励其为实现政策制定者预期的健康水平而努力。

针对五种慢性病（高血压、糖尿病、哮喘、肺结核与乳腺癌），健康保险制订了按疗效付费计划。有迹象表明，由于医疗资源被"滥用"，按服务付费制度会导致加入按疗效支付计划的患者的医疗成本大幅上升。因此，在健康保险的按疗效付费计划中，按服务付费制度向医疗机构提供了不当激励，无法鼓励其更经济地使用医疗资源。在慢性病管理中，健康保险局应该考虑实行经风险调整的按人头付费与按服务付费（针对旨在进行成本收益干预并期望取得良好效果的部分）相结合的混合支付制度。

非传染性疾病

世界卫生组织在 2011 年 9 月发布的一份报告中声称，2008 年，全球逾 3,600 万人死于癌症、糖尿病、心血管疾病以及慢性阻塞性肺病等慢性病。联合国秘书长潘基文（Ban Ki-Moon）将非传染性疾病（non-communicable disease，NCD）称作"缓慢发展中的突发性公共卫生事件"，并于 2011 年 9 月发起召开了非传染性疾病全球高层会议，旨在强调对非传染性疾病立即采取行动的紧迫性和必要性，因为非传染性疾病已经影响到全球所有国家。

台湾地区卫生事务主管部门 2008 年的一份调查报告显示，台湾地区 51% 的老年人至少患有三种非传染性疾病，其中高血压位居榜首。在这份调查报告中，90% 的老年人表示至少患有一种非传染性疾病，70% 的老年人表示患有两种或者两种以上非传染性疾病。调查还表明，无论是男性还是女性，白内障都是第二大常见非传染性疾病，仅次于高血压；女性比男性更容易患上非传染性疾病，许多女性患有骨质疏松症、关节炎与风湿病；男性第三至第五种最常患的非传染性疾病分别是心脏病、胃病（溃疡）和 II 型糖尿病。

在台湾地区所有非传染性疾病中，癌症是导致死亡的主要原因。每年由癌症导致的死亡人数占总死亡人数的 28.1%，比由冠心病导致的死亡人数高 2.6 倍。癌症还是 25—44 岁以及 45—64 岁两个年龄段的主要杀手。在 25—44 岁的死者中，24.4% 死于癌症。这会对经济社会产生严重影响，因为癌症患者正处于劳动生产率最高的壮年，他们的离世会导致国民经济生产力下降。

2010 年，台湾地区实施了民众癌症筛查项目，旨在对肺癌、乳腺癌、结肠癌和口腔癌等四大癌症早发现、早治疗。该项目还设有专项基金。预计该项目将在降低晚期诊断与治疗所产生的医疗成本方面发挥积极作用。健康保险成立初期，宫颈癌是导致台湾地区女性死亡的主要癌症类型，健康保险局在宫颈癌的防治方面做了很多工作。巴氏涂片检查能够在早期确诊宫颈癌，该方法已经在台湾地区女性中广泛使用，不仅挽救了许多生命，而且节约了大笔不必要的医疗支出。在这方面，以社区为基础的协调性服务（实行经风险调整的按人头付费法，对特定的干预实行按服务付费）发挥了重要作用。

总体而言，为提高人口健康水平，抓住决定健康的社会性（非医疗）因素也许是台湾地区面临的最重要任务。众所周知，医疗服务的可得性、可用性及可负担性对个人健康的贡献约为10%，生活方式与环境等"决定健康的社会性因素"对个人健康更加重要。

提高人口整体健康水平，仅仅依靠采取医疗干预是远远不够的，更重要的是改变人们的饮食习惯和生活方式。这就必须动员社会中的食品业、交通运输及物流业、社区等非医疗部门。台湾地区应该出台政策，关注决定健康的社会性因素，进一步提高人口健康水平。

长期护理

截至2011年，台湾地区仍未实现长期护理全覆盖。台湾地区官方正在积极推进，并计划于2012年实现长期护理全覆盖。不过，从目前的情况看，长期护理全覆盖实现的时间可能会推迟。

台湾地区是一个快速老龄化的社会。截至2009年，在2,312万总人口中，65岁以上人口占10.6%。到2025年，65岁以上人口的占比将达到20%。生育率下降是台湾地区的人口老龄化快于西方国家的主要原因。

2009 年，护理老年人的医疗支出占健康保险总支出的 33.9%，在健康保险的所有年龄组中占比最高。护理老年人的医疗支出占比在过去几年中稳定增长，2009 年比 2001 年上升了 4.5 个百分点。2009 年，台湾地区每位老年人的平均就诊次数为 27.8 次，几乎是普通人群的两倍。台湾地区的老年人看急诊和住院的比例也是最高的。

台湾地区应借鉴国际先进经验，推广长期护理。

结论

在台湾地区的单一支付医疗保障体系中，公共部门与私人部门都发挥了重要作用。由官方提供资金并且运行的健康保险实现了医疗公平，具有较高的行政效率；由私人部门主导的医疗服务配送体系发挥了竞争的作用，提高了生产力与效率。二者相辅相成，缺一不可。否则，台湾地区的医疗保障体系将很难达到今天的水平——以非常低的成本满足公众的医疗需求，并获得极高的满意度。

由于发达经济体的收入不平等问题日益严重，在社会团结原则基础上维持医疗保障体系正常运转越来越困难。迄今为止，台湾地区的单一支付医疗保障体系能够继续坚持社会团结原则，主要原因可能是其成功地控制了人均医疗成本。

在世界各国（尤其是希望实现医保全覆盖的新兴经济体）都在为应对当前及未来的财务压力而进行医疗保障改革的时代，台湾地区的健康保险就如何实现社会公平与财务可持续提供了一个范例。

参考文献

Chang, K. H., 2009, "The Effect of Taiwan's National Health Insurance on Mortality of the Elderly: Revised" (Taiwan Province of China : China Center for Human Capital and Labor Market Research, Central University of Finance and Economics).

Chen, H. H., and Y. M. Chang, 2011, "National Health Insurance Enjoys the Highest Public Satisfaction of All Government Programs—Paul Krugman: NHI the World's Best System" (in Chinese), *United Daily News*, September 6.

Cheng, T. M., 2003, "Taiwan's New National Health Insurance Program: Genesis and Experience So Far," *Health Affairs*, Vol. 22, No. 3, pp. 61-76.

——, 2007, "Taiwan's National Health Insurance: 'Sailing into the Perfect Storm?' " Paper presented at the Bertelsmann Foundation Sixth International Symposium on Health Policy, Berlin.

——, 2009a, "Lessons from Taiwan's Universal National Health Insurance: A Conversation with Taiwan's Health Minister Ching-Chuan Yeh," *Health Affairs*, Vol. 28, No. 4, pp. 1035-44.

——, 2009b, "Private Health Insurance in Taiwan: An Author Responds," *Health Affairs*, Vol. 28, No. 6, p. 6.

——, 2010, "Understanding the Swiss Watch Function of Switzerland's Health System," *Health Affairs*, Vol.29, No. 8, pp. 1442-51.

——, 2011, "How Taiwan Made the Transition to Single Payer," paper presented to the Minnesota Single Payer State Legislators Meeting, Minneapolis/St. Paul, Minnesota, September 25-27, 2011.

Ii, M., 2011, "Health Care Reform in Asia: The Case of Japan," paper presented at the International Monetary Fund (IMF)OAF/FAD conference, Public Health Care Reform in Asia, Tokyo.

International Monetary Fund, 2010, "Macro-fiscal Implications of Health Care Reform in Advanced and Emerging Economies, " IMF Policy Paper (Washington).

——, 2011, World Economic Outlook Database, September. Available at www.imf.org/ external/ pubs/ft/weo/2011/02/weodata/index.aspx.

Lai, C. L., 2009, "Developing a Patient-Centered Care Payment Model," paper presented at the American Public Health Association Annual Meeting and Expo, Philadelphia.

Lee, Y. C., Y. T. Huang, Y. W. Tsai, S. M. Huang, K. N. Kuo, M. McKee, and E. Nolte, 2010, "The Impact of Universal National Health Insurance on Population Health: The

Experience of Taiwan Province of China," *BMC Health Services Research*, Vol. 10, p. 225.

Okma, K., T. Marmor, and J. Oberlander, 2011, "Managed Competition for Medicare?Sobering Lessons from the Netherlands," Perspective, *New England Journal of Medicine*, June 15.

Reinhardt, U., 2011, "The Money Flow from Households to the Providers of Health Care," *New York Times* Economix, September 30. Available online at http://economix.blogs.nytimes. com/2011/09/30/the-money-flow-from-households-to-health-care-providers/.

Sherman, F., S. Goodman, C. Allen, and M. Stano, 2010, *The Economics of Health and Health Care* (Upper Saddle River, New Jersey: Prentice Hall).

Taiwan Province of China, Bureau of Health Promotion (BHP), Department of Health (DOH), Executive Yuan, 2011, "Ageing Tsunami Hits Taiwan" (in Chinese), *News*, available online at http://www.bhp.doh.gov.tw/BHPnet/Portal/PressShow.aspx? No=201107110001.

Taiwan Province of China, Bureau of National Health Insurance (BNHI), Department of Health (DOH), Executive Yuan, 2010, "National Health Insurance in Taiwan 2010" (Taipei).

Taiwan Province of China, Department of Health (DOH), 2009, *Health Care Statistical Trends* (in Chinese) (Taipei).

Taiwan Province of China, Information Management Division (IMD), Bureau of National Health Insurance (BNHI), Department of Health (DOH), 2007, "Overview of the Information System in Taiwan's National Health Insurance" (in Chinese) (Taipei).

Taiwan Province of China, Legislative Yuan, 2011, Second-Generation National Health Insurance Reform Act (in Chinese) (Taipei).

Tyson, J., K. Kashiwase, M. Soto, and B. Clements, 2011, "Reforming Health Care Spending: Lessons from Cross-Country Experience in Advanced Economies," paper presented at the International Monetary Fund OAF/FAD conference Public Health Care Reform in Asia, Tokyo, October 3.

Woolhandler, S., T. Campbell, and D. Himmelstein, 2003, "Cost of Health Care Administration in the United States and Canada," *New England Journal of Medicine*, Vol. 349, pp. 768-75.

第五部分
新兴经济体案例研究

第十五章　印度分散制医疗保障体系下的医疗筹资改革

M. 戈文达·拉奥　米塔·乔杜里

　　众所周知，健康是人类得以发展的重要保证。人类的发展壮大来自他们享受到的自由，这其中既包括不受贫穷、饥饿与营养不良的折磨，也包括能够自由地工作、健康地生活（Sen，1999）。病有所医是提升人类健康水平的关键。确保病有所医，有助于减少缺勤、提高劳动生产率以及避免疾病之痛。由于医疗行业存在严重的信息不对称，政府是否应介入其中引起了人们广泛的讨论。从世界各国的实践看，政府在医疗服务的提供与监管方面一直发挥着重要作用。在穷人大量集中的新兴经济体，政府的作用尤其重要。

　　尽管大多数中低收入国家的健康水平偏低，政府的公共卫生支出

　　作者感谢桑吉夫·古普塔博士、尚保平博士和普南·古普塔博士对本章初稿提出的非常有益的意见，以及巴拉蒂·布沙纳·达什（Bharatee Bhusana Dash）先生为研究工作的顺利进行提供的细心帮助。

大大低于所需的水平。近期的一项分析显示，为满足人们的基本医疗需求，低收入国家的人均医疗支出应达到 54 美元，但实际的人均医疗支出仅为 27 美元（Stenberg and others，2010）。财政收入不足、财政支出需求繁多以及公共卫生支出在政府财政支出的排序上相对靠后，导致政府公共卫生支出不足。[1] 公共医疗设施不足迫使人们转向私人医疗机构，医疗费用自付率因此大幅上升，对穷人而言尤其如此（WHO，2004）。

千年发展目标（Millennium Development Goals）让人们注意到，必须在众多中低收入国家实现医保全覆盖。2005 年，第 58 届世界卫生大会（the World Health Assembly）将医保全覆盖定义为"以可承担的成本让所有人享受促进型、预防型、治疗型和康复型的健康干预"。然而，由于实现医保全覆盖要求政府在资源紧张的情况下大幅增加公共支出并提高劳动生产率，这对于大多数中低收入国家来说是一个严峻的挑战。当然，也有一些中等收入国家在推进医保全覆盖的过程中取得了巨大成绩，例如泰国和一些拉丁美洲国家。另外，中国、印尼和越南等国家正集中精力改善医疗服务可得性。在非洲，加纳和卢旺达在扩大医保覆盖范围方面成果显著，为非洲大陆其他国家加快推进医疗部门改革树立了榜样。

与其他中低收入国家一样，印度在医疗卫生方面存在不少困难。印度用于医疗、公共卫生和家庭福利方面的公共支出远低于必需水平。而且，越是收入较低的邦，其实际医疗支出水平与必要支出水平之间的差距越大。缺少必要的医疗支出，给预防性医疗基础设施建设带来了不利影响。在医疗费用自付率超过 70% 的情况下，公共卫生支出水平低下与医疗资源分配不公平成为致贫的主要原因。

近期，印度出现了扩大公共卫生支出的倡议，但取得的进展有限。分别于 2005 年和 2007 年开始实施的全国农村健康计划（National Rural Health Mission，NRHM）和 RSBY 计划（Rashtriya Swasthya Bima Yojana）是印度中央政府最重要的两个创举，后者是面向贫困线以下人群的全国性医疗保险计划。另外，有些邦还推出了邦医疗保险计划。尽管如此，印度的实际公共卫生支出并未大幅增加。

本章着重分析印度的公共卫生支出。其中，第二节介绍了印度医疗支出的基本特征，说明较低的公共卫生支出是影响印度健康水平的主要原因；第三节分析了较低的公共卫生支出对医疗基础设施建设的影响；第四节探讨了近期增加医疗支出的相关改革，估算了在各邦提供必要医疗基础设施所需的支出规模；第五节分析了用于医疗卫生的财政空间，以及中央政府向邦政府进行医疗卫生转移支付的刺激与替代效应；最后一节是总结。

印度公共医疗保障体系及其对健康水平的影响

显著特征

印度医疗保障体系有三个重要特征：

1. 公共卫生支出水平较低。从 1996—1997 财年到 2005—2006 财年，印度政府的公共卫生支出与国内生产总值之比一直保持在 1% 左右的水平上，公共卫生支出对国内生产总值的弹性为 0.94，低于同期低收入国家的平均水平（1.16）（Tandon and Cashin，2010）。尽管印度政府自 2005—2006 财年起，努力增加公共卫生支出，并启动了全国农村健康计划，但 2009—2010 财年，印度公共卫生支出与国内生产总值之比也仅上升到 1.2%。

2. 预防性医疗质量较差，人口健康水平较低。

3. 政府提供的公共医疗卫生服务严重不足迫使人们求助于私人医疗机构，这导致患者的医疗费用自付率非常高，通常是公共卫生支出的 5 倍以上。

因此，医疗保障改革必须解决医疗支出不足的问题，并重点关注预防性医疗，改善穷人的医疗服务可得性，大幅提高公共卫生支出效率（Government of India MoHFW，2005a、2005b 和 2005c）。

印度是一个联邦制国家，宪法规定，邦政府是社会服务的主要提供者，并且与中央政府拥有同样的经济服务职能。然而，除一般销售税外，大部分税收归中央政府所有，纵向财政失衡严重。此外，各邦之间税收能力悬殊，这导致在税率大致相同的情况下，各邦无法提供基本相同的公共服务。

人们意识到，无论是财政的纵向失衡，还是财政的横向失衡，都必须得到解决。印度宪法规定，中央政府与邦政府实行税收共享，并根据财政委员会（Finance Commission）的建议向各邦拨付援助款项。财政委员会是一个独立机构，每届任期五年。另外，计划委员会（Planning Commission）也会根据项目进展情况向邦政府拨款，以帮助其实施计划项目（Rao and Singh，2005；Rao，2010）。除上述一般性转移支付外，中央部委还会针对本部委的各类中央项目向邦政府拨付专项资金。印度卫生与家庭福利部（Ministry of Health and Family Welfare）负责管理全国农村健康计划中的主要转移支付计划，本章随后将详细介绍相关内容。尽管印度政府建立了上述机制，转移支付制度仍未能解决那些贫困邦政府财政收入不足的问题。在健康水平较低的邦，大量医疗支出需求一直无法得到满足（Rao and Singh，2005）。

如前所述，邦政府负有提供医疗服务的主要责任。根据印度《宪法》附表七的规定，"公共卫生与环境、医院及药房"由邦政府管理，但"人口控制与计划生育"、"法律、医学和其他职业"以及"精神失常与智力缺陷，包括接收或者治疗精神失常者与智力缺陷者"由中央政府与邦政府共同管理。类似地，《宪法》还规定，被议会宣布为具有全国重要性的机构，以及专业技术培训与研究机构，由中央政府管理。

印度的医疗服务配送体系主要由三个层次构成。最低一层是分中心（subcenter），每个分中心覆盖大约 5,000 名生活在平原的人和大约 3,000 名生活在多山和地形复杂地区的人。这些分中心只配备了医疗辅助人员。患者为了见到医生必须前往初级医疗中心就诊，每个初级医疗中心覆盖大约 30,000 名生活在平原地区的人和大约 20,000 名生活在多山和地形复杂地区的人。印度在街区（at the block levels）配有社区医疗中心，负责提供二级医疗服务。

再往上便是乡镇（subdivisional）医院和地区（district-level）医院。原则上，分中心、初级医疗中心和社区医疗中心负责预防性医疗工作，将医疗服务制度化，治疗小病，同时发挥转诊中心的作用。乡镇医院和地区医院作为转诊医院，负责治疗大病。然而，实际情况并非如此，乡镇医院和地区医院提供了全方位的医疗服务。

人口健康水平

与收入水平相比，印度在公众健康方面所取得的成就有限。根据联合国开发计划署（United Nations Development Program）《2010 年人类发展报告》（Human Development Report 2010），在 193 个国家中，印度的人类发展指数排名第 119 位，婴儿死亡率排名第 143 位，孕产妇死亡率排名第 124 位，出生时预期寿命排名第 132 位，5 岁以下儿童死亡率排名第 145 位。[2] 各国国民总收入（gross national income）与上述每一个指标的散点图及其趋势线（见图 15.1）也显示，在四个健康指标中，印度有三个指标的表现弱于预期，与该国的收入水平不相符。世界发展中地区健康指标概览显示，印度的表现仅好于撒哈拉以南的非洲地区（见表 15.1）。事实上，2008 年印度婴儿死亡率在南亚国家中仅低于巴基斯坦和不丹（见表 15.2）。此外，1990—2008 年，印度婴儿死亡率的下降速度慢于包括孟加拉国、尼泊尔和不丹在内的大多数南亚国家。

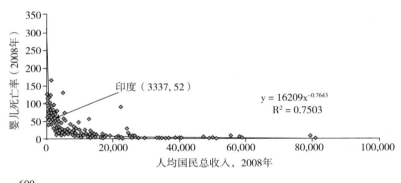

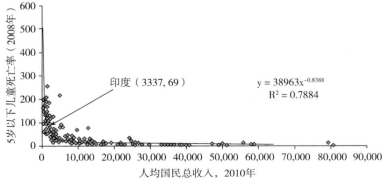

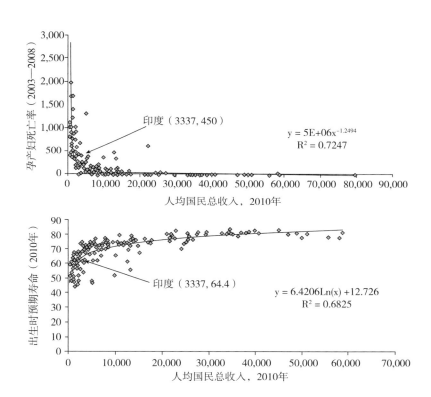

图 15.1　各国部分健康指标与人均国民总收入
（按 2008 年美元的购买力平价计算）

资料来源：UNDP（2010）。

　　难以获取初级和预防性医疗服务是印度健康水平改善缓慢的重要原因之一[3]。印度的免疫接种率以及分娩时能够得到娴熟医护人员护理的比重均居全球最差行列（见表 15.1），这为上述结论提供了佐证。预防性医疗服务欠缺，导致传染性疾病的死亡率高企。世界卫生组织 2008 年公布的《全球疾病负担》（Global Burden of Diseases）数据显示，在全球 192 个样本国家的总死亡人口中，印度因腹泻死亡的人口几乎占全球因腹泻死亡人口的 1/4，因儿童集群疾病（childhood cluster disease）死亡的人口（注射基础疫苗可预防其中许多疾病）占全球因儿童集群疾病死亡人口的比重超过 1/3，因麻风病死亡的人口占全球因麻风病死亡人口的比重超过 1/3，因日本脑炎死亡的人口占全球因日本脑炎死亡人口的一半以上，因孕期疾病死亡的人口占全球因孕期疾病死亡人口的 30% 左右（见表 15.3）。印度不仅总体健康水平偏低，各邦之间还存在巨大差异。2008 年，婴儿死亡率最低的喀拉拉邦（Kerala）和婴儿死亡率最高的中央邦（Madhya Pradesh）的婴儿死亡率分别为 12 和 70，后者几乎达到前者的六倍。总体而言，中央邦、奥里萨邦（Orissa）、北方邦（Uttar Pradesh）和拉贾斯坦邦（Rajasthan）是婴儿死亡率最高的四个邦，喀拉拉邦、泰米尔纳德邦（Tamil Nadu）、西孟加拉邦（West Bengal）和马哈拉施特拉邦（Maharashtra）是婴儿死亡率最低的四个邦，前者的婴儿死亡率接近后者的两倍（见表 15.4）。此外，婴儿死亡率最高的四个邦的婴儿死亡率的下降速度大大低于婴儿死亡率最低的四个邦。在 1988—2008 年的 20 年间，婴儿死亡率最低的四个邦的婴儿死亡率平均改善指数〔基于 Kakwani（1993）和 Sen（1981）〕明显高于婴儿死亡率最高的四个邦（见表 15.4）。

表 15.1　印度与世界发展中地区的部分健康指标对比

	婴儿死亡率（每1,000名新生儿，2008年）	5岁以下儿童死亡率（每1,000名5岁以下儿童，2008年）	孕产妇死亡率（每10万名新生儿，2003—2008年）	至少进行过一次产前检查的比重（%，1990—2008年）	由专业医疗人员接生的比重（%，2000—2008年）	未接种百白破疫苗或麻疹疫苗的婴儿（在一岁婴儿中所占百分比，2008年）	
						百白破	麻疹
阿拉伯国家	38	50	238	74	77	15	19

（续表）

	婴儿死亡率（每1,000名新生儿，2008年）	5岁以下儿童死亡率（每1,000名5岁以下儿童，2008年）	孕产妇死亡率（每10万名新生儿，2003—2008年）	至少进行过一次产前检查的比重（%，1990—2008年）	由专业医疗人员接生的比重（%，2000—2008年）	未接种百白破疫苗或麻疹疫苗的婴儿（在一岁婴儿中所占百分比，2008年）	
						百白破	麻疹
东亚与太平洋地区国家	23	28	126	91	91	8	9
欧洲与中亚国家	20	22	41	95	96	5	4
拉丁美洲与加勒比地区国家	19	23	122	95	91	10	7
南亚国家	56	73	454	70	45	28	25
撒哈拉以南非洲国家	86	144	881	73	48	29	28
印度	52	69	450	74	47	34	30

资料来源：UNDP（2010）。

表 15.2　部分南亚国家的婴儿死亡率，1990 和 2008 年

	1990	2008
斯里兰卡	23	13
马尔代夫	79	24
尼泊尔	99	41
孟加拉国	103	43
印度	83	52
不丹	91	54
巴基斯坦	101	72

资料来源：UNDP（2010）。

注：婴儿死亡率指的是每 1,000 名新生儿中 1 岁以下婴儿的死亡数。

表 15.3　按死因分类估算的死亡人数，2004 年

	死因					
	腹泻	儿童集群疾病	麻风病	日本脑炎	登革热	孕期疾病
印度	516	295	2.1	6.1	5.2	920
世界（192个世界卫生组织成员国）	2,162	847	5.4	11	18.1	3,177
印度死亡人数占比（%）	2.8	34.8	38.2	55.1	28.8	29

资料来源：WHO（2008）。

注：印度人口大约占 192 个样本国家总人口的 17.4%。

表 15.4　印度部分邦的婴儿死亡率水平及其改善情况，1988—2008 年

	婴儿死亡率		1988—2008年的改善指数，基于	
	1998	2008	Kakwani（1993）	Sen（1981）
婴儿死亡率最低的四个邦				
喀拉拉邦	28	12	0.25	0.70
泰米尔纳德邦	74	31	0.20	0.62
马哈拉施特拉邦	69	33	0.17	0.56
西孟加拉邦	68	35	0.16	0.53
均值			0.19	0.60
婴儿死亡率最高的四个邦				
中央邦	121	70	0.12	0.44

（续表）

	婴儿死亡率		1988—2008年的改善指数，基于	
	1998	2008	Kakwani（1993）	Sen（1981）
奥里萨邦	122	69	0.13	0.45
北方邦	124	67	0.14	0.48
拉贾斯坦邦	103	63	0.11	0.41
均值			0.12	0.45

资料来源：根据印度注册总署在各期《抽样登记系统》中公布的数据计算；Government of India，Registrar General（1999）。

注：在比较婴儿死亡率的改善情况时，Kakwani 指数与 Sen 指数均考虑了各邦基年婴儿死亡率的差异。为计算改善指数，婴儿死亡率的最大值与最小值分别被假设为 130 和 5。

表 15.5　部分国家的医疗支出情况，2007 年

	公共卫生支出		医疗总支出	
	与国内生产总值之比（%）	人均支出[a]	与国内生产总值之比（%）	人均支出[a]
印度	1.1	29	4.1	109
孟加拉	1.1	14	3.4	42
斯里兰卡	2.0	85	4.2	179
中国	1.9	104	4.3	233
泰国	2.7	209	3.7	280

资料来源：WHO（2010）。

[a] 按国际购买力平价美元计算

公共卫生支出与医疗基础设施

公共卫生支出的重要特征

有观点认为，公共卫生支出水平低下是印度健康水平较差的重要原因之一。印度是全球公共卫生支出水平最低的国家之一。世界卫生组织《世界卫生统计》（World Health Statistics）显示：2007 年印度公共卫生支出与国内生产总值之比在 191 个国家中位列第 184 位；人均医疗支出仅为 29 美元左右（按购买力平价计算），大约为斯里兰卡的 1/3，不到中国的 30%，相当于泰国的 14%，在 191 个样本国家中排名第 164 位（WHO，2010）。此外，在过去 20 年中，印度公共卫生支出与国内生产总值之比出现停滞。从 1990—1991 财年到 2007—2008 财年（有数据的最近年份），印度公共卫生支出与国内生产总值之比一直保持在 0.9%—1.1% 的水平上。

由于公共卫生支出水平低下，印度家庭自付的医疗费用高企。2007 年，印度医疗总支出（包括公共与私人医疗支出）与国内生产总值之比大约为 4.1%，高于泰国的水平，与斯里兰卡和中国的水平相当（见表 15.5）。2007 年，印度私人医疗支出在医疗总支出中的占比接近 74%（英国仅为 18%）（见图 15.2）。在私人医疗支出中，家庭自付医疗费用的占比接近 90%（WHO，2010），在亚洲各国位于前列（Van Doorslaer and others，2007）。自付医疗费用过高，加重了穷人的经济负担。印度全国抽样调查组织（National Sample Survey Organization）的数据显示，从 1986—1987 财年到 2004 财年，在印度农村地区，患小病后由于经济原因未得到及时治疗的比重由 15% 上升至 28%。近几年前往私人医疗机构就诊的比例大幅上升也加重了患者的经济负担。根据印度全国抽样调查组织的数据，门诊患者去公共医疗机构就诊的比例由 25% 降至 20%，住院患者去公共医疗机构就诊的比例由 60% 降至 40%（Selvaraj and Karan，2009，引自 Shahrawat and Rao，2011）。门诊费用在家庭自付医疗费用中的占比接近 3/4；通过提供充分的初级与二级医疗服务，可大幅降低这一比例（NSSO，2007）。

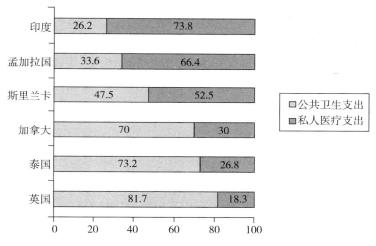

图 15.2　部分国家公共与私人医疗支出占比，2007 年（%）

资料来源：WHO（2010）。

　　公共卫生支出结构与医疗需求的不一致进一步降低了公共卫生支出的有效性。有很大一部分公共卫生支出被用于治疗型和三级医疗服务，而不是预防型、初级和二级医疗服务。2004—2005 财年国民卫生账户（National Health Accounts）数据显示，印度公共卫生支出的 28% 左右被用于三级医疗服务，明显高于印度全国卫生政策（National Health Policy）建议的 10% 的目标水平。此外，公共卫生支出用于发放工资与薪金的部分也占了相当大的比重，用于药品和其他物品供给的非薪金（补充）类支出所剩无几。个别邦甚至会有意将公共卫生支出向工资类支出倾斜。例如，在中央邦和奥里萨邦两个健康水平最差的邦，工资支出在公共卫生支出中的占比分别为 83% 和

85% 左右。

公共卫生支出的不足导致医疗基础设施极为匮乏。印度使用对抗疗法的医生、护士和助产士人数（根据资质调整）还不到世界卫生组织基准水平的 1/4（Rao and others，2011），这导致农村地区的患者不得不接受不合格医疗从业人员的诊治（Rao，Bhatnagar，and Berman，2009）。此外，与一些国家相比，印度的护士医生比极低。根据资质调整后的数据，印度的护士医生比大约为 0.6 : 1，即每名医生对应的护士不到 1 名（Rao and others，2011）。在许多发达经济体，护士医生比大约为 3 : 1，即每名医生对应 3 名护士。非工资类支出占比较低导致分中心、初级医疗中心和社区医疗中心的必备药品匮乏。这三类医疗中心是农村地区初级与二级医疗机构的前三个层次。2007—2008 财年，国际人口科学研究所（International Institute of Population Sciences）就印度的医疗设施情况进行了一次调查。调查结果显示，大约 35% 的分中心和 30% 的初级医疗中心所拥有的必备药品不到初级医疗规定数目的 60%。类似地，大约 1/3 的初级医疗中心所拥有的基础制冷设施不到初级医疗规定的 60%（IIPS，2010）。

各邦的差异：公共卫生支出与医疗基础设施

印度个别邦的公共卫生支出与医疗基础设施水平过低，拖累了印度的整体水平。2008—2009 财年，比哈尔邦的公共卫生支出水平在印度各邦中最低，还不到喀拉拉邦和泰米尔纳德邦（公共卫生支出水平最高的两个邦）的一半。近年来，邦与邦之间公共卫生支出的不平等加剧。人均公共卫生支出最高的三个邦（喀拉拉邦、泰米尔纳德邦和旁遮普邦）与人均公共卫生最低的三个邦（比哈尔邦、中央邦和奥里萨邦）之间的人均公共卫生支出的差异有所扩大，两极分化更加明显（见图 15.3）。

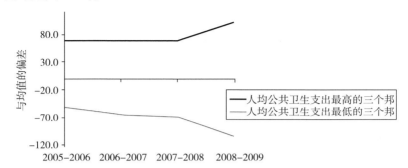

图 15.3　人均公共卫生支出最高与最低的三个邦的人均公共卫生支出差异，
2005—2006 财年至 2008—2009 财年（人均卢比）

资料来源：根据印度主计审计长公署编制的各邦财政账户数据估算。

　　总体而言，过去几年，印度各邦人均公共卫生支出的差异有所扩大。从 1993—1994 财年到 2007—2008 财年，各邦人均公共卫生支出的变异系数由 0.19 上升至 0.26（见表 15.6）。各邦公共卫生支出与其收入水平正相关。1995—1996 财年和 2004—2005 财年，各邦人均公共卫生支出与人均国内生产总值的相关系数分别为 0.7 和 0.8（Rao and Choudhury，2008）。

表 15.6　14 个主要邦的人均公共卫生支出（卢比）

	人均公共卫生支出		各邦人均国内生产净值
	1993—1994	2008—2009	2008—2009
安得拉邦	75	402	40,902
比哈尔邦	53	166	13,663
古吉拉特邦	82	320	49,251
哈里亚纳邦	80	364	68,614

（续表）

	人均公共卫生支出		各邦人均国内生产净值
	1993—1994	2008—2009	2008—2009
卡纳塔克邦	85	405	41,513
喀拉拉邦	100	507	49,316
中央邦	81	214	21,648
马哈拉施特拉邦	86	351	54,867
奥里萨邦	58	303	29,464
旁遮普邦	110	348	52,879
拉贾斯坦邦	84	405	27,001
泰米尔纳德邦	98	421	45,058
北方邦	70	269	18,710
西孟加拉邦	73	292	36,322
标准差	15.3	89.1	
均值	81.1	340.5	
变异系数	0.19	0.26	

资料来源：人均公共卫生支出根据印度主计审计长公署编制的各邦财政账户数据估算。各邦人均国内生产净值来自印度政府的《经济调查（2010—2011）》。

注：比哈尔邦 2008—2009 财年的数据包括贾坎德邦（Jharkhand）的数据。类似地，中央邦 2008—2009 财年的数据包括恰蒂斯加尔邦（Chhattisgarh）的数据，北方邦 2008—2009 财年的数据包括北阿坎德邦（Uttarakhand）的数据。2008—2009 财年的数据包括全国农村健康计划的预算外支出。

表 15.7　公共卫生高支出邦与公共卫生低支出邦的医疗服务可得性

指标	公共卫生高支出邦		公共卫生低支出邦	
	喀拉拉邦	泰米尔纳德邦	中央邦	奥里萨邦
每家初级医疗中心平均覆盖的镇数（2009）	2	13	48	40
低温系统设备至少达到规定要求60%的初级医疗中心百分比（2007—2008）	97.2	94.8	49.4	34.9
初级医疗中心医生空缺百分比（2009）	0	0.5	53	38
社区医疗中心普通医疗人员百分比（2009）	0	0	56	n.a.
供电正常的初级医疗中心百分比（2007—2008）	96.9	86.5	20.4	41.5
通公路的居住区百分比（2009）	91.15	98.55	40.68	50.15

资料来源：2009 年的数据来自印度卫生与家庭福利部的《2009 年农村卫生统计报告》。2007—2008 财年的数据来自国际人口科学研究所《地区级家庭与设施调查（2007—2008）》（2007-08 District-Level Household and Facility Survey, DLHS Ⅲ）。

公共卫生支出较低的邦，同时也是人均国内生产总值较低的邦。这些邦的部分健康指标和基础设施在印度国内排名最后。中央邦和奥里萨邦是印度婴儿死亡率最高的两个邦，其医疗基础设施与医疗从业人员数明显不如婴儿死亡率最低的喀拉拉邦和泰米尔纳德邦（见表15.7）。除医疗基础设施缺乏外，这些邦的医生与医疗辅助人员也严重不足。医疗从业人员职位大量空缺的部分原因在于医疗专业人才不足。平均而言，这些邦每千人拥有的医疗从业人员人数仅为公共卫生高支出邦的一半。医学院集中在公共卫生支出和收入水平均较高的邦是导致上述现象的重要原因之一（Mahal and Mohanan，2006）。

增加医疗卫生拨款的改革措施

全国农村健康计划

2005 年，印度中央政府推出了一个重大项目——全国农村健康计划（National Rural Health Mission，NRHM），旨在解决印度公共卫生支出水平低下以及各邦公共卫生支出水平差异较大等问题。全国农村健康计划从解决农村地区穷人看病难问题入手，是一个综合性计划。该计划覆盖印度城乡，重点是 18 个相对落后的邦。预计到 2012 年，受益于该项目的实施，医疗支出与国内生产总值之比有望从 2005 年的 1% 左右提高到 2%—3%。

印度全国农村健康计划的一项重要内容是，启动获得官方认可的卫生保健积极分子计划（social health activist program）。这是一项志愿性的妇女社区卫生项目，旨在提高免疫接种率，让更多的妇女到医院分娩，加强生殖保健以及改善营养。此外，全国农村健康计划还致力于改善医疗基础设施，提高医疗从业人员素质以及增加药品供应。全国农村健康计划是一个灵活的、分权制的计划，具体包括五个方面的内容：

1. 灵活任务库；

2. 灵活生殖—健康库；

3. 脉冲脊髓灰质炎免疫接种；

4. 医疗基础设施维护；

5. 全国性疾病控制计划。

针对前两项的内容进行拨款时，印度的邦被划分为重点邦（健康水平较差的邦）与非重点邦。所有项目资金按人数拨付，重点邦可额外获得 30% 的权重。实施全国农村健康计划有望在 2012 年之前大幅增加中央政府拨款（前两年增加 30%，第三年起增加 40%）。该计划同时要求各邦 2007—2012 年额外拨付的款项不少于中央政府拨款的 15%，或者将 2007—2012 年的医疗卫生预算每年提高 10%。为确保资金按时到达相关执行机构，款项拨付绕开了预算部门，资金被直接转账至邦级社会团体。

印度全国农村健康计划在设计与执行过程中还存在许多问题。在设计方面，按人数拨款，同时给予重点邦 30% 的额外权重，未能充分考虑需求因素。另外，虽然该计划要求各邦提供配套资金，但没有明确规定这些配套资金必须是额外增加的，所以，一些邦采取了拆东墙补西墙的做法，应付了事。

执行方面的问题也很棘手。中央政府提供的资金大大低于人们的预期，实际上，中央政府用于全国农村健康计划的支出仅占拨款的一小部分。例如，2009—2010 财年，中央政府原计划拨给全国农村健康计划 1,159 亿卢比，但实际仅拨付了 466 亿卢比，为拨款计划的 40%。此外，中央政府实际拨款在各邦之间的分配也与原计划大相径庭。这主要是因为，当邦政府无法提供配套资金，或者无法按项目要求向中央政府提供资金使用证明时，中央政府就会在各邦之间重新分配资金，进而完全改变了既定的分配方案。

虽然印度全国农村健康计划做出了很多承诺，但 18 个重点邦的医疗支出实际增长水平却低于人们对该计划的预期。由于中央政府与邦政府的财政空间均有限，公共卫生支出无法按计划增长。此外，各邦参与该计划的情况不尽如人意。由于资金被直接转至负责执行的社会团体，邦政府大都未对其进行监督和管理。

RSBY计划

印度另外一项重要的医疗保障改革是建立了一个保险计划，不过，该保险计划的发起方并不是卫生与家庭福利部，而是劳动与就业部。为降低过高的医疗费用自付率，缓解人们的经济压力，印度政府于 2007 年推出了 RSBY 计划（Rashtriya Swasthya Bima Yojana，RSBY），旨在为生活在贫困线以下的人群提供部分住院费与日常护理费保障。[4] 根据该计划，每个贫困（处于贫困线以下）家庭每年可以在一些指定的私立或公立医疗机构免费享受不超过 30,000 卢比的住院与日常护理治疗。每个家庭按照流动原则*最多可以有五个人加入该计划。另外，参保家庭还可以获得 1,000 卢比交通补贴（每次看病最多补贴 100 卢比）。

邦政府只负责确定每户申请家庭是否符合申请条件，RSBY 计划由邦政府招标的保险机构负责具体实施。符合申请条件的贫困家庭会得到由保险机构发放的智能卡，在指定的医疗机构持卡就诊就能够免于支付现金。该计划的保费（估计每户家庭每年最高为 750 卢比）由中央政府与邦政府按 75 : 25 的比例分担，中央政府每年给每户家庭的补贴数额最高为 565 卢比。在位于印度东北部的查谟邦（Jammu）和克什米尔邦（Kashmir），中央政府与邦政府按照 90 : 10 的比例分担保费。此外，中央政府还承担了智能卡工本费，每卡 60 卢比。保险受益家庭不必缴纳保费，每年只需支付 30 卢比的登记费。

---

* 所谓流动原则，即每户家庭共享有 30,000 卢比免费医疗服务，这一额度既可以由一名家庭成员单独使用，也可以由多个家庭成员共同使用。——译者注。

截至 2011 年 7 月，印度已经有 26 个邦的 385 个地区（印度共 640 个地区）参加了 RSBY 计划。该计划覆盖了印度大约 27% 的贫困家庭。不过，即便在实施该计划的地区，该计划覆盖的贫困人口也不到 50%。包括安得拉邦在内的一些邦，并没有实施 RSBY 计划，而是实施了由邦政府自行推出的保险计划（例如 Aarogyasri）。卡纳塔克邦等另外一些邦的部分地区，则同时实施了 RSBY 计划和邦级医疗保险计划（例如 Vajpayee Aarogyasri）。

邦级支出需求与转移支付

如前所述，在印度，医疗服务的提供由邦政府负主要责任。然而，邦政府（特别是收入较低的邦政府）的医疗支出能力受到许多因素的限制。首先，大多数医疗支出水平较低的邦，同时也是收入水平较低的邦（正如前面所讨论的那样），并且其创造额外收入的能力有限。中央政府向邦政府的转移支付无法完全抵消这些邦的财政失衡问题。于是，各邦人均公共卫生支出与收入水平高度相关。此外，为了支付工资、薪金、利息和养老金，邦政府已经耗尽了大部分资源，通过重新调整支出结构加大公共卫生支出的余地不大。目前印度各邦都颁布了财政责任法，增加对医疗卫生行业拨款的财政空间不大。对医疗基础设施最差的邦而言，提高医疗支出水平和改善医疗基础设施，具有特别重要的意义。

由于上述原因以及医疗行业的显著外部性，印度中央政府有必要向邦政府进行专项转移支付，以确保各邦的基础医疗服务能够达到某最低标准。目前，印度中央政府主要通过全国农村健康计划向邦政府进行转移支付（专门用于医疗卫生事业）。正如前面所讨论的那样，通过全国农村健康计划拨付的款项是无条件的。为了提高社会公众的健康水平，印度第十二届财政委员会曾向各邦拨款，但取得的效果有限，因为拨款只能弥补各邦人均医疗支出与财政委员会评估出的支出需求之间缺口的 30%。

大多数收入较低的邦都把医疗支出放在较为重要的位置上，这些邦的医疗支出与邦国内生产总值之比以及在邦医疗总支出中的占比都较高。尽管如此，这些邦的人均医疗支出在印度各邦中仍然最低。对各邦医疗支出与邦国内生产总值之比的分析显示，对于那些低收入、低支出的邦来说，其医疗支出与邦国内生产总值之比相对较高。2008—2009 财年，收入较低的比哈尔邦和北方邦的医疗支出与邦国内生产总值之比是收入较高的旁遮普邦、哈里亚纳邦、马哈拉施特拉邦和古吉拉特邦的两倍以上。同样，从医疗支出占预算总支出的比重看，北方邦和拉贾斯坦邦明显高于收入较高的邦，旁遮普邦、哈里亚纳邦、马哈拉施特拉邦和古吉拉特邦等四个收入最高的邦则全印度最低。

其他来自中央政府的转移支付则被投向初级医疗和二级医疗的第一层（the first level of secondary care），用于加强邦级医疗基础设施建设和人员配置。根据印度中央政府制定的标准，在目前的人口情况下，应当建立一个三级医疗保障体系，即为每 5,000 名生活在平原的人和每 3,000 名生活在多山或者部落地区的人建立一个分中心，为每 30,000 名生活在平原的人和每 20,000 名生活在多山或者部落地区的人建立一个公共医疗中心，为每 120,000 万名生活在平原的人和每 80,000 名生活在多山或者部落地区的人建立一个社区医疗中心。《印度公共卫生标准》（India Public Health Standards）非常明确地列出了对分中心、公共医疗中心、社区医疗中心以及转诊医院的要求。强化上述多层次医疗服务配送体系不仅有利于促进基础性的初级医疗与二级医疗的发展，还有利于降低三级医疗的负担与支出比例。

转移支付额度应当根据对医疗支出需求与实际支出之间缺口的科学估算确定。按照公共卫生标准对印度各邦医疗支出需求的初步估算显示，需要额外向印度 16 个主要邦转移大约 30 亿卢比（按 2008—2009 财年的价格计算），约为国内生产总值的 0.6%（见表 15.8）。[5] 其中，大约 65% 需要转移给健康水平最差的 6 个邦，即比哈尔邦、北方邦、中央邦、奥里萨邦、阿萨姆邦和拉贾斯坦邦。在中央政府转移支付的基础上，如果这 16 个邦都能按照标准落实医疗支出，各邦人均医疗支出的变异系数将由 2008—2009 财年的 0.3 左右下降至 0.15 左右。

印度中央政府还必须承担许多额外支出。一是因为除销售税外，邦政府没有其他大税种税收收入。邦政府为了履行提供社会服务以及进行基础设施建设的职能，不得不依靠中央政府转移支付获得相应资金。二是因为医疗支出存在较强的外部性，中央政府应该承担相当大比例的成本。同时，由于医疗支出的强外部性，中央政府有必要确保各邦的医疗支出达到某一最低标准，对口专项转移支付是实现这一目标的最佳手段。在制订专项转移支付计划时，应该确保转移支付体系具有激励兼容性（incentive-compatible），一方面应能够刺激而非代替各邦政府的医疗支出，另一方面应保证收入较低的邦在使用中央政府的转移支付资金时能够按照相应的比例出资。换言之，各邦使用中央政府的资金时需安排配套资金，配套资金的出资比例取决于各邦的财政能力。[6]

表 15.8　16 个主要邦的额外资金需求与人均支出

	额外资金需求（2008—2009财年价格）（千万卢比）	人均支出（2008—2009财年）（现价）（卢比）	人均支出（中央转移支付后）（2008—2009财年价格）（卢比）	人均支出比率（转移支付后比转移支付前）（卢比）
安得拉邦	2,191	353	617	1.7
比哈尔邦	4,396	137	602	4.4
恰蒂斯加尔邦	701	258	549	2.1
古吉拉特邦	1,219	280	494	1.8
哈里亚纳邦	555	315	764	2.4
贾坎德邦	1,097	257	440	1.7
卡纳塔克邦	1,502	358	617	1.7
喀拉拉邦	764	463	688	1.5
中央邦	2,202	198	515	2.6
马哈拉施特拉邦	1,906	316	491	1.6
奥里萨邦	1,480	234	604	2.6
旁遮普邦	538	305	497	1.6
拉贾斯坦邦	1,251	315	506	1.6
泰米尔纳德邦	1,170	374	550	1.5
北方邦	6,404	257	589	2.3
西孟加拉邦	2,777	248	566	2.3
印度（包括特殊类别的邦）	30,152	430	689	1.6

医疗的财政空间、刺激政策与替代效应

据估算，为支持分中心、初级医疗中心及社区医疗中心建设而产生的额外医疗支出与国内生产总值之比为 0.6%，额外的行政性支出和在城镇地区补充提供医疗设施的支出与国内生产总值之比为 0.4%。由此可知，为提供最低水平的医疗服务，在中期内，政府的医疗支出与国内生产总值之比将上升至少 1%。事实上，印度医保全覆盖高级专家组建议，在中期内，印度政府应该将公共卫生支出提高 2.5—3 个百分点（Government of India，2011）。

寻找额外的财政空间是印度政府面临的挑战之一。一方面，可持续性财政政策要求印度大幅降低中央政府与邦政府并表的财政赤字与国内生产总值之比。《财政责任法案》（the Fiscal Responsibility Act）要求，2014—2015 财年的财政赤字与国内生产总值之比应由 2010—2011 财年的 7.6% 削减至 5.4%。在邦一级政府，各类项目竞相争取政府资金，通过调动更多资源以及重新安排各项支出的优先顺序腾出的额外财政空间有限。财政与计划委员会在中期内的无条件转移支付是可以预测的，不太可能引起医疗支出的大幅上升。因此，邦政府医疗支出的增加将不得不依赖中央政府的专项转移支付。

在上述背景下，明确中央政府转移支付（包括无条件转移支付和专项转移支付）对邦医疗支出的影响非常重要。中间选民模型（median-voter model）认为，无条件转移支付是一种被掩饰的减税行为（a "veil" for tax cuts）。虽然无条件转移支付增加对医疗支出的影响类似于居民收入（或者居民收益）普遍上升对医疗支出的影响，但

很多实证研究的证据表明，印度存在明显的"粘蝇纸效应"（flypaper effect），即无条件转移支付对医疗支出的影响更加显著。[7]

专项转移支付究竟是刺激还是替代了受资助部门的医疗支出，取决于转移支付制度如何设计。如前所述，尽管印度中央政府大幅增加了医疗转移支付规模，但印度的医疗总支出并未大幅上升。然而，没有人严格运用计量经济学的方法估算刺激或者替代的程度。近期对新兴经济体医疗部门得到的国际援助进行的跨国研究证实，国际援助对新兴经济体投向医疗部门的资金具有明显的替代作用（Lu and others，2010）。

鉴于提高公共卫生支出的重要性，以及为了增加对医疗部门的支出，印度中央政府不得不额外拨付大量资金的事实，财政空间分析应考虑中央政府拨款对实际医疗支出的影响。衡量中央政府拨款对各邦医疗支出的影响，对于评估转移支付体系非常重要。下文将尝试分析这一影响。

在印度，邦政府在提供医疗服务方面发挥主导作用。邦政府的额外财政空间可能来自以下几个方面：一是邦政府税收增加；二是来自财政与计划委员会的一般性转移支付增加，包括共享税和有计划与无计划拨款等；三是对医疗部门的专项拨款增加；四是医疗卫生事业在政府支出项目中占据更加优先的地位。在印度，外国援助和专项税收并不是决定财政空间的重要因素。

因此，除当年专项转移支付外的邦人均医疗支出的增长（[$\triangle$(PC_OHE)$_{it}$]），取决于该邦税收的增加 [$\triangle$（PC_SOR)$_{it}$]、中央政府无条件转移支付的增加 [$\triangle$（PC_GPGC)$_{it}$]、专项转移支付的增加 [$\triangle$（PC_CGH)$_{it}$] 以及医疗支出在预算分配中的优先次序的变

化 $[\triangle(SPH)_{it}]$，即

$$\triangle(PC\_OHE)_{it} = \alpha + \beta\triangle(PC\_CGH)_{it} + \gamma\triangle(PC\_SOR)_{it} + \psi\triangle(SPH)_{it}$$
$$+ \tau\triangle(PC\_GPGC)_{it} + \varphi\ (\text{州虚拟变量})$$
$$+ \sigma\ (\text{年份虚拟变量}) + \varepsilon_{it} \qquad \circ$$

其中，i 邦第 t 年除专项转移支付外的人均医疗支出比上年增加 $\triangle(PC\_OHE)_{it} = [(PC\_OHE)_{it} - (PC\_OHE)_{it-1}]$；$i$ 邦第 t 年从中央政府获得的人均医疗拨款比上年增加 $\triangle(PC\_CGH)_{it} = [(PC\_CGH)_{it} - (PC\_CGH)_{it-1}]$；$i$ 邦第 t 年人均税收比上年增加 $\triangle(PC\_SOR)_{it} = [(PC\_SOR)_{it} - (PC\_SOR)_{it-1}]$；$i$ 邦第 t 年公共卫生支出与预算总支出之比比上年增长 $\triangle(SPH)_{it} = [(G_{hi}/G_{bi})_t - (G_{hi}/G_{bi})_{t-1}]$；$i$ 邦第 t 年从中央政府获得的人均一般性拨款（包括税收转移和计划与非计划拨款）比上年增长 $[\triangle(PC\_GPGC)_{it}]$。

模型中的 β，即为人均医疗拨款每增加一个单位对邦人均医疗支出（利用邦政府自身资源，包括收到的无条件转移支付）的影响。如果 β 显著为负，表明当其他条件不变时，中央政府的额外医疗拨款会导致邦政府自身的医疗支出水平下降，即邦政府用中央政府的额外拨款替代了自身的医疗支出。如果 β 显著为正，则表明中央政府拨款的增加有助于刺激邦政府增加医疗支出。邦政府自身的医疗支出还可能受到邦政府其他财政收入来源变化和医疗卫生事业在邦政府支出中优先程度的影响。为控制这些因素的影响，本章在回归方程中引入了控制变量。

本章以印度 14 个主要邦从 1991—1992 财年到 2007—2008 财年的数据为样本，估算了各邦人均税收的变化、中央政府无条件转移支付、中央政府对医疗部门的专项转移支付以及邦政府财政优先支出项

目的变化对邦政府人均医疗支出（不包括人均专项转移支付）的影响（见表 15.9）。本章采用固定效应面板数据模型估计上述方程。除人口外的其他数据均来自印度主计审计长公署编制的各邦财政账户数据，并且所有人均指标都根据不变价格（1999—2000 财年）进行了换算。人口数据来自中央统计局（Central Statistical Organization）。2001—2002 财年以来，中央政府的部分医疗拨款绕过邦政府预算，直接转移支付给了相关执行机构。因此，本章分 1991—1992 财年到2000—2001 财年和 2001—2002 财年到 2007—2008 财年两个子样本区间分别进行回归。

表 15.9　回归结果

因变量：中央政府医疗拨款中人均医疗支出变化			
	1991—2007 （模型 I ）	1991—2000 （模型 II ）	2001—2007 （模型 III ）
中央政府医疗拨款	-0.952^{***} （0.074）	-0.777^{***} （0.114）	-1.059^{***} （0.109）
邦政府税收收入	0.012^{***} （0.003）	0.015^{***} （0.004）	0.0001 （0.006）
医疗支出在邦政府支出中的优先程度	17.649^{***} （1.828）	15.03^{***} （2.038）	19.487^{***} （4.231）
中央政府的一般（无条件）转移支付	0.019^{***} （0.007）	0.014 （0.011）	0.013 （0.01）
常数	18.252^{***} （3.561）	17.17^{***} （3.885）	3.552 （5.035）
邦固定效应	是	是	是

（续表）

因变量：中央政府医疗拨款中人均医疗支出变化		
	1991—2007 （模型Ⅰ）	1991—2000 （模型Ⅱ）	2001—2007 （模型Ⅲ）
时间固定效应	是	是	是
样本量	224	126	84
R^2	0.69	0.62	0.77

注：括号中是 t 值。截面异方差性与面板内序列相关性的标准差具有稳健性。
***$P<0.01$。

　　无论是两个子样本区间，还是整个样本区间，中央政府医疗拨款的系数 β 都显著为负，这意味着中央政府增加医疗拨款会对邦政府自身的医疗支出产生替代效应。β 的符号和显著性在两个子样本区间也体现出一致性。这些结果都表明，中央政府增加对医疗部门的拨款，未能推动邦政府增加医疗支出。邦政府收到中央政府的额外拨款后，会相应减少自身的医疗支出。有意思的是，第二个子样本区间的 β 值显著大于第一个子样本区间。与第一个子样本区间相比，在第二个子样本区间，大多数邦都面临着较大的财政压力，这可能意味着财政压力较大时，替代效应会增强。

　　表 15.9 的回归结果还表明，在整个样本区间（1991—2007）内，人均税收的变化对人均医疗支出有显著影响。在第一个子样本区间（1991—2000）也如此，但该系数在第二个子样本区间并不显著。2000 年之后税收收入的增长未能带动医疗支出的增长，这可能是由于当时各邦正集中精力根据《财政责任法案》的要求进行财政调整。

此外，无条件转移支付的系数并不支持"粘蝇纸效应"，该项系数的情况与人均税收的系数相仿。医疗卫生在邦政府财政支出中优先程度的变化会显著影响邦人均医疗支出。

在整个样本区间（模型 I），所有控制变量均显著异于零，说明这些变量都是决定邦医疗支出水平的重要变量（见表 15.9）。此外，在第二个子样本区间（模型 III），邦政府税收收入的系数不显著，可能是因为受《财政责任与预算管理法案》（Fiscal Responsibility and Budget Management Act）的约束，为了按法定要求降低财政赤字，邦政府在这一时期未扩大财政支出。总之，邦政府会用从中央政府获得的额外医疗拨款替代自身的医疗支出，这种替代效应在财政压力较大的时期愈加明显。

结论

本章分析了印度的公共卫生支出、各邦在提供基本医疗基础设施方面发生的公共卫生支出以及近期对邦政府医疗专项转移支付增加的情况。

印度的医疗保障体系具有以下特点：一是公共卫生支出低；二是医疗服务质量差，并对人口健康水平产生了负面影响；三是缺乏对预防性医疗的关注；四是印度人民（特别是穷人）过于依赖私人医疗服务，导致医疗费用自付率高企和因病致贫等现象。

要推进印度的医疗保障改革，必须扩大公共卫生支出，加强预防性医疗，确保穷人的医疗服务可得性，显著提高公共卫生支出效率。印度公共卫生支出不仅水平较低，并且在各邦之间分配极不均衡。尽管收入较低的邦更加重视医疗卫生支出，但 2008—2009 财年，最贫穷的比哈尔邦的人均医疗支出仅为 166 卢比,而相对富庶的泰米尔纳德邦和喀拉拉邦的人均医疗支出分别为 421 卢比和 507 卢比。1996—1997 财年及 2004—2005 财年,人均医疗支出与邦人均国内生产总值的相关系数分别为 0.7 和 0.8。

鉴于存在明显的纵向失衡(vertical imbalance)以及健康具有极高的外部性,印度中央政府不得不成为额外医疗支出的主要承担者。增加低收入邦的公共卫生支出有赖于中央政府的专项转移支付和各邦按照相应比例的配套出资。专项转移支付应有利于各邦医疗支出的均等化,而不是替代邦政府的医疗支出。

印度政府于 2005 年推出了一项重要的专项转移支付计划——全国农村健康计划,本章回顾了这一计划的出台情况。全国农村健康计划未能实现将医疗支出与国内生产总值之比提高至 2% 的目标,主要原因在于低收入邦不仅因自身无法筹集配套资金而未能获得中央政府的专项转移支付,甚至无法承担原有的医疗支出。计量分析结果显示,中央政府拨款对邦政府自身的医疗支出具有明显的替代效应。这些研究结果表明,有必要重新设计转移支付制度。另外,全国农村健康计划重点关注农村地区,印度政府还未出台改善城镇医疗基础设施的计划。

第十二个五年计划(2012—2013 财年到 2016—2017 财年)期间,印度中央政府的当务之急是改善城乡医疗基础设施建设。这就需要大幅提高医疗支出水平。我们估计,在中期内,按标准提供基本医疗服务所需要的额外资金规模将达到国内生产总值的 1%。寻找额外的财政空间并非易事。实现财政政策可持续需要印度政府继续进行财政整顿,其规模将超过国内生产总值的 2%,《财政责任法案》对此已有明确的规定。此外，印度政府还需要增加教育与食品安全支出，这两项支出的规模预计为国内生产总值的 2%。因此，在第十二个五年计划期间，增加公共卫生支出的任务对印度政府而言将非常艰巨。

参考文献

Benedict, C., S. Gupta, I. Karpowicz, and S. Tareq, 2010,*Evaluating Government Employment and Compensation*, IMF Technical Notes and Manuals (Washington: International Monetary Fund).

Government of India, 2011, "High Level Expert Group Report on Universal Health Coverage for India," report submitted to the Planning Commission, Government of India, New Delhi; available at http://planningcommission.nic.in/reports/genrep/rep_uhc0812. pdf.

Government of India, Ministry of Finance, *Economic Survey 2010-11* (New Delhi), available at http://indiabudget.nic.in/survey.asp.

Government of India, Ministry of Health and Family Welfare (MHFW), 2005a, *Report of the National Commission on Macroeconomics of Health* (New Delhi).

——, 2005b, *Financing and Delivery of Health Care Services in India*, background papers for the National Commission on Macroeconomics of Health (New Delhi).

——, 2005c, "Burden of Disease in India," background paper prepared for the National Commission on Macroeconomics of Health (New Delhi).

Government of India, Planning Commission, 2005, *Mid-Term Appraisal of the Tenth Five-Year Plan (2002–2007)* (New Delhi).

Government of India, Registrar General, 1999, "Compendium of India's Fertility and Mortality Indicators 1971–1997," Office of the Registrar General and Census Commissioner (New Delhi).

Heller, P., 2006, "The Prospect of Creating Fiscal Space for the Health Sector," *Health Policy and Planning*, Vol. 21, No. 2, pp. 75-79.

Inman, R. P., 2008, "The Flypaper Effect," Working Paper No. 14579 (Cambridge, MA: National Bureau of Economic Research), available at http://www.nber.org/papers/w14579.

International Institute of Population Science (IIPS), 2010, "District-Level Household and Facility Survey (DLHS-3) 2007-08: India" (Mumbai).

Kakwani, N., 1993, "Performance in Living Standards: An International Comparison," *Journal of Development Economics*, Vol. 41, pp. 307-36.

Lu, C., M. T. Schneider, P. Gubbins, K. Leach-Kemon, D. Jamison, and C. J. L. Murray, 2010, "Public Financing of Health in Developing Countries: A Cross-National Systematic Analysis," *Lancet*, Vol. 375, pp. 1375-87.

Mahal, A., and M. Mohanan, 2006, "Growth of Private Medical Education in India," *Medical Education*, Vol. 40, pp. 1009-11.

National Sample Survey Organization (NSSO), 2007, *Household Consumption of Various Goods and Services in India 2004-05. Vol I: Major States and All-India* (New Delhi).

Oates, W. E., 2008, "On the Evolution of Fiscal Federalism: Theory and Institutions," *National Tax Journal*, Vol. 61, No. 2, pp. 313-33.

Rao, K., A. Bhatnagar, and P. Berman, 2009, "India's Health Workforce: Size, Composition and Distribution," in *India Health Beat*, ed. by J. La Forgia and K. Rao (New Delhi: World Bank and Public Health Foundation of India).

Rao, M. G., 2009, "Fiscal Federalism in India: Trends and Reform," in *Decentralization Policies in Asian Development*, ed. by S. Ichimura and R. Bahl (Singapore and London: World Scientific).

——, 2010, "Indian Fiscal Federalism in Globalizing Environment," in *India's Economy and Growth*, ed. by P. Nayak, B. Goldar, and P. Agrawal (New Delhi: Săge), pp. 2761-97.

Rao, M. G., and M. Choudhury, 2008, "Inter-state Equalization of Health Expenditures in Indian Union," Monograph, National Institute of Public Finance and Policy, available at http://www.whoindia.org/Link Files/Health_Finance_Inter-State_Equalisation_of_Health_Expenditures_in_Indian_Union.pdf.

Rao M. G., K. D. Rao, A. K. Shiva Kumar, M. Chatterjee, and T. Sundararaman, 2011, "Human Resources for Health in India," *Lancet*, Volume 377, Issue 9765, pp. 587-98.

Rao, M. G., and N. Singh, 2005, *Political Economy of Federalism in India* (New Delhi: Oxford University Press).

Selvaraj, S., and A. K. Karan, 2009, "Deepening Health Insecurity in India: Evidence from National Sample Surveys since the 1980s," *Economic and Political Weekly*, Vol. 44, pp. 55-60.

Sen, A. K., 1981, "Public Action and the Quality of Life in Developing Countries," *Oxford Bulletin of Economics and Statistics*, Vol. 43 (November), pp. 287-319.

——, 1999, *Development as Freedom* (New Delhi: Oxford University Press).

Shahrawat, R., and K. D. Rao, 2011, "Insured Yet Vulnerable: Out-of-pocket Payments and

India's Poor," *Health Policy and Planning*, available at http://heapol.oxfordjournals. org/content/early/2011/04/12/heapol.czr029.full.pdf + html.

Stenberg, K., R. Elovainio, D. Chisholm, D. Fuhr, A.-M. Perucic, D. Rekve, and A. Yurekli, 2010, "Responding to the Challenge of Resource Mobilization Mechanisms for Raising Additional Domestic Resources for Health," Background Paper No. 13 (Geneva: World Health Organization).

Tandon, A., and C. Cashin, 2010, "Assessing Public Expenditure on Health from a Fiscal Space Perspective," Health, Nutrition and Population (HNP) Discussion Paper (Washington: World Bank).

United Nations Development Program (UNDP), 2010, *The Real Wealth of Nations: Pathways to Human Development, Human Development Report 2010*(New York), available at http://hdr.undp.org/en/media/HDR_2010_EN_Complete_reprint.pdf.

Van Doorslaer, E., O. O'Donnell, R. P. Rannan-Eliya, A. Somanathan, S. R. Adhikari, C. C. Garg, D. Harbianto, A. N. Herrin, M. N. Huq, S. Ibragimova, A. Karan, T.-J. Lee, G. M. Leung, J.-F. R. Lu, C. W. Ng, B. R. Pande, R. Racelis, S. Tao, K. Tin, K. Tisayaticom, L. Trisnantoro, C. Vasavid, and Y. Zhao, 2007, "Catastrophic Payments for Health Care in Asia, " *Health Economics*, Vol. 16, pp. 1159-84.

World Health Assembly, 2005, "Sustainable Health Financing, Universal Coverage and Social Health Insurance, " Resolution 58. 33 from the Fifty-Eighth World Health Assembly, May 25; available at http://www.who.int/gb/ebwha/pdf_files/WHA58/ WHA58_33-en.pdf.

World Health Organization (WHO), 2004, "The Impact of Health Expenditure on Households and Options for Alternative Financing," Technical Paper No. EM/RC51/4 (Regional Committee for the Eastern Mediterranean) (Geneva).

——, 2008, *Global Burden of Diseases* (Geneva); available at http://www.who.int/ healthinfo/global_burden_disease/estimates_country/en/index.html.

——, 2010, *World Health Statistics 2010* (Geneva).

第十六章　泰国以研究分析为基础的医疗保障改革

Pongpisut Jongudomsuk　Supon Limwattananon　Phusit Prakongsai

Samrit Srithamrongsawat　Kumaree Pachanee　Adun Mohara

Walaiporn Patcharanarumol　Viroj Tangcharoensathien

医疗保障体系及改革概况

泰国位于东南亚，是一个中低收入国家，2010 年人均国内生产总值为 4,720 美元。21 世纪初期，泰国对公共医疗基础设施进行了大规模投资，基本实现了医疗基础设施全覆盖。但是，到目前为止，泰国医疗资源分布不均衡的问题依然存在。泰国的公立医院主要由公共卫生部拥有，2005 年，公立医院的数量占全国医院总数的 75.6%，公立医院的床位数占全国的 79.8%（Wibulpolprasert，2008）。

医疗保障体系的资金来源主要包括税收、社会医疗保险、私人保险保费以及较低比例的患者自付医疗费用（2008 年大约为 18%）。

公共资金来源的占比从 1994 年的 45% 逐步上升到 2001 年的 56%。2002 年实现医保全覆盖之后，公共资金来源的占比大幅提升，2008 年达到 75%。此外，政府医疗支出在政府预算总额中的占比也从 1995—2000 年的平均 18% 上升到 2001—2007 年的平均 20.3%。2008 年，人均医疗总支出达到 178 美元，相当于人均国内生产总值的 4%（Tangcharoensathien and Patcharanaruomol, and others, 2010）。

　　增加对社区（district）和分社区（subdistrict）初级医疗服务的投资和扩大财务风险保护（financial risk protection）范围，是泰国医疗保障改革的两条主线。近期的一项研究显示，医疗保障改革明显提高了社会公众的健康水平，其中以母亲和儿童健康水平的改善最为明显（Patcharanarumol and others, 2011）。图 16.1 为每 1,000 名新生儿 5 岁前死亡率的变化情况，数据来自 1970—2007 年的国家经济与社会发展规划。20 世纪 70 年代早期，5 岁前儿童死亡率较高。当时，每 1,000 名新生儿的死亡数字每年下降 4.2，下降速度快于后来死亡率较低的时期。21 世纪初期，每 1,000 名新生儿的死亡数字每年下降 0.8。在图 16.1 中，曲线下方为包括医疗基础设施和人力资源发展在内的各类干预措施；曲线上方为对不同目标人群的财务风险保护。在 30 个中低收入国家中，1990—2006 年泰国儿童死亡率下降幅度最大（Rohde and others, 2008），2006 年泰国儿童死亡率为世界第二低。

　　2002 年，泰国实现了医保全覆盖。在此前 27 年的时间里，泰国财务风险保护的范围不断扩大——低收入家庭自 1975 年起享受财务风险保护，非正式部门自 1984 年起享受财务风险保护，私营企业雇员自 1990 年起享受财务风险保护（Tangcharoensathien, Teokul and

Chanwongpaisarn，2005；Tangcharoensathien and others，2009a）。由此可见，泰国实现医保全覆盖的过程是渐进的，这涉及一系列组织机构调整和对多渠道筹得资金的安排。

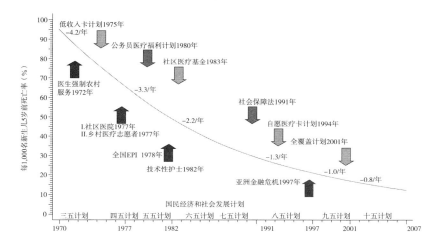

图 16.1　5 岁以下儿童死亡率、人力资源与基础设施发展
以及财务风险保护（1970—2010 年）

资料来源：Patcharanarumol and others（2011）。

泰国有两个并行的医疗保险。一是以正式部门雇员的工资税支持的社会医疗保险计划（SHI），即顶层；二是以一般税收支持的贫困人口医疗保险计划，即底层。通常认为，对非正式部门（主要包括不贫穷和不太贫穷的人口，即中间层）的医保覆盖是最困难的，但泰国的这种并行体系被认为能够覆盖中间层的非正式部门（Philhealth，2007）。这得益于泰国"从底层挤上去"的策略，即对中间层（非正式部门）的覆盖全部以税收支持，这与对贫困人口的覆盖方式相似。在这方面，菲律宾的做法与泰国不同。菲律宾选择了"从顶层挤下

来"，即对非正式部门的覆盖通过向参保者收取固定费率保费实现
（Tangcharoensathien，2011）。2001 年，即实现医保全覆盖的前一年，
泰国仍有 29% 的人口没有任何医疗保险保障，针对不同目标群体的
各类医保计划仅覆盖了 71% 的人口（见表 16.1）。

表 16.1　实现医保全覆盖前各类医疗保险计划的覆盖率（%）

医疗保险计划	1991	1996	2001
对贫困人口、老年人、社会弱势群体的社会福利	12.7	12.6	32.4
公务员医疗福利计划	15.3	10.2	8.5
社会医疗保险	—	5.6	7.2
自愿医疗卡计划	1.4	15.3	20.8
私人医疗保险	4.0	1.8	2.1
医保覆盖率	33.4	45.5	71.0
没有医疗保险的人口占比	66.6	54.5	29.0

资料来源：国家统计局健康和福利调查（历年数据）。

2002 年，泰国通过三大公共医疗保险计划实现了医保全覆盖。这
三个医疗保险计划分别为针对私人部门雇员的社会医疗保险计划、针
对政府雇员的公务员医疗福利计划（CSMBS）以及针对其他人群的
全覆盖计划。

实现医保全覆盖的关键在于历任政府的不懈努力、全国收入水
平提高和经济结构。其中，经济结构决定了正式部门雇员的规模以及
1990 年起实施的社会医疗保险计划的规模。起初，社会医疗保险计划
的规模较小，1990 年仅覆盖不到 200 万人口，占泰国 5,450 万总人口

的 4%；但到了 2010 年，社会医疗保险计划已经覆盖了 1,000 万人口，占泰国 6,500 万总人口的 15%。2002 年覆盖非正式部门的大胆决策最终促成了泰国医保全覆盖的实现。由于非正式部门的人口占全国总人口的比例超过 75%，这部分人口是不可能通过以税收为资金来源的社会医疗保险计划实现医保覆盖的。

表 16.2　东南亚国家联盟七个成员国的主要指标

	马来西亚	泰国	印尼	菲律宾	越南	老挝	柬埔寨
人均国民总收入（以美元购买力平价计）（2008年）	13,740	5,990	3,830	3,900	2,700	2,040	1,820
年度国内生产总值增速（百分比）							
2000	8.9	4.8	4.9	6.0	6.8	5.8	8.8
2005	5.3	4.6	5.7	5.0	8.4	7.1	13.3
2008	4.6	2.6	6.1	3.8	6.1	7.5	5.2
财政空间：政府税收（占国内生产总值的%）	16.6 (2003)	16.8 (2007)	12.3 (2004)	14.3 (2006)	13.0 (2007)	10.1 (2007)	8.2 (2006)
贫困情况（低于全国贫困线的%）	8.7 (2004)	21.1 (2000) 8.5 (2007)	20.2 (2009)	32.9 (2006)	18.2 (2006) 13.5 (2008)	32.0 (2002) 27.0 (2008)	34.7 (2004)
贫困人口（%）	—	—	29.4 (2007)	22.6 (2006)	21.5 (2006)	—	25.8 (2007)

资料来源：Tangcharoensathien and others（2011）。

实现医保全覆盖后，增设提供基本医疗服务的医疗机构，并配备合格医务工作者，为确保全民的医疗服务可得性奠定了基础（Tangcharoensathien，Teokul，and Chanwongpaisarn，2005）。分析显示，医保全覆盖的实现大大提高了贫困人口和农村人口的医疗服务利用率（Prakongsai，Limwattananon，and Tangcharoensathien，2009）。

表 16.2 为东南亚国家联盟七个成员国的主要指标，其中不包括高收入国家（新加坡和文莱）及缅甸（数据不可得）。这些国家经济与贫困方面的指标表现迥异。2000 年，财政空间（即政府税收与国内生产总值之比）从柬埔寨的 8.2% 到泰国的 16.8% 不等，而经合组织国家的平均水平为 37.4%（World Bank，2010）。

为了说明以研究分析为基础的医疗保障改革并从中吸取经验教训，本章回顾了泰国的研究机构建立、发展并不断提升对医疗政策与医疗保障体系的研究能力的过程，并以两个具体的案例说明了研究分析如何在医疗保障改革中发挥作用。这两个案例分别是，公务员医疗福利计划的支付改革和根据新医疗技术优化全覆盖计划的保障范围。

发展研究机构发现证据的能力

梅尔高（Melgaard，2004）指出，泰国强大的技术力量和研究能力为医疗保障改革提供了有力支持，并为医疗保障政策的制定提供了指导。研究机构与政策制定者之间的有效沟通在政策决策过程中发挥了关键作用。这一点不仅体现在全覆盖计划的设计过程中，也体现在其他公共医疗保险计划的制订过程中。泰国健康促进基金会（Thai

Health Promotion Foundation）的建立就是在有效沟通的基础上实现的。该基金会的资金来自法律授权的指定款项，即 2% 的烟草附加费和酒精消费税。这两项税收被认为是"罪恶税"，通常情况下专门用于反对烟草与酒精摄入及抵御其他健康风险的宣传，像泰国这样被指定用于医疗的情况在全球为数不多（Tangcharoensathien，2009b）。

通过颁布 1992 年《医疗体系研究机构法案》（Health Systems Research Institute Act）和成立医疗体系研究院（Health Systems Research Institute，HSRI），泰国系统性地建立了对医疗政策和医疗保障体系的研究能力。医疗体系研究院成立于 1992 年，是一个独立于公共卫生部的民间自治机构。政府每年给卫生医疗体系研究院安排预算资金，并授权其研究和发布关于医疗体系的知识，以支持政策制定。在过去十年间，卫生医疗体系研究院设立了多家专注于特定领域研究的附属机构（Green，2007），医院质量改进及资格认证办公室（Office for Hospital Quality Improvement and Accreditation）、国际医疗政策项目（the International Health Policy Program，IHPP）、医疗信息中心办公室（the Central Office for Health Care Information）、医保体系研究办公室（the Health Insurance System Research Office，HISRO）、全国医疗体系改革办公室（the National Health System Reform Office）以及医疗干预与科技评估项目（the Health Intervention and Technology Assessment Program，HITAP）是其中的出色代表，为政策制定提供了智力支持。下文将详细阐述这些机构的发展历程及其对医疗保障改革的贡献。

研究机构介绍

在卫生医疗体系研究院和泰国研究基金的共同支持下，泰国于

1997 年启动了对医院的资格认证，首批在 35 家医院试点。该项目在医院管理人员以及政策制定者中反响良好，且对质量提升作用显著（Pauls and others，2002）。1999 年，卫生医疗体系研究院将该项目升级为医院质量改进及资格认证办公室（Office for Hospital Quality Improvement and Accreditation）。2002 年启动全覆盖计划时，由医院质量改进及资格认证办公室颁发的资格认证被广泛接受，医院只有获得这一资格才能为全覆盖计划的参与者提供医疗服务。2009 年，医院质量改进及资格认证办公室获得了法律地位，被认定为根据皇家法令设立的自治公共机构（Secretariat of the Cabinet，2009）。

按服务付费制度导致公务员医疗福利计划的成本上升。泰国财政部总审计局是公务员医疗福利计划的主管部门。直到 1997 年亚洲金融危机爆发，总审计局的政策制定者们才呼吁采取成本控制措施。卫生医疗体系研究院与总审计局密切合作，提出了一系列政策建议。例如，对住院费用实行总额预算并按诊断相关组收费，建立医疗保险受保人数据库，直接向医院支付慢性病患者门诊费用等。这些政策建议于 2000 年得到了总审计局的批准。

新建医疗信息中心办公室（Central Office for Health Care Information）和医疗审计办公室（Office for Medical Audit）是公务员医疗福利计划的改革内容之一（Jongudomsuk，2010）。医疗信息中心办公室为诊断相关组提供支持，负责管理医院按诊断相关组收费的行为，并就医院的收费方式向总审计局提出建议。在社会医疗保险计划和全覆盖计划也都广泛推行按诊断相关组收费制度后，医疗信息中心办公室将其服务范围扩展到全部三个公共医疗保险计划，并建立了全国性的住院信息数据库。这个全国性数据库极具价值，它覆盖了几乎所有的住院信息，例如泰国医院的发病率和死亡率等。

继 2002 年实现医保全覆盖后，卫生医疗体系研究院启动了一项对医保全覆盖进行监测和评估的研究计划。相关研究工作的开展已经为医保全覆盖对医疗保障体系和家庭的影响提供了证据（HSRI，2003；Na Ranong，Na Ranong，and Vongmontha，2004；Pannarunothai，Patmasiriwat，and Kongsawatt，2004；Srithamrongsawat and Lapying，2002；Na Ranong，2005）。21 世纪前 10 年，泰国还陆续进行了一些后续改革，例如：

● 多元化；

● 建立泰国健康促进基金会，提高人们应对对健康有负面影响的因素（例如烟草、酒精等不良生活方式和公路交通事故）的能力；

● 建立国家健康委员会办公室（National Health Commission Office），提高社会公众的参与程度；

● 缩减公共部门的规模。

上述改革对泰国的医疗保障体系产生了重大影响。

由于意识到了监测上述改革对医疗保障体系影响的重要性，卫生医疗体系研究院于 2005 年设立了医保体系研究办公室。医保体系研究办公室被授权负责跟踪监测上述改革的影响，同时就医疗保险进行研究并在数据规范化方面（例如，维护各种用于监测和评估的全国性数据库）做出了贡献。

这些机构与国内外合作方密切合作，相关研究成果被转化为改革建议和决策（见图 16.2）。公共卫生部、国家统计局以及学术界等多部门相互合作，已经形成全国性的研究网络。同时，作为长期的国际合作伙伴，伦敦卫生和热带医学学院（London School of Hygiene and

Tropical Medicine）也为泰国研究能力的提高做出了贡献（Boseley and Mills，2010）。

国际医疗政策项目成立于1998年，以提升对医疗政策和医疗保障体系的研究能力为目标，是公共卫生部下属的半自治机构。该项目几乎所有的工作人员都曾是专业医疗人员。他们进入国际医疗政策项目后，会先在高级研究人员指导下做几年研究助手，然后再赴国外参加硕士或博士培训项目。所有工作人员毕业后均返回泰国，其中95%以上的工作人员延续了他们的研究方向或学术生涯（Bennett and others，2008）。

近10年来，在合作伙伴的支持及双方的共同努力下，国际医疗政策项目在发展并延续个人及机构对医疗保障体系和重要政策的研究能力上取得了显著进展（Pitayarangsarit and Tangcharoensathien，2009）。大量研究成果对政策的制定提供了智力支持。例如，全覆盖计划按人头签订合同模型（capitation contracting model）的测算（Mills and others，2000；Tangcharoensathien，Swasdiworn，Jongudomsuk，Srithamrongswat，Patcharanarumol，and others Thammatach-Aree，2010a），全国医疗账户1994年以来的发展及可持续性（Tangcharoensathien and others，1999），对全覆盖计划参与者的肾移植治疗（Kasemsup，Prakongsai，and others Tangcharoensathien，2006），财务可持续性评估（Tangcharoensathien，Swasdiworn，Jongudomsuk，Srithamrongswat，Patcharanarumol，Prakongsai，and Thammatach-Aree，2010），以及全覆盖政策的公平性评估（Limwattananon，Tangcharoensathien，and Prakongsai，2010；Tangcharoensathien，Swasdiworn，Jongudomsuk，Srithamrongswat，

Patcharanarumol, Prakongsai, and Thammatach-Aree, 2010; Limwattananon, Tangcharoensathien, and Prakongsai, 2007)。

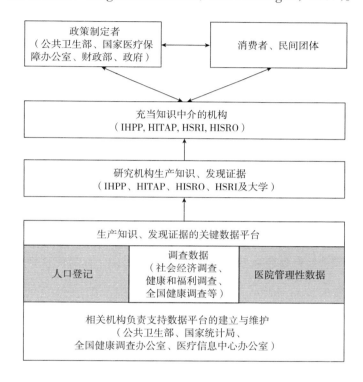

图 16.2 产生为医疗保障改革的政策制定提供支持的知识和证据的制度安排

注：HISRO= 医保体系研究办公室；HITAP= 医疗干预与科技评估项目；HSRI= 医疗体系研究院；IHPP= 国际医疗政策项目。

医疗干预与科技评估项目成立于 2007 年，是一家非营利性组织。其使命是广泛评估各类医疗技术与项目。例如，药品、医疗设备、医疗干预、个人和社区的健康促进与疾病防御等。医疗干预与科技评估项目隶属于国际医疗政策项目。[1]

医疗干预与科技评估项目的资金主要来自四家公共机构——泰国健康促进基金会、医疗体系研究院、国家健康保障办公室（National Health Security Office）和公共卫生部下属的政策与战略局。此外，世界卫生组织、世界银行、酒精研究中心、全球发展网络等非营利组织也为医疗干预与科技评估项目提供了少量资金。为了避免利益冲突，医疗干预与科技评估项目拒绝接受营利性组织或由营利性组织资助的机构（例如制药商）的捐款。

医疗干预与科技评估项目在若干有重要政策影响的研究中做出了贡献。例如，在人乳头瘤病毒疫苗成本较高情况下的宫颈癌筛查研究（Yothasamut and others，2010），酒精消费的社会成本（Thavorncharoensap and others，2006），医务人员主动提供艾滋病咨询检测服务的政策研究（Teerawattananon and others，2009），促使全国就以每质量调整生命年的国民总收入（GNP）作为衡量公共医疗投资的标准达成一致意见（Tantivess，Teerawattananon，and Mills，2009）等。

组建全国数据平台

除与政策相关的研究外，其他研究也值得一提。这些研究为监测人口健康状况及医疗政策对家庭的影响奠定了基础，并为政策制定提供了智力支持。1991—1992 年，在公共卫生部、全国流行病研究会以及一些大学的共同努力下，泰国开展了第一次全国健康调查。尽管调查的成本昂贵，但该调查使人们充分了解了泰国的人口健康状况。在卫生医疗体系研究院和公共卫生部的指导下，后续调查每五年开展一次（1996—1997 年、2003—2004 年、2008—2009 年）。卫生医疗体系研究院意识到将该项工作制度化的重要性。由于调查获取的信息对医疗部门的投资决策至关重要，而临时性的调查不具有可持续性，因此，卫生医疗体系研究院设立了全国健康调查办公室，负责长期调查工作。

全国医疗账户（National Health Account，NHA）建立于1994年，目前数据已经更新到2010年。利用全国医疗账户的信息，可以对很多问题进行估算。例如，公共卫生部、其他部委、保险基金、家庭和捐款人等各资助机构的资助金额，资金使用方向（例如，门诊和住院治疗、疾病预防和公众卫生活动等），资金被用于公共或私人医疗服务部门的哪些支出等。1994—2006年的全国医疗账户数据被用作长期财务预测的基础，该预测主要关注医疗支出是否在长期内处于可负担的水平（Tangcharoensathien，Swasdiworn，Jongudomsuk，Srithamrongswat，Patcharanarumol，Prakongsai，and Thammatach-Aree，2010；Sakunphanit and others，2009）。国际医疗政策项目是泰国全国医疗账户工作组的全国性核心和技术性秘书处。到21世纪早期，产生和更新知识与证据的能力以及方法论的进步，已经在泰国落地生根并且制度化（Tangcharoensathien and Vasavid，and others，2010）。

1999年以来，国际医疗政策项目在疾病负担问题上的研究能力逐渐加强，并于2010年被制度化。作为泰国疾病负担工作组的全国性核心和技术性秘书处，国际医疗政策项目分别于1999年、2004年和2009年发布了三份关于疾病负担的数据，描述了这10年间每千人的伤残调整生命年损失、每年的前十大死因、寿命损失、伤残后的寿命、伤残调整生命年的主要风险因素以及健康调整预期寿命（Bundhamcharoen and others，2011）。疾病负担数据为相关政策的制定提供了帮助。

在合作伙伴的支持下，国际医疗政策项目与国家统计局共同致力于改进全国代表性家庭问卷调查（例如社会经济调查与健康和福利调查），以便定期监测不同财富阶层的医疗服务使用情况。这些家庭调查问卷特地针对家庭拥有的耐用品以及住房情况设计了一个标准模块，并以此监测不同财富阶层的医疗公平性（Tangcharoensathien, Limwattananon, and Prakongsai, 2007）。这是泰国医疗保障体系的一项重要智力资产。

经验：研究能力建设

泰国医疗保障改革取得成功的关键是强烈的国家主人翁意识和自我激励、国际合作伙伴的外部支持、各类资金的长期资助以及研究网络建设。其中，最后一个因素使国际医疗政策项目的研究成为目前国际争论的热点（Bennett and others, 2008）。

促使研究能力建设取得成功的因素有很多，包括财务及非财务收益的公平分享、大规模研究团队建设、发展政策研究、政治公正、项目问责制和财务问责制、鼓励交流的学术环境等。加强与优秀合作机构的学术交流在确保研究能力可持续发展方面发挥了重要作用。尽管这些经验具有环境特定性，但坚持发展对医疗政策和医疗保障体系的研究能力的做法对其他新兴经济体同样适用（Pitayarangsarit and Tangcharoensathien, 2009）。

培养并留住大量有能力从事高质量研究的研究人员、吸引外部研究资金以及获得国内外认可同样重要。与国家统计局建立真正的伙伴关系，对于取得全国代表性家庭调查的数据、监测改革进展、监测改革对家庭获得医疗服务的公平性的影响均有很大帮助。其他的规范性工作，尽管很难在专业期刊中发表，但也有助于指导医疗保障改革的顺利进行。

将研究分析成果转化为医疗政策

下面是两个将研究成果转化为医疗政策的案例。第一个是公务员医疗福利计划改革，第二个是根据医疗技术的革新、新医疗干预措施的出台以及新药品的问世优化保障范围。

公务员医疗福利计划：控制非基本药品的使用

在过去 20 年中，公务员医疗福利计划是唯一一个成本曾以两位数增长的公共医疗保险计划。该计划的成本增长只是在 1997 年亚洲金融危机爆发后因采取需求方干预措施（例如，要求使用私人病房和膳食服务的患者承担共同支付费用，仅允许患者在发生交通事故或紧急情况下去私立医院就诊）而在短期内低于两位数（见图 16.3）。这些干预措施暂时阻止了该计划的成本在 1998 年和 1999 年的增长，但到 2000 年就出现了反弹，并在 2001—2005 年快速增长，2005—2009 年更是飞速增长——门诊费用大幅增长是导致该计划成本迅速增加的主要原因。只要医疗保险计划对门诊患者实行按服务收费，需求方干预措施（例如共同支付）就很难见效。

在信息不对称的情况下，公务员医疗福利计划采取无上限按服务收费制度，这反而鼓励了过多开药以及进行不必要的医疗检查或治疗的行为。比较三个医疗保险计划的临床实践（Limwattananon and others，2009）可知，无论是住院时间、药品使用，还是外科手术，公务员医疗福利计划所使用的医疗资源都远高于其他两项医疗保险计划。

2007 年，泰国启动了医疗机构支付制度改革——住院费用按诊断相关组收费，门诊费用则由医疗保险直接向医院支付。按诊断相关组收费对控制住院费用的增长发挥了积极作用，同时，门诊费用超过住院费用还可能与门诊费用实行直接支付有关。门诊患者的大部分费用（80%—85%）为药费。作为公务员医疗福利计划最主要的医疗机构，药费在大型公立医院门诊费用中的占比更高。

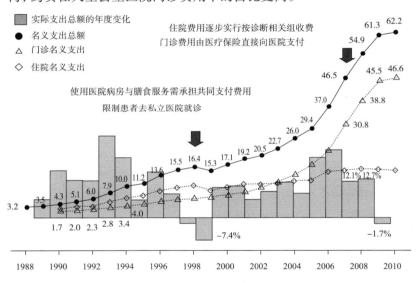

图 16.3　公务员医疗福利计划的总支出、门诊支出和住院支出的规模与增速，
1988—2010 年（十亿泰铢）

资料来源：泰国财政部总审计局（历年数据）。

面对门诊费用占比较高且不断增长的情况，总审计局根据医保体系研究办公室的两项研究成果引入了药品负面清单。泰国存在过度使用国家基本药品清单外的非基本药品的现象。2009 年和 2010 年，在公务员医疗福利计划投保人经常就诊的 34 家医院，非基本药品支出在药品总支出中的占比分别为 66% 和 67%，非基本药品的处方数量在全部处方中的占比分别为 34% 和 41%。在高价药中，43.9%—47% 的抗癌药为非基本药品，97.2%—98.0% 的抗骨关节炎药品为非基本药品（HISRO，2010，2011)（见图 16.4）。

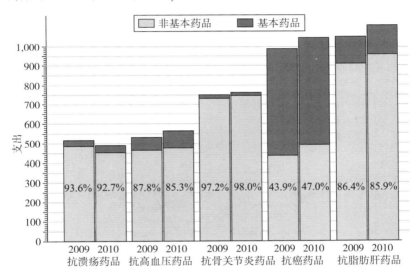

图 16.4　公务员医疗福利计划门诊处方中的前五大基本药品及非基本药品，
2009—2010 年（百万泰铢）

注：图中的抗高血压药品指的是血管紧张素转化酶抑制剂和肾上腺素能受体结合剂。

2009 年，上述 34 家医院的管理层都收到了非基本药品使用情况的报告。通过这种方法，可获取对比数据的 23 家医院几乎全部降低了对非基本药品的使用，而且几乎所有军方医院 2010 年的非基本药品支出均比 2009 年有所下降（见图 16.5）。2010 年，公务员医疗福利计划总支出的实际增速为 –1.7%（见图 16.3）。

从 2010 年 12 月起，总审计局停止报销四种治疗骨关节炎的成本收益比较低的非基本药品（Thailand, Comptroller General Department, 2010）。2009年和2010年，葡萄糖胺在同类药品支出中的占比高达43%和45%（HISRO, 2010, 2011; Tangcharoensathien, Limwattananon, and Prakongsai, 2007）。负面清单生效2个月后，对该药品的消费大幅减少，骨科医生和政府退休金领取者等利益相关者纷纷通过大众媒体表达了他们对将葡萄糖胺列入负面清单的反对意见，并向总审计局施压，希望撤销负面清单。

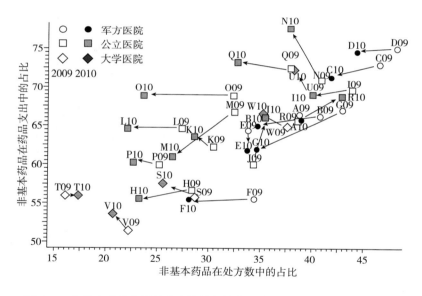

图16.5　非基本药品在药品支出及处方数中的占比，2009和2010年（%）

资料来源: HISRO（2010, 2011）。

大量资料表明，制药行业在幕后策划了反对将葡萄糖胺列入负面清单的运动。[2]多家报纸对此展开了激烈的讨论。例如:

● 泰国皇家学院骨科外科医生年会（Royal College of

Orthopedic Surgeons of Thailand，2011）认为，葡萄糖胺的使用具有临床指导意义。[3]

● 对于投保公务员医疗福利计划的退休者的担心，政府表示可能重新考虑禁止报销葡萄糖胺的规定。[4]

● 骨质疏松基金会（Osteoporosis Foundation）对禁止为公务员医疗福利计划受保人报销葡萄糖胺费用的规定持不同意见。[5]

直到 2011 年大选前的一个月，即 2011 年 6 月，由于受到政治压力，总审计局才将葡萄糖胺从黑名单中剔除，重新允许报销葡萄糖胺的费用，但制定了严格的报销标准。

全覆盖计划保障范围的优化

全覆盖计划为受保人提供了财务风险保护，保障范围和共同支付水平是衡量财务风险保护程度的两个方面。随着负面清单制度[6]的应用，2002 年版的全覆盖计划非常全面，涉及了门诊患者和住院患者的诊断、治疗与药品支出、健康促进与疾病预防、事故与突发事件的医疗处置，以及大型手术和牙科治疗等其他高成本医疗服务。

然而，技术革新以及新药品、新诊断和干预手段的应用，要求建立更具系统性的、透明的机制，以确定和及时调整全覆盖计划的保障范围。

2009 年，作为对上述政策需求的回应，泰国在借鉴国际上七家医疗技术评估机构调整保险保障范围经验的基础上，拟定了一份指引。经多轮磋商后，这份指引被采纳。国际医疗政策项目、医疗干预与科技评估项目及国内的合作机构参与了整个过程。

指引的主要内容包括：（1）在全面考虑利益相关者[7]的基础上，

以透明的方式选择评估议题；（2）利用增量成本收益对被选定的医疗干预措施进行经济评估；（3）预算影响分析。全覆盖计划的福利委员会（Benefit Package Subcommittee）以每质量调整生命年的人均国民总收入作为增量成本收益的门槛指标。福利委员会是全国健康安全委员会（National Health Security Board）做出最终决策前的一个决策平台，由卫生部部长（Health Minister）担任主席。

经利益相关者协商一致，根据以下六项标准对利益相关者提请福利委员会讨论的议题进行排序：

1. 疾病或健康问题涉及的人口数量；

2. 从生命质量的角度看，疾病或健康问题的严重程度；

3. 医疗技术或干预手段的有效性；

4. 三个公共医疗保险计划的临床实践差异；

5. 对家庭生活的影响；

6. 公平以及道德问题。

2010 财年和 2011 财年，泰国按照上述六项标准选择议题、进行经济评估、向委员会提出建议，并提交全国健康安全委员会做出最终决策，每年两次，均取得了成功。表 16.3 总结了有关情况。

值得注意的是，这些措施不仅以透明的方式研究和运用了根据研究分析成果制定的决策，还加强了对增量成本收益、预算影响评估及其他伦理和社会问题的研究能力。福利委员会成为研究人员与政策制定者相互交流的平台。

经验：根据研究成果制定政策

第一，由七个主要利益相关者提出议题、议题提交过程透明、鼓励参与等环节，保证了程序合法。这一议题提交过程得到了泰国社会的广泛认可。按照程序，任何患者及有关个人或公司都不可能直接向委员会提交议题，这就避免了裙带关系和徇私舞弊现象的发生。

第二，个人和机构在增量成本收益、预算影响评估以及其他方面的研究能力非常重要，为在充分掌握信息的条件下，深思熟虑地制定政策提供了智力支持。泰国的研究能力为政策制定提供了支持。泰国培养了大量药品经济学方面的高水平研究人员，伞形研究机构（例如医疗干预与科技评估项目和国际医疗政策项目）为研究人员开展研究工作提供了可持续支持。此外，由国际医疗政策项目和医疗干预与科技评估项目的研究人员进行经济评估，也避免了可能存在的利益冲突。进行经济评估的资金全部由全国健康安全委员会提供。开展评估工作（例如，评估医疗机构的服务能力及其对新医疗干预措施的承受能力，评估新医疗干预措施对医疗保障体系的要求）对研究能力的要求越来越高。

第三，有一个可以以透明且深思熟虑的方式向政策制定者展示研究分析成果的论坛，是泰国成功的关键。该论坛由福利委员会提供。换言之，建立全国性论坛是非常有必要的，此举可以为研究成果的转化提供更加畅通的途径，并避免政策制定过程中的疏漏。

第四，对公务员医疗福利计划改革的实证分析证明，为控制对非基本药品的过度使用以及由此而带来的巨额财务费用，必须全面禁止报销使用葡萄糖胺的费用。这些举措遭到了药品专家的反对，药品负面清单制度可能失效。政策制定者可能会采取旨在控制整体费用的支付改革，例如实行按人头收费。

表 16.3　议题提交、选择及福利委员会的意见

年度及轮次	七个利益相关团体提交的议题数	被选中进行评估的议题数，评估在卫生医疗体系研究院的指导下进行	福利委员会的意见
2010年，第一轮	18	9	6项被否决。 3项被延期： 禁烟服务：还需要对规模和财务可行性进行更多分析 为老年患者提供帮宝适：还需要分析不同品牌的功能及对全国健康安全委员会的长期财务影响 罗勇（Rayong）工业园区白血病：还需要更多地区的证据
2010年，第二轮	14	5	2项被否决。 3项被批准： 唐氏症筛查 多种药品抗药性肺结核的治疗 通过植入治疗重型地中海贫血症
2011年，第一轮	14	5	已提交福利委员会
2011年，第二轮	程序于2011年7月15日开始	5	已提交福利委员会

医疗保障改革的经验

研究很重要

研究工作引导了正确的方向和正确的决策。值得注意的是，常

规工作与政策研究同等重要，二者均为改革提供了支撑。此外，泰国还需要在提高常规数据质量和建立新数据平台方面付出更多的努力。分析全覆盖计划中与医疗服务购买者有关的信息，可以为医疗机构收费、全覆盖计划审计以及改进数据质量等问题提供反馈意见（Pongsanon and others，2008）。

以研究为基础的决策平台很重要

实际上，政策制定者不可能仅仅依据经验证据就采取行动（Sue and Fitzgerald，2005）。如果仅是简单地向政策制定者展示研究成果，还不足以将政策与研究工作结合起来（Sudsawad，2007）。用户和公众群体的参与是扩大研究成果应用的关键。

培养研究能力并将研究成果转化为政策决策很重要

医疗保障改革具有一定特殊性，不能仅依赖外部技术支持。培养研究能力，有利于为医疗保障改革提供智力支持。泰国培养研究能力的努力始于1992年卫生医疗体系研究院的建立。此后，在国际合作伙伴的支持下，国际医疗政策项目、医保体系研究办公室以及医疗干预与科技评估项目等研究机构在加强研究能力建设和将研究分析成果转化为政策决策方面发挥了重要作用。

医疗保障体系的能力以及弹性很重要

医疗基础设施投资和医疗人才培养都是实现医保全覆盖的前提条件。为了在农村地区留住医生，泰国出台了很多政策措施，包括强制性农村地区医疗服务、农村地区招聘以及为偏远地区医生提供额外的财务激励等。此外，社区医院还与医疗中心网络密切合作，形成了可以为农村地区的贫困人口提供医疗服务的社区医疗保障体系。

结论

本章介绍了泰国培养研究能力的实践。不可否认，在能力建设和政策研究方面，国家的主人翁意识、地方积极性、充足的资金支持奠定了泰国成功的基础。过去 20 年中，合格研究人员数量的增长体现了医疗保障体系以及政策研究能力的提高。这离不开全国性网络、国际合作以及伦敦卫生与热带医学院等战略合作者的支持。另外，研究成果的质量和及时性以及不受利益冲突影响的研究环境，也是提高研究能力的关键。

要想将研究成果应用到医疗保障体系和政策决策中，还需要一个系统、透明、广泛参与的工作程序，只有这样才能获得全社会的支持并免受政治操纵。官方的专业委员会提供了一个战略性论坛，各种研究分析成果能够通过这个论坛影响政策决策。

泰国的医疗保障改革是成功的，但还不足以确保所有人都能获得高质量的基本医疗服务。泰国需要继续加大医疗基础设施（包括医疗人才的培养）投资，实现医疗基础设施的广泛覆盖，建立强大且功能齐全的地方医疗保障体系。如果社区医疗保障体系不发达，医保全覆盖就是纸上谈兵——贫困人口无法获得医疗服务，医疗服务仅为城市的少数精英阶层享有。

人口以及流行病的变化也对医疗保障改革提出了挑战。老龄化时代，老年人数量增加、慢性非传染性疾病增多，对中长期医疗护理的需求大大增加。医疗技术的快速发展也要求有效评估不同医疗技术的成本收益，以确保医疗保障体系的资金可持续性。

参考文献

Bennett, S., T. Adam, C. Zarowsky, V. Tangcharoensathien, K. Ranson, T. Evans, and A. Mills, 2008, "From Mexico to Mali: Progress in Health Policy and Systems Research," *The Lancet*, Vol. 372, Issue 9649, pp. 1571-78.

Boseley, S., and A. Mills, 2010, "Nurturing a Generation of Health Economists," *The Lancet*, Vol. 375, Issue 9731, p. 2067.

Bundhamcharoen, K., P. Odton, S. Phulkerd, and V. Tangcharoensathien, 2011, "Burden of Disease in Thailand: Changes in Health Gap Between 1999 and 2004," *BMC Public Health*, Vol. 11, No. 53.

Green, A., 2007, *Converting Research on Primary Care into Policy*, Unpublished report submitted to the Health Care Reform Project under the support of the European Union.

Health Insurance System Research Office (HISRO), 2010, "Drug Utilization: Impact on Expenditure and Cost-Containment Measures of 34 Pilot Hospitals under the Civil Servant Medical Benefit Scheme's Ambulatory Direct Disbursement System," final report (Nonthaburi).

——, 2011, "Comparison of the Civil Servant Medical Benefit Scheme's Ambulatory Drug Expenditure under the Direct Disbursement System of 34 Hospitals Between 2009 and 2010," final report (Nonthaburi).

Health Systems Research Institute (HSRI), 2003, *The First Evaluation of the Universal Health Coverage Policy* (Nonthaburi).

Jongudomsuk, P., 2010, "Case Studies and Lessons Learned on Translating Health Systems Knowledge in Thailand," background paper for the WHO Global Symposium on Health Systems Research, Montreux, Switzerland, 16-19 November 2010 (Nonthaburi, Thailand: Health Systems Research Institute).

Kasemsup, V., P. Prakongsai, and V. Tangcharoensathien, 2006, "Budget Impact Analysis of Including Renal Replacement Therapy in the Benefit Package of Universal Coverage in Thailand," *Value in Health*, Vol. 9, p. A385.

Limwattananon, C., S. Limwattananon, S. Pannarunothai, and V. Tangcharoensathien, 2009, *Analysis of Practice Variation Due to Payment Methods across Health Insurance Schemes*, report for the Country Development Partnership in Health Health Financing Project (Nonthaburi: International Health Policy Program and World Bank).

Limwattananon, S., V. Tangcharoensathien, and P. Prakongsai, 2007, "Catastrophic and Poverty Impacts of Health Payments: Results from National Household Surveys in Thailand," *Bulletin of the World Health Organization*, Vol. 85, No. 8, pp. 600-6.

——, 2010, "Equity in Maternal and Child Health in Thailand," *Bulletin of the World Health Organization*, Vol. 88, No. 6, pp. 420-27.

Melgaard, B., 2004, "From Research to Action—A Bridge to Be Crossed," Editorial, *Bulletin of the World Health Organization*, Vol. 82, No. 10,p.723.

Mills, A., S. Bennett, P. Siriwanarangsun, and V. Tangcharoensathien, 2000, "The Response of Providers to Capitation Payment: A Case-Study from Thailand," *Health Policy*, Vol. 51, pp. 163-80.

Na Ranong, V., 2005, *Monitoring and Evaluation of Universal Health Care Coverage in Thailand*, Phase 2 (B. E. 2546-2547) (Nonthaburi: Development Research Institute Foundation).

Na Ranong, V., U. Na Ranong, and S. Vongmontha, 2004, *Impacts of the Universal Health Coverage and the 30 Baht Health Care Scheme on Household Expenditures and Poverty Reduction in Thailand* (Bangkok: Thailand Development Research Institute Foundation).

Pannarunothai, S., D. Patmasiriwat, and S. Kongsawatt, 2004, *Health Equity at Household Level: The Second Wave of Household Survey and First Health Examination Survey* (Pitsanulok: Center for Health Equity Monitoring, Faculty of Medicine, Naresuan University).

Patcharanarumol, W., V. Tangcharoensathien, S. Limwattananon, W. Panichkriangkrai, K. Pachanee, W. Poungkantha, L. Gilson, and A. Mills, 2011, *Why and How Did Thailand Achieve Good Health at Low Cost? A Cross Country Study on Good Health at Low Cost* (Nonthaburi: Ministry of Public Health, International Health Policy Programme).

Pauls, F., E. Zanon, P. Netwichien, A. Sivayathorn, P. Suchaxaya, and K. Nuntaboot, 2002, *Evaluation Report of Hospital Accreditation in Thailand* (Nonthaburi:Health Systems Research Institute).

Philhealth, 2007, Synthesis Report from the Conference on Extending Social Health Insurance to Informal Economy Workers, October 18-20, 2006 (Manila: Philhealth, GTZ, ILO, WHO, and World Bank).

Pitayarangsarit, S., and V. Tangcharoensathien, 2009, "Sustaining Capacity in Health Policy and Systems Research in Thailand," *Bulletin of the World Health Organization*, Vol. 87, pp. 72-74.

Pongsanon, K., K. Peeyananjarassri, T. Liabsuetrakul, S. Tassee, N. Burapong, C. Getpook,

2008, "Effect of Audit and Feedback on the Accuracy of Diagnosis Summary for Gynecological Conditions in Songklanagarind Hospital, Songkla Province, Thailand," *Journal of the Medical Association of Thailand*, Vol. 91, No. 2, pp. 146-52.

Prakongsai, P., S. Limwattananon, and V. Tangcharoensathien, 2009, "The Equity Impact of the Universal Coverage Policy: Lessons from Thailand," in *Innovations in Health System Finance in Developing and Transitional Economies*, ed. By D. Chernichovsky and K. Hanson (London: Emerald Group Publishing), pp. 57-81.

Rohde, J., S. Cousens, M. Chopra, V. Tangcharoensathien, R. Black, Z. Bhutta, and J. E. Lawn, 2008, "30 Years after Alma-Ata: Has Primary Health Care Worked in Countries?" *Lancet*, Vol. 372, Issue 9642 [Alma-Ata: Rebirth and Revision], pp. 950-61.

Sakunphanit, T., T. Greethong, S. Srithamrongsawat, R. Preechachard, and K. Limpiyakorn. 2009, *Trend of Cost and Service in Thai Health Delivery Systems*, preliminary report.

Srithamrongsawat, S., and P. Lapying, 2002, "Evaluation of the Universal Health Coverage Policy Implementation: A Case Study in Samut Sakorn, Phuket, Sukhothai, and Ubon Ratchathani Province" (Pisanulok: Center for Health Equity Monitoring, Naresuan University).

Sudsawad, P., 2007, *Knowledge Translation: Introduction to Models, Strategies and Measures* (Austin, TX: National Center for the Dissemination of Disability Research).

Sue, D., and L. Fitzgerald, eds., 2005, *Knowledge to Action: Evidence-Based Health Care in Context* (New York: Oxford University Press).

Tangcharoensathien, V., A. Laixuthai, J. Vasavit, N. Tantigate, W. Prajuabmoh-Ruffolo, D. Vimolkit, and J. Lertiendumrong, 1999, "National Health Account Development: Lessons from Thailand," *Health Policy and Planning*, Vol. 14, pp. 342-53.

Tangcharoensathien, V., S. Limwattananon, and P. Prakongsai, 2007, "Improving Health-Related Information Systems to Monitor Equity in Health: Lessons from Thailand," in *The Economics of Health Equity*, ed. by D. Mcintyre and G. Mooney (New York: Cambridge University Press).

Tangcharoensathien, V., W. Patcharanarumol, P. Ir, S. M. Aljunid, A. G. Mukti, K. Akkhavong, E. Banzon, D. B. Huong, H. Thabrany, and A. Mills. 2011, "Health-Financing Reforms in Southeast Asia: Challenges in Achieving Universal Coverage," *Lancet*, Vol. 377, No. 9768, pp. 863-73.

Tangcharoensathien, V., W. Patcharanaruomol, J. Vasavid, P. Prakongsai, P. Jongudomsuk, S. Srithamrongswat, and J. Thammathataree, 2010, *Thailand Health Financing Review 2010* (Delhi: World Health Organization).

Tangcharoensathien V., P. Prakongsai, S. Limwattananon, W. Patcharanarumol, and P. Jongudomsuk, 2009a, "From Targeting to Universality: Lessons from the Health System in Thailand," in *Building Decent Societies: Rethinking the Role of Social Security in Development*, ed. by P. Townsend (Basingstoke, U. K.: Palgrave Macmillan).

Tangcharoensathien, V., P. Prakongsai, W. Patcharanarumol, S. Limwattananon, and S. Buasai, 2009b, "Innovative Financing of Health Promotion," in *Health Systems Policy, Finance, and Organization*, ed. by G. Carrin, K. Buse, K. Heggenhougen, and S. R. Quah (San Diego: Academic Press).

Tangcharoensathien, V., W. Swasdiworn, P. Jongudomsuk, S. Srithamrongswat, W. Patcharanarumol, P. Prakongsai, and J. Thammatach- Aree, 2010, "Universal Coverage Scheme in Thailand: Equity Outcomes and Future Agendas to Meet Challenges," Background Paper No. 43 in *The World Health Report: Health Systems Financing: The Path To Universal Coverage* (Geneva: World Health Organization).

Tangcharoensathien, V., W. Swasdiworn, P. Jongudomsuk, S. Srithamrongswat, W. Patcharanarumol, and J. Thammatach-Aree, 2010a, "How the Contract Model Becomes the Main Mode of Purchasing: A Combination of Evidence and Luck in Thailand," Background Paper No. 44 in *The World Health Report: Health Systems Financing: The Path To Universal Coverage* (Geneva: World Health Organization).

Tangcharoensathien, V., W. Swasdiworn, P. Jongudomsuk, S. Srithamrongswat, W. Patcharanarumol, and J. Thammatach-Aree, 2010b, "Universal Coverage Scheme in Thailand: Equity Outcomes and Future Agendas to Meet Challenges," in *Attaining Universal Health Coverage, A Research Initiative to Support Evidence-Based Advocacy and Policy-Making*, ed. by E. Missoni (Milan: Egea).

Tangcharoensathien, V., W. Teokul, and L. Chanwongpaisarn, 2005, "Challenges of Implementing Universal Health Care in Thailand," in *Transforming the Developmental Welfare State in East Asia*, ed. by H.-J.Kwon (New York: Palgrave Macmillan).

Tangcharoensathien, V., C. Vasavid, W. Patcharanarumol, K. Tisayaticom, and J. Mekkrajang, 2010, *Institutionalizing National Health Accounts in Thailand* (Nonthaburi: International Health Policy Program, Ministry of Public Health).

Tantivess, S., Y. Teerawattananon, and A. Mills, 2009, "Strengthening Cost-Effectiveness Analysis in Thailand Through the Establishment of the Health Intervention and Technology Assessment Program," *Pharmacoeconomics*, Vol. 27, pp. 931-45.

Teerawattananon, Y., Y. Leelukkanaveera, M. Thavorncharoensap, P. Hanvoravongchai, L. Ingsrisawang, S. Tantivess, U. Chaikledkaew, A. Mohara, C. Lertpiriyasuwat, and N. Pimsawan, 2009, "Provider-Initiated HIV/AIDS Counselling and Testing at Health

Care Facilities in Thailand: A Cluster-Randomisation Trial," *Journal of Development Effectiveness*, Vol. 1, pp. 450-69.

Thailand, Comptroller General Department, 2010, "Lists of Non-reimbursable Drugs from CSMBS," letter to hospital directors, December 24.

Thailand, Secretariat of the Cabinet, 2009, "Royal Decree on the Establishment of the Health Care Accreditation Institute" (Bangkok).

Thavorncharoensap, M., Y. Teerawattananon, J. Yothasamut, C. Lertpitakpong, K. Thitiboonsuwan, P. Neramitpitagkul, and U. Chaikledkaew, 2006, "The Economic Costs of Alcohol Consumption in Thailand, " *BMC Public Health*, Vol. 10, p. 323.

Wibulpolprasert, S., ed., 2008, *Thailand Health Profile 2005–2007* (Nonthaburi:Bureau of Policy and Strategy, Ministry of Public Health).

World Bank, 2010, *World Development Indicators* (Washington), available at http: //data. worldbank. org/indicator.

Yothasamut, J., C. Putchong, T. Sirisamutr, Y. Teerawattananon, and S. Tantivess, 2010, "Scaling Up Cervical Cancer Screening in the Midst of Human Papillomavirus Vaccination Advocacy in Thailand," *BMC Health Services Research*, Vol. 10, Suppl. 1: p. S5.

第十七章　爱沙尼亚、匈牙利、中国、智利和墨西哥的医疗保障改革

尚保平　埃娃·延克纳

　　本章介绍了爱沙尼亚、匈牙利、中国、智利和墨西哥的医疗保障改革实践。不同新兴经济体的医疗保障体系及医疗保障改革经验大相径庭，本章分析了这些国家的成功经验和不足，并逐一介绍了各国医疗保障体系的概况、主要健康指标与可比群组（就人均国内生产总值而言）的比较数据、医疗保障改革历程、医疗保障体系面临的挑战以及改革的经验教训。

新兴欧洲国家：爱沙尼亚

医疗保障体系概况

　　爱沙尼亚的医疗保障体系以公共资金为主导，强制收取医疗保险保费，保费由公共部门和私人部门共同承担。社会工资税专用资金在医疗保障体系资金来源中的占比接近 2/3；个人支付部分主要为药品

支出和牙科治疗的共付费用，占医疗总支出的 1/4。大多数医疗专家服务于公立医院；大多数医院由地方政府所有，是公立医院。大多数私人医疗服务限于初级医疗、流动医疗服务和药店。

爱沙尼亚的公众健康水平低于经合组织国家平均水平。2008 年，爱沙尼亚的平均寿命为 73.9 岁，比经合组织国家 79.8 岁的平均水平低 5.9 岁（见表 17.1）；新生儿死亡率为 5‰，高于经合组织国家 3.9‰ 的平均水平。

公共卫生支出与国内生产总值之比低于其他经合组织国家。2008 年，公共卫生支出与国内生产总值之比为 4.1%，低于经合组织国家 6.8% 的平均水平。20 世纪 90 年代，公共卫生支出与国内生产总值之比下降（但医疗费用自付率几乎倍增）；21 世纪初至今，该比例一直停留在较低水平上。然而，就绝对水平而言，2000—2008 年，人均公共卫生支出从 398 美元增至 836 美元。

表 17.1 爱沙尼亚：主要指标（1995、2000 和 2008 年）

	1995	2000	2008	高收入非经合组织国家平均水平（2008）	经合组织国家平均水平（2008）
人均国内生产总值（美元，购买力平价）	6,318	9,876	20,640	34,549	37,899
医疗总支出（与国内生产总值之比）	6.2	5.3	5.4	5.1[a]	9.2
公共卫生支出（与国内生产总值之比）	5.6	4.1	4.1[a]	3.4	6.8

（续表）

	1995	2000	2008	高收入非经合组织国家平均水平（2008）	经合组织国家平均水平（2008）
私人医疗支出（与国内生产总值之比）	0.6	1.2	1.3[a]	2.6	2.4
人均公共卫生支出（美元）	365	398	836[a]	1,189	2,541
医疗费用自付支出（在医疗总支出中的占比）	10.2	19.9	22.1[a]	25.2	17.0
正规医保覆盖率（与总人口之比）	—	—	100.0	—	97.8
出生时的预期寿命	67.7	70.6	73.9	75.5	79.8
婴儿死亡率（每千名新生儿）	14.9	8.4	5.0	12.2	3.9
麻疹疫苗接种率（在12—23月龄儿童中的占比）	—	93.4	95.4	90.5	93.6
医生数（每千人）	3.2	3.3	3.4	2.3	3.2
医院床位数（每千人）	8.3	7.2	5.7	3.8	5.7

资料来源：经合组织；世界银行，《世界发展指标》；世界卫生组织。

[a]2007 年数据。

医疗保障改革历程

苏联解体后，爱沙尼亚从以资源投入为基础的医疗保障体系转向市场化医疗保障体系，新的医疗保障体系在成本可承受的范围内满足患者的需求。从 20 世纪 90 年代初开始，爱沙尼亚的医疗保障体系先后进行了以下几项重大改革：

● 建立强制性社会医疗保险体系。1992 年，爱沙尼亚根据《健康保险法》（Health Insurance Act）设立了独立于国家预算的医疗保险专项基金。医疗保险基金完全由雇主支付，以工资税的形式征收，税率为工资的 13%。起初，爱沙尼亚建立了 22 个相互不具有竞争关系的地区医疗保险基金。2001 年，爱沙尼亚重组了医疗保险基金，将所有医疗保险基金交由一个独立公共机构管理，并从法律上规定医疗保险基金需实现年度收支平衡。事实上，单一医疗保险基金自成立起，几乎每年都实现了收支平衡。

● 初级医疗改革。初级医疗改革的主要任务包括，在医疗实践中将家庭医学作为一个医学专业，并借此改变初级医疗医生的薪酬体系。初级医疗改革的主要步骤包括：建立一个专门的清单，以便公众能够在一名初级医疗医生那里注册；部分建立守门人制度，以控制患者动辄请医疗专家诊治的情况；在初级医疗阶段建立混合支付体系（包括经年龄调整的按人头付费、按服务付费以及通过质量奖金体系提供基本补贴）；赋予医生独立签约的权利。

● 医院规模合理化。2003 年，爱沙尼亚将医院的急性病治疗床位减少了 2/3，治疗急性病的医院也有所减少，这成为医院改革的重要里程碑。[1] 此外，所有公立医院都必须依法注册为基金会或股份制公司。[2] 这意味着，所有公立医院都对其资产拥有完整的管理权，并能够参与金融市场交易。在已有支付制度的基础上，爱沙尼亚又于 2004 年引入了按诊断相关组付费制度。

- 其他公共医疗保障体系改革。公共医疗保障体系改革包括多种措施，例如创建制度化结构、设立金融机制、界定不同股东的责任等。
- 患者成本分担。1993 年，爱沙尼亚引入了基于部分成本分担的处方药报销制度。牙科治疗的成本分担规模较大，这部分费用在个人自付费用中的占比约为 23%。初级医疗医生上门服务、门诊和住院（hospital bed-days）等特定医疗服务费用的共同支付部分按照定额收取。

主要挑战

医疗专业人才持续减少

每千人拥有的医生及护士的数量持续下降。2008 年，每千人医生数大致相当于欧盟平均水平，但护士短缺，且医疗专业人才的地区分布不均衡。2004 年爱沙尼亚加入欧盟后，大量医生与护士移民到了其他欧盟国家。不过，近年来移民数量已有所下降，如何留住现有医疗保障体系中的合格专业人才，是爱沙尼亚面临的主要挑战。

医疗成本不断上升

爱沙尼亚的医保覆盖率较高，公众享有综合性的多种医疗服务。2000—2008 年，人均医疗实际支出年均增长 8.8%，超过经合组织国家平均水平（4.2%）一倍以上。此外，人口因素、技术进步以及提高医疗从业人员工资水平的需求都有可能推高医疗成本。

与生活方式相关的风险较高

主要疾病挑战来自由外部因素和与生活方式相关的风险因素导

致的过早死亡。例如，吸烟率长期偏高，艾滋病发病率偏高，以及酒精摄入量偏高（每个成年人每年 14 升，远高于经合组织国家 9.3 升的平均水平）（OECD，2010a）。

经验教训

在从基于税收的医疗保障体系向强制性社会保险体系转型的过程中，周密规划成为改革成功的关键。医疗保障改革措施既包括按照 13% 的税率征收工资税，并专门用于医疗保险，也包括分阶段逐步改善医疗服务配送体系和监管环境。初级医疗改革包括彻底改变医疗教育体系以及调整机构设置和支付机制两方面的内容。在减少医院数量、提高医疗保障体系效率方面，爱沙尼亚制定了目标与方向明晰的长期战略。

长期战略的制定和成功落实是医院改革得以成功的关键。减少医院床位数的计划建立在评估未来医疗需求并设定医院和床位数目标的基础上。1990 年，爱沙尼亚大约有 120 家医院，1.4 万个急性病治疗床位（Habicht，Aaviksoo，and Koppel，2006）。此后，医院和床位的数量显著下降。受此影响，住院比例下降，但流动医疗服务利用率上升。

在能够顺利实施的情况下，总额预算是控制公共卫生支出的有效工具。医疗保险基金是医疗资金的主要来源，独立于政府预算。法律要求医疗保险基金每年应收支平衡。医疗保险基金自成立以来，基本上每年都实现了这一目标。尽管在 2000—2008 年期间，爱沙尼亚的医疗支出增速高于大多数经合组织国家，但其公共卫生支出与国内生产总值之比仍显著低于经合组织国家平均水平。

单一的医疗保险基金使在更大范围内实现风险共担成为可能，有助于提高效率和控制成本。起初，爱沙尼亚有 22 个疾病基金，其中一些规模较小，无法充分分散风险。与此不同，单一的基金能够为不同地区间收入的重新分配提供便利，行政成本更低，能够更经济地使用资源。爱沙尼亚通过建立单一医疗保险基金控制医疗支出的做法，与一些发达经济体的成功经验类似（Oxley and MacFarlan，1995）。

新兴欧洲国家：匈牙利

医疗保障体系概况

匈牙利的医疗保障体系是主要由政府提供支持的强制社会保险体系。大部分医疗支出（2008 年为 71%）由雇主和雇员缴纳的强制医疗保险保费支付。地方政府负责提供初级医疗服务，例如医生服务、家庭医生服务、牙科治疗以及妇幼医疗护理服务等。二级医疗服务由地方政府、中央政府和私人医疗机构共同提供。治疗急性病和慢性病的医院归中央政府所有。

匈牙利的公众健康水平自 20 世纪 60 年代起一直落后。从 1960 年到 1990 年，匈牙利的预期寿命仅增长了 1.3 岁，经合组织国家的预期寿命则增长了 8.7 岁（Orosz and Burns，2000）（见表 17.2）。2008 年，匈牙利的预期寿命为 73.8 岁，而经合组织国家平均为 79.8 岁；新生儿死亡率为 5.6‰，高于经合组织国家 3.9‰的平均水平。

公共卫生支出与国内生产总值之比明显低于经合组织国家平均水平。20 世纪 90 年代，匈牙利的公共卫生支出与国内生产总值之比持续下降（但医疗费用自付率上升）。21 世纪初以来，该指标在低位保持稳定，但绝对人均公共卫生支出却从 2000 年的 602 美元快速增加到 2008 年的 980 美元。

表 17.2　匈牙利：主要指标（1995、2000 和 2008 年）

	1995	2000	2008	高收入经合组织国家平均水平（2008）	经合组织国家平均水平（2008）
人均国内生产总值（美元，购买力平价）	8,535	11,211	18,989	37,899	37,899
医疗总支出（与国内生产总值之比）	7.3	6.9	7.4[a]	9.2	9.2
公共卫生支出（与国内生产总值之比）	6.1	4.9	5.2[a]	6.8	6.8
私人医疗支出（与国内生产总值之比）	1.2	2.0	2.2[a]	2.4	2.4
人均公共卫生支出（美元）	554	602	980[a]	2,541	2,541
医疗费用自付支出（在医疗总支出中的占比）	16.0	26.3	24.9[a]	17.3	17.0
正规医保覆盖率（与总人口之比）	—	100.0	—	—	97.8
出生时的预期寿命	69.9	71.7	73.8	79.8	79.8
婴儿死亡率（每千名新生儿）	10.7	9.2	5.6	3.9	3.9
麻疹疫苗接种率（在12—23月龄儿童中的占比）	99.8	99.8	99.9	93.6	93.6
医生数（每千人）	3.0	2.7	3.1	3.2	3.2
医院床位数（每千人）	8.8	8.1	7.0	5.7	5.7

资料来源：经合组织；世界银行，《世界发展指标》；世界卫生组织。

[a] 2007 年数据。

医疗保障改革历程

意识到医疗保障体系效率低下甚至无效、医疗支出有待削减之后，匈牙利政府从 20 世纪 80 年代起启动了一系列医疗保障改革。20 世纪 90 年代实现市场经济转轨后，匈牙利进一步强化了改革措施。

● 强制社会保险体系。在强制社会保险体系中，医疗保险基金（Health Insurance Fund，HIF）的资金来自正规部门工作人员和自谋职业者缴纳的保费。向无须缴纳保费的人群提供医疗服务的成本由医疗保险基金和政府共同分担。医疗保险基金独立于政府预算，政府不能将医疗保险基金的盈余用于其他目的，医疗保险基金有责任自行弥补赤字。此外，医疗保险基金仅需承担经常性成本，固定成本和投资由医疗设施的拥有者（地方政府和中央政府）负担。医疗保险基金在严控医疗总支出方面卓有成效。

● 初级医疗体系。20 世纪 90 年代初的家庭医生以预防、康复与家庭护理为重点，旨在提供连续的、个人化和综合性医疗服务。患者需要经他们自己选择的全科医生推荐，才可以去较为昂贵的医疗专家那里就诊。全科医生按人头收费，并将患者人数登记在册。

● 医院体系。转型前，医院体系的成本奇高。医院床位数很多，但用于重症治疗、慢性病治疗和康复治疗的床位数却很少。通过调整医疗资源布局更好地满足每一个地区的医疗需求，是匈牙利医疗保障改革的目标之一。为了提高效率，匈牙利自 1993 年起对住院患者按诊断相关组收费。门诊特殊医疗服务按服务收费。

● 患者成本分担。改革关注的另一个领域是个人激励，例如引入对药品支出和长期慢性病治疗的共同支付机制。2006—2007 年的改革在初级医疗、门诊和住院患者的日常费用方面引入了共同支付机制，这导致了医疗需求下降。2008 年，这些措施经全民投票废止，与此同时，国家医疗保险不再承担牙科治疗的费用，个人的成本分担比例因此而上升。

主要挑战

公共卫生支出压力不断上升

实行医疗保障改革 20 年后，匈牙利的公众健康水平在欧盟地区仍处最低水平。但由于人口因素、科技进步以及医疗专业人才薪酬水平偏低等原因，医疗保障体系的成本压力却趋于上升。在医疗保障体系资金有限的情况下，提高支出效率成为提高公众健康水平的关键。

与生活方式相关的风险较高

与生活方式相关的风险包括酒精摄入过度、吸烟、不健康饮食以及缺乏体育锻炼等。例如，匈牙利的酒精消费量比经合组织国家的平均水平高 1/3（OECD，2010b）。匈牙利是全世界男性人口肺癌死亡率最高的国家，该国 2/3 的男性人口和 1/2 的女性人口存在超重或肥胖问题。

医疗服务专家分布不均衡

虽然匈牙利医务工作者在总人口中的占比与经合组织国家基本相当，但医务工作者的地区与专业分布不均衡，而且高水平专家的占比偏高。部分地区的医生和护士数量不足，初级医疗、公共医疗和诊断等领域人才缺乏。

医疗资源利用率较低

医疗保障体系的效率低下突出表现为对医院服务和特殊服务的过度使用。尽管已实施改革，住院率还是趋于上升，而且初级医疗在医疗支出中的占比有所下降。医疗保障体系的高利用率意味着低效率，应通过建立适当的共同支付机制促进需求合理化。2007 年，人均医患接触率为 10.8，比经合组织国家的平均水平高 50%（Utca，2009）。

经验教训

保持长期战略的一致性是医疗保障改革成功的关键。改革前，匈牙利的医疗保障体系由中央控制，以税收为资金来源。20 世纪 90 年代初以来，匈牙利进行了多项改革，逐步转型为社会医疗保险体系。但对旨在推动不同机构合作的改革的关注较少，而且改革措施也经常互相矛盾。

改进医疗机构收费制度并建立恰当的激励机制是提高效率的必要条件。全科医生为患者提供初级医疗服务时按人头收费，这种制度不利于激励全科医生提高效率。由于医疗保险为住院患者支付的费用高于门诊患者，医院更愿意收治住院患者。此外，由于医疗保险向医疗机构支付的费用不包括折旧成本，资本支出由政府负责，医疗机构没有足够的积极性经济地使用医疗设备。

医疗保险的保障范围易扩难缩。在计划经济时代，匈牙利实行免费的全民医疗保险。医疗保险的保障范围相对广泛。缩减医疗保险保障范围困难重重，例如初级医疗、门诊和住院患者的日常费用的共同支付制度在短暂执行后即被迫废止。

总额预算是降低公共卫生支出的有效方法之一，但在应用过程中须予以监测并不断优化，只有这样才能提高该方法的有效性。医疗保险基金为每一类医疗服务（例如住院治疗、门诊治疗、慢性病治疗和初级医疗）分别制定了预算。但医疗保险基金没有设定药品支出上限，这不利于控制药品支出的增长。此外，由于资金分配方案取决于医院支出，而不是对中长期医疗需求的分析，因此医疗预算在不同类别医疗服务上的分配方面缺乏灵活性，并产生了反向激励作用。

新兴亚洲国家：中国

医疗保障体系概况

中国正在向以公共部门提供资金为主的社会医疗保险体系转型。该体系包括面向城镇正式部门雇员的基本医疗保险、面向其他城镇人口的城镇居民医疗保险以及面向所有农村人口的合作医疗保险。这三项医疗保险计划的资金都来自多个渠道，后文将详细介绍。医疗救助制度为最贫困和最弱势的群体提供经济救助。私人医疗保险覆盖的人口比例非常低。大部分医疗服务由公立医院提供，私立医院和诊所起补充作用（Huang and others，2009）。

近 60 年来，中国的公众健康水平显著改善。预期寿命延长一倍以上（2008 年达到 74.0 岁），新生儿死亡率下降至 18‰（见表 17.3）。

20 世纪 70 年代后期，即经济改革之前，中国就已经具备了相对其收入水平而言运行良好的医疗保障体系，公共医疗和预防得到优先发展。医疗保障体系大幅改善了公众健康水平，预期寿命明显提高，新生儿死亡率大幅下降。

尽管中国经济在过去 30 年快速增长，但其医疗方面的进步却非常有限，公众健康水平在诸多方面有所恶化。尽管 1980 年以来中国实际国内生产总值平均增速达 10%，但是医疗总支出并未同步增长；2007 年，医疗总支出与国内生产总值之比仅为 4.5%（其中公共卫生支出不足一半），大大低于收入可比国家的水平。[3] 此外，患者个人支付的医疗费用很高，在医疗总支出中的占比超过 50%（OECD，2010d）。

表 17.3　中国：主要指标（1995、2000 和 2008 年）

	1995	2000	2008	中低收入国家平均水平（2008）	经合组织国家平均水平（2008）
人均国内生产总值（美元，购买力平价）	1,351	2,163	5,389	5,894	37,899
医疗总支出（与国内生产总值之比）	3.5	4.6	4.3ᵃ	6.0	9.2
公共卫生支出（与国内生产总值之比）	1.8	1.8	1.9ᵃ	3.6	6.8
私人医疗支出（与国内生产总值之比）	1.7	2.8	2.4ᵃ	2.4	2.4
人均公共卫生支出（美元）	46.0	70.0	104.4ᵃ	177.0	2,540.6
医疗费用自付支出（在医疗总支出中的占比）	46.4	59.0	50.8ᵃ	35.4	17.0
正规医保覆盖率（与总人口之比）	—	—	85.0	—	97.8
出生时的预期寿命	70.8	71.0	74.0	65.6	79.8
婴儿死亡率（每千名新生儿）	37	30	18	39.9	3.9
麻疹疫苗接种率（在12—23月龄儿童中的占比）	98	85	94	85.7	93.6
医生数（每千人）	1.6	1.6	1.6	1.0	3.2
医院床位数（每千人）	—	2.3	2.2	2.2	5.7

资料来源：经合组织；世界银行，《世界发展指标》；世界卫生组织。

ᵃ2007 年数据。

医疗保障改革历程

扩大医保覆盖范围

中国采取循序渐进的方式逐步扩大医保覆盖范围。

• 1998 年年末，中国以面向城镇正式部门雇员的基本医疗保险，取代了过去的劳保医疗制度和公费医疗制度。基本医疗保险面向已就业人群，医疗保险费用由用人单位和职工个人共同缴纳，其中，用人单位缴费费率约为工资的 6%，职工个人缴费费率约为工资的 2%。基本医疗保险设有用于住院治疗的统筹基金和用于门诊治疗的个人医疗储蓄账户。

• 农村合作医疗保险自 2003 年起实施，其资金主要来自政府保费补贴和投保人缴款。各地农村合作医疗保险的保障范围并不相同，但基本都包括用于门诊治疗的家庭医疗储蓄账户（适当减免）和用于住院治疗的社会统筹账户（减免比例较高）。医保报销比例和上限均较低。随着农村合作医疗保险筹得资金的不断增加，保障范围逐渐扩大（Wagstaff，Lindelow，and others，2009）。

• 2003 年，中国开始推行医疗救助制度，旨在为最贫困人口和最弱势群体提供经济救助。医疗救助制度由中央政府和省级政府共同出资。早期的研究认为，医疗救助制度很好地实现了既定目标（Wagstaff，Yip，and others，2009）。

• 城镇居民医疗保险自 2007 年起实施，面向儿童、老年人、残疾人和其他没有工作的城镇居民，资金主要来自政府保费补贴和投保人缴款。城镇居民医疗保险以家庭为单位投保，这既有利于降低行政管理成本，也有利于减少逆向选择。

支付改革

按服务收费仍然是最常见的计费方式，大部分医疗服务由政府定价。为了保证公众能够得到医疗服务并负担得起医疗费用，中国将预防性医疗和基本医疗的价格定在低于成本的水平上，将药品和高科技检查的价格定在高于成本的水平上。这种价格体系鼓励医疗机构将医疗资源从利润较低的基本医疗服务转向利润较高的领域，导致了对高科技医疗设备的投资过多、药品支出占比过高及非必要治疗。2000年，政府提高了专业人员服务的价格，降低了高科技医疗服务的价格，希望以此改变价格扭曲的状况。[4] 除价格改革外，政府还尝试使用其他计费方式，例如全面预算、按人头收费和按诊断相关组收费。[5]

主要挑战

个人自付费用较高

快速上升的医疗成本和有限的医保覆盖，导致公众的医疗负担不断加重。虽然医保全覆盖已经按计划实现，但由于医疗保险保障范围有限，在遇到大病时很多家庭仍然面临高额的个人自付费用。这些不足要求政府进一步增加补贴，尤其是针对农村居民、欠发达地区居民和低收入家庭。[6]

医疗资源分布明显不均衡

大多数医疗资源集中在城市，城市医疗保险的保障范围也比新型农村合作医疗广泛得多。政府对城市大型医院的补贴以及城镇居民的高医保覆盖率更有利于高收入群体。此外，地方政府（无论是省级政府还是县级政府）的公共卫生支出存在地区差异，不同的财政状况是重要的影响因素（Wagstaff, Lindelow, and others, 2009）。

医疗资源和服务的使用低效率

中国的医院床位使用率仅为60%，低于经合组织国家接近80%的水平。大型医院快速扩张，但小型社区医院和医疗中心的床位及医务人员未被充分利用。高科技医疗服务及处方药被滥用，但预防性医疗和初级医疗供过于求[*]。另外，很多预防性医疗和初级医疗由大型医院提供，部分通过门诊就可以治愈的患者接受了住院治疗。中国的医疗保障体系应当从以医院为基础向以初级医疗为主转型，从以大型医院为主向以小型医院为主转型。

老龄化加快以及不断加重的疾病负担

预计到 2050 年，60 岁及以上年龄人口的占比将达到 30%。此外，吸烟人口占比依然较高，肥胖率快速上升。癌症、脑血管疾病、心脏病的发病率上升，这些疾病是目前主要的死亡原因。

经验教训

经济的快速增长并不足以确保健康指标能取得与之相对应的进步。中国的医疗支出滞后于经济的快速增长，医疗保障体系的内在缺陷导致健康指标改善缓慢。

从增量入手能够有效提高医保覆盖率和医疗服务可得性。中国的医疗保险保障范围最早仅限于基本医疗服务和灾难性事件，医保覆盖人口逐步从城镇正规部门雇员扩展到农村人口，最终扩展到其余城镇人口。医疗保险保障范围的广度和深度的拓展以及医保全覆盖，还需要更多的资源才能实现。

有必要再次强调预防性医疗和公共卫生服务的重要性。过去几十年，预防性医疗和公共卫生服务的重要性被忽视。尽管公共卫生支出大幅增长，但是公众健康水平提高缓慢，大多数医疗资源被用于侵入性治疗、高科技检查和价格昂贵的药品。公共卫生和预防性医疗

---

[*] 此处原文为供应不足（underprovided），但应为供过于求。——译者注

方面的支出需要进一步增加，欠发达地区和农村地区尤其如此，这可能需要加大对公共卫生的专项转移支付（Wagstaff, Lindelow, and others, 2009）。

提高医疗保障体系的效率需要进行支付改革。从中期看，中国的医疗保障体系需要在按服务收费的基础上提高价格体系效率，改进计费方式。中国在省市层面开展的很多支付改革试点已经被证实是有效的，这些改革成果应在全国范围内推广。

新兴拉丁美洲国家：智利

医疗保障体系概况

智利的医疗保障体系是双重医疗保障体系，公众既可以选择公共医疗保险，也可以选择私人医疗保险。智利的强制社会保险体系为90%左右的人口提供了正规医疗保险，公民可以在公共医疗保险基金（FONASA）和私人医疗保险公司（ISAPREs）中做出选择。大约67%的人口参保公共医疗保险，15%的人口选择私人医疗保险。[7]正规部门雇员和退休人员按其收入的7%缴纳强制性保费，但每月缴费额不超过60UF。[8]贫穷及失业人群免费享有公共医疗保险。公共医疗保险的资金来自公共医疗保险保费（约占1/3）、预算补贴（约占一半）和共同支付。私人医疗保险的资金来自保费（70%）和共同支付（30%）。

医疗服务配送体系是由公共医疗机构和私人医疗机构共同构成的混合体。地方政府拥有初级医疗设施，并提供大多数初级医疗服务，例如由当地医疗中心提供的免费药品、牙科治疗、护理和助产服务。公立医院由地区医疗当局管理并拥有，为公共医疗保险的投保人提供大多数二级和三级医疗服务。国家拥有并经营约 200 家医院，住院接待容量约占全国的 2/3（Edlin，2009）。私人营利性及非营利性流动诊所和医院为私人医疗保险的投保人提供医疗服务，私人机构的医生提供流动的专业医疗服务，并按服务收费（Bastias and others，2008）。患者可以自由选择医疗机构。患者接受由公立医疗机构提供的医疗服务时，自付费用明显偏低甚至无须自付。

　　智利的公众健康水平稳步提高。预期寿命从 1995 年的 75.1 岁提高到 2008 年的 78.7 岁，仅略低于经合组织国家 79.8 岁的平均水平。新生儿死亡率从 1995 年的 13‰下降至 2008 年的 7‰，但仍高于经合组织国家 3.9‰的平均水平（见表 17.4）。与收入水平相当的国家相比，智利的公众健康水平远高于平均水平。

　　尽管公共卫生支出的增速未能超过经济增速，但增长较快。1995—2008 年，智利医疗总支出与国内生产总值之比一直稳定在 6.2% 的水平上。人均医疗支出约为每年 507 美元——虽然与收入接近的国家相当，但远低于经合组织国家的平均水平。公共卫生支出与国内生产总值之比从 1995 年的 3.3% 上升至 2008 年的 3.7%，同期私人医疗支出与国内生产总值之比有所下降。从构成看，医疗费用自付率略有下降，这可能是由医保覆盖率扩大导致的。

　　经济处于增长扩张阶段为智利医疗保障体系的扩张提供了可能。智利经济在过去几十年中表现强劲，1990—2009 年，国内生产总值年均增长 5% 以上，通货膨胀率稳定在较低的水平上。2008 年，经购买力平价调整的人均收入为 13,926 美元。在审慎的财政框架下，公共财政运行良好，财政盈余较高，2009 年中央政府债务总额与国内生产总值之比仅为 5%。贫困人口占比从 1996 年的 19.9% 下降至

2006 年的 13.7%，但贫富差距仍然较大，2006 年的基尼系数为 0.54
（OECD，2010c）。

表 17.4　智利：主要指标（1995、2000 和 2008 年）

	1995	2000	2008	中高收入国家平均水平（2008）	经合组织国家平均水平（2008）
人均国内生产总值（美元，购买力平价）	6,828	9,018	13,926	14,150	37,899
医疗总支出（与国内生产总值之比）	6.3	6.2	6.2[a]	6.3	9.2
公共卫生支出（与国内生产总值之比）	3.3	3.0	3.7[a]	4.0	6.8
私人医疗支出（与国内生产总值之比）	3.0	3.2	2.6[a]	2.7	2.4
人均公共卫生支出（美元）	244	280	507[a]	518	2,541
医疗费用自付支出（在医疗总支出中的占比）	25.1	25.0	22.0[a]	27.6	17.0
正规医保覆盖率（与总人口之比）	86.6	86.6	89.5	—	97.8
出生时的预期寿命	75.1	76.9	78.7	71.8	79.8
婴儿死亡率（每千名新生儿）	13.0	8.9	7.0	17.4	3.9
麻疹疫苗接种率（在12—23月龄儿童中的占比）	97.0	97.0	96.0	90.8	93.6
医生数（每千人）	1.1	1.1	—	2.0	3.2
医院床位数（每千人）	3.1	2.7	2.3	3.6	5.7

资料来源：经合组织；世界银行，《世界发展指标》；世界卫生组织。

[a]2007 年数据。

医疗保障改革历程

去集中化和私人部门参与

20 世纪 80 年代的军政府时期，智利医疗保障改革的主要内容包括医疗保障体系的根本性重组、允许私人部门参与和去集中化。

• 1979—1980 年，公共部门被重组为三个不同的机构——卫生部（监管）、医疗服务（执行）以及公共医疗保险基金（财务）。医疗保险投保人可自由选择公共医疗机构或私人医疗机构。

• 1981 年，私人医疗保险机构进入保险市场，初级医疗服务的提供转由地方政府负责。

公共管理和协调

1990 年进入民主时代后，为了解决医疗保障体系中存在的不平等和效率低下问题，智利政府采取了多项改革措施，例如加强初级医疗、在私人医疗保险公司之间引入更多竞争以及改善对日益增多的老年人的医疗服务等。

• 20 世纪 90 年代的改革主要包括：增加对医疗部门的公共投资，加速去集中化改革，并加强地方政府在医疗领域的工作力度，指定专门的医疗监管人对之前不受监管的私人医疗保险公司实施监管，通过职能分离和引入新的支付机制等措施提高公共部门效率，提高对低收入群体的医保覆盖率并扩大保障范围（Bitran and Urcullo，2008）。

• 2000 年，拉戈斯（Lagos）政府宣布了新的目标：以立法的形式将医疗监管与医疗服务提供分开，改善对私人部门的监管，确保改革所需的公共资源，实现医保全覆盖，最小化医疗保险保障范围，确保提高医疗服务可得性、改善医疗服务质量和加强财务风险保护。[9]

主要挑战

成本控制

过去 15 年间，公共部门不断提高医保覆盖率（尤其是对高风险群体）和医疗质量，公共卫生支出因此明显增长。此外，新技术和新药品的使用也提高了治疗成本，预期寿命的延长导致慢性病发病率上升。为了保证医疗服务质量，公共部门不得不购买由私人部门提供的医疗服务（Bitran and Urcullo，2008）。公共医疗机构的成本目前通过制定预算上限予以控制。取消供给方补贴也有助于控制成本，但还需要更多的成本控制措施。

人口老龄化

人口老龄化和公共部门继续超比例地向老年人倾斜，导致公共预算的支出压力加剧。

不平等

医疗保障改革旨在提高贫困人口的健康水平（Tsai and Ji，2009），但根本的社会经济不平等依然存在。例如，两个医疗保险计划几乎完全独立，对公共部门的持续定量配给与由私人部门提供的医疗服务更具可得性形成鲜明对比。

经验教训

医保全覆盖需要调动充足的资源。在一个收入中等偏上的国家实现医保全覆盖的成本昂贵，公共卫生支出也会相应上涨。在智利，上述问题的解决归功于强大的公共财政，以及在政治层面就以税收收入为向全民提供的优质医疗服务提供补贴达成的共识。此外，在正式部门就业的雇员占比较高且平均收入相对较高，为医疗保障体系提供了稳定的资金支持（这部分人口按照收入的 7% 强制缴纳保费）。

能否提供成本收益较高的医疗服务取决于机构是否高效。医疗市场中充斥着各种市场缺陷。对公共医疗保险体系和公共医疗服务体系的管理以及对私人部门的有效监管，需要由可信赖的独立机构进行。这是在成本收益的约束下提供高质量医疗服务的关键要素之一。

公共强制保险对于确保实现医保全覆盖至关重要。在智利，强制保险确保低收入及高风险个人能够享有医疗保险，减少了逆向选择风险，并通过一定程度上的风险共担控制了公共部门的成本。但是，私人部门的撇脂现象值得关注。在人口老龄化和由技术进步导致医疗成本上升的情况下，公共医疗保险基金仍然是老年人和慢性病患者唯一能够负担得起的选择。

新兴拉丁美洲国家：墨西哥

医疗保障体系概况

墨西哥的医疗保障体系是分割的。墨西哥的医疗保险包括分别面向私人部门、正规部门工薪阶层、政府雇员和石油公司雇员的医疗保险，以及面向其他人的大众医疗保险（Popular Health Insurance，PHI）。在墨西哥医疗保障体系中运营的每个机构都拥有并管理其自有设施，自行雇用员工。尽管卫生部仍然向一系列三级医疗机构提供财政支持并拥有控制权，但提供医疗服务的责任已经绝大部分下放给社会保障局（State Health Services）。

私人医疗机构的规模和服务质量良莠不齐，受到的监管也较为薄弱。墨西哥的公众健康水平在过去几十年间获得了极大的改善，但仍落后于大多数经合组织国家。2008 年，墨西哥的预期寿命为 75.1 岁，低于经合组织国家 79.8 岁的平均水平，但高于同等收入国家 71.8 岁的平均水平。新生儿死亡率远高于经合组织国家 3.9‰的平均水平，与同等收入国家的水平接近（OECD，2005）（见表 17.5）。

墨西哥的公共卫生支出较低，个人费用自付率较高。墨西哥的医疗支出远低于其他经合组织国家，但与同等收入水平国家接近。2008年，墨西哥公共卫生支出与国内生产总值之比仅为 2.7%，显著低于经合组织国家 6.8% 的平均水平和同等收入国家 4.1% 的平均水平；个人自付费用在医疗总支出中的占比接近一半。政府对医疗部门的投入低于经合组织水平，每千人拥有的医生数约为 2 名，而经合组织国家平均为 3.2 名。

表 17.5　墨西哥：主要指标（1995、2000 和 2008 年）

	1995	2000	2008	中高收入国家平均水平（2008）	经合组织国家平均水平（2008）
人均国内生产总值（美元，购买力平价）	7,486	10,028	14,502	14,150	37,899
医疗总支出（与国内生产总值之比）	5.6	5.6	5.9[a]	6.3	9.2
公共卫生支出（与国内生产总值之比）	2.4	2.6	2.7[a]	4.0	6.8
私人医疗支出（与国内生产总值之比）	3.2	3.0	3.2[a]	2.7	2.4
人均公共卫生支出（美元）	166	236	372[a]	518	2,541

（续表）

	1995	2000	2008	中高收入国家平均水平（2008）	经合组织国家平均水平（2008）
医疗费用自付支出（在医疗总支出中的占比）	56.2	50.9	50.8[a]	27.6	17.0
正规医保覆盖率（与总人口之比）	—	—	65.0	—	97.8
出生时的预期寿命	72.5	73.9	75.1	71.8	79.8
婴儿死亡率（每千名新生儿）	27.7	19.4	15.2	17.4	3.9
麻疹疫苗接种率（在12—23月龄儿童中的占比）	89.9	95.9	91.9	90.8	93.6
医生数（每千人）	1.7	1.6	2.0	2.0	3.2
医院床位数（每千人）	1.9	1.8	1.7	3.6	5.7

资料来源：经合组织；世界银行，《世界发展指标》；世界卫生组织。
[a] 2007 年数据。

　　墨西哥尚未实现基本医疗服务的医保全覆盖。据估计，各种社会机构的医疗保险覆盖了约 40% 的人口，由卫生部管理的大众医疗保险覆盖了 25% 的人口（Schwellnus，2009）。在没有其他医疗设施的偏远地区，部分没有任何医疗保险的人口可以参与一个免费提供医疗服务的项目。大部分未获得保险覆盖的人口由州级医疗机构提供服务，并承担医疗服务费用和药费。

医疗保障改革历程

　　2003 年之前，改革的主要内容是医疗服务分散化，即将对尚未获得保险覆盖的人口的医疗服务转移至州层面承担。但由于中央对州的资金分配仍然基于历史预算，各州资金实力不均衡的情况持续存在，甚至随着较富裕的州进一步增加资金投入而更加严重。

社会医疗保障体系（System of Social Protection in Health）致力于在 2011 年之前实现医保全覆盖，并降低医疗保障体系的分割程度。通过与社会保障局、社会保障机构和私人医疗机构签约，并鼓励这些机构之间开展竞争，墨西哥的社会医疗保障体系从保险机构和医疗机构的纵向整合向全民医疗保障体系转型。社会医疗保障体系改革方案2003 年获批，2004 年生效，其主要目标及措施如下：

● 在社会保险的基础上，建立一个能够保证医疗服务全民可得的医疗保险。家庭保险（大众医疗保险）可以确保所有人（尤其是穷人）都能够享有负担得起的医疗保险。家庭按照浮动比例（on a sliding fee scale）缴纳大众医疗保险的保费，低收入家庭免予缴纳。

● 通过明确基本医疗服务的范围改善资源配置。基本医疗服务的资金由州层面管理的基金提供。基本医疗服务包括初级医疗的流动诊疗服务和二级医疗的门诊咨询与基本科室的住院治疗。

● 使中央对州的资源分配更加均等。联邦拨款以每个登记家庭为基础，并对较贫穷的州提供互助性补贴。

● 鼓励医疗机构之间开展竞争，提高医疗部门的生产力、服务质量及效率。大众医疗保险承保的医疗服务由可信赖的公共或私人诊所及医院提供。

● 保证公共医疗干预资金充足。单独设立用于社区医疗服务的基金，该基金仅用于支持公共医疗项目。

● 保证家庭不受过度医疗支出所累。对灾难性事件的医疗干预所需资金由一个基金提供。该基金在全国层面承担所有风险，因为州层面的风险池可能由于规模过小而难以为医疗干预提供足够资金。

主要挑战

降低分割程度、促进医疗服务可得性和提高医疗保障体系效率

在墨西哥，几家与医疗机构纵向整合的公共部门，扮演了医疗服务购买者的角色，为相互之间几乎没有联系的不同人群提供服务。此外，私人部门规模庞大但几乎不受监管。医疗服务可得性、财务状况以及公众健康水平等方面的不平等广泛存在。最近的一项跨国研究（Schwellnus，2009）显示，墨西哥医疗保障体系的效率在经合组织国家中最低。

通过自愿注册实现医保全覆盖

大众医疗保险以自愿参与为原则。在这种自愿体系中，健康人群可能会放弃参保，以避免缴纳保费。风险选择最终将导致风险池状况的恶化，进而破坏大众医疗保险的财务可持续性。可以考虑强制参保，以减少逆向选择，并实现医保全覆盖。扩大大众医疗保险的参保范围有赖于社会保障局所属医疗机构的医疗服务可得性和服务质量的提高。

满足额外的医疗服务需求

医保覆盖率的提高会增加对医疗服务的需求。鉴于墨西哥每千人拥有的医生数量远低于经合组织国家平均水平，医保覆盖率的提高将导致医疗保障体系难以满足日益增长的医疗服务需求，在医疗服务能力较弱的贫困州和农村地区更是如此。

增加资金来源

为了降低医疗费用自付率、满足慢性病（随着经济的发展，慢性病发病率升高；治疗慢性病的费用较高）治疗需求，国家需要增加额外的公共资金投入。尽管通过提高效率可以获得部分资源，但用于医疗部门的公共资源无论从绝对水平还是从相对水平（与国内生产总值之比）上来说都必须增加，以有效应对人口需求、实现医保全覆盖并促进新型医疗干预措施的推广使用。

整合医疗保险

进一步采取有力措施，扫除医疗机构层面的制度性障碍，以便各州能够成功地与各类医疗机构建立合同及采购关系。为了进一步推动建设以同等条件服务所有患者的医疗保障体系，有必要向统一的公共医疗保险转型。社会医疗保险与大众医疗保险的保障范围不同，提供的医疗服务也存在差异，这增加了医疗保险整合的难度。

经验教训

医疗保障体系分割和缺乏竞争是墨西哥医疗保障体系效率低下的主要原因。社会保障机构、私人保险机构以及联邦和州的社会保障局各自有其纵向整合的医疗机构，且无法获得其他部门的医疗服务。这导致医疗管理机构与基础设施重复建设、患者选择权被剥夺以及医疗机构之间缺乏竞争。

为了引入竞争并提高效率，有必要将医疗筹资与医疗服务的提供分离。保险机构应获准与任意医疗机构签约。在这种情况下，保险机构会选择成本最低的医疗机构，这有利于鼓励医疗机构提高效率，进而降低提供医疗服务的成本。

支付体系的不足阻碍了医疗资源的最优使用。现行的计费方式无法激励医疗机构提高效率。事实上，所有医疗机构均受预算上限制约，医务人员的薪酬都是固定工资。

更均衡的医生护士比有助于降低成本。与其他经合组织国家相比，墨西哥的医生护士相对较高。由于护士的薪酬水平低于医生，降低医生护士比并扩大护士的职责范围，将有利于改善医疗投入的成本收益。

参考文献

Bastias, G., T. Pantoja; T. Leisewitz, and V. Zárate, 2008, "Health Care Reform in Chile," *Canadian Medical Association Journal*, Vol. 179, No. 12 (December), pp. 1289-92.

Bitran, R. D., and G. C. Urcullo, 2008, "Chile: Good Practice in Expanding Health Care Coverage—Lessons from Reforms," in *Good Practices in Health Financing: Lessons from Reforms in Low-and Middle-Income Countries*, ed. by P. Gottret, G. Schieber, and H. Waters (Washington: World Bank).

Edlin, M., 2009, "Chile's Healthcare Offers Public and Private Plans," *Managed Healthcare Executive*, December 1.

Eggleston, K., L. Ling, Q. Meng, M. Lindelow, and A. Wagstaff, 2008, "Health Service Delivery in China: A Literature Review," *Health Economics*, Vol. 17, pp. 149-65.

Habicht, T., A. Aaviksoo, and A. Koppel, 2006, "Hospital Sector Reform in Estonia," *PRAXIS* (Center for Policy Studies), November.

Huang, C., H. Liang, C. Chu, S. Rutherford, and Q. Geng, 2009, "The Emerging Role of Private Health Care Provision in China: A Critical Analysis of the Current Health System," Asia Health Policy Program Working Paper No. 10 (Stanford, CA: Stanford University Walter H. Shorenstein Asia-Pacific Research Center).

Lei, X, and Lin, W., 2009, "The New Cooperative Medical Scheme in Rural China: Does More Coverage Mean More Service and Better Health?" *Health Economics*, Vol. 18, pp. S25-46.

Organization for Economic Cooperation and Development (OECD), 2005, *OECD Review of Health System: Mexico* (Paris).

——, 2010a, *OECD Health Data 2010: How Does Estonia Compare？* (Paris), available at www. oecd. org/dataoecd/19/58/45554798. pdf.

——, 2010b, *OECD Health Data 2010: How Does Hungary Compare?* (Paris), available at www.oecd.org/dataoecd/43/20/40904982.pdf.

——, 2010c, *Health Data 2010: How Does Chile Compare?* (Paris).

——, 2010d, *Economic Survey of China 2010: Improving the Health Care System* (Paris).

Orosz, E., and A. Burns, 2000, "The Healthcare System in Hungary," Economics Department Working Paper No. 241 (Paris: Organization for Economic Cooperation and Development).

Oxley, H., and M. MacFarlan, 1995, "Health Care Reform: Controlling Spending and Increasing Efficiency," Economic Study No. 24 (Paris: Organization for Economic Cooperation and Development).

Schwellnus, C., 2009, "Achieving Higher Performance: Enhancing Spending Efficiency in Health and Education in Mexico, " Economics Department Working Paper No. 732 (Paris: Organization for Economic Cooperation and Development).

Tsai, T. C., and J. Ji, 2009, "Neoliberalism and Its Discontents: Impact of Health Reforms in Chile," *Harvard International Review* (June), available at http://hir.harvard.edu/agriculture/neoliberalism-and-its-discontents.

Utca, A. J., 2009, *Hungarian Health Care System in Brief* (Budapest: Ministry of Health).

Wagstaff, A., M. Lindelow, S. Wang, and S. Zhang, 2009, *Reforming China's Rural Health System* (Washington: World Bank).

Wagstaff, A., W. Yip, M. Lindelow, and W. Hsiao, 2009, "China's Health System and Its Reform: A Review of Recent Studies, " *Health Economics*, Vol. 18, pp. S7-23.

Worz, M., and R. Busse, 2005, "Analyzing the Impact of Health-Care System Change in the EU Member States—Germany," *Health Economics*, Vol. 14, pp. 133-49.

注　释

第一章　医疗保障改革面临挑战：发达经济体与新兴经济体

1. 鲍墨效应是指某些部门（如服务业）在单位劳动力成本上升的同时却难以提高生产率。主要是因为该部门工资增长与总体经济部门的平均水平同步，但劳动生产率却难以跟随平均水平而提升，导致相对单位劳动力成本上升。要了解公共卫生支出出现鲍墨效应的证据，可参见 Pomp and Vujic（2008）。

第二章　公共卫生支出的历史演变

1. 27 个发达经济体包括：澳大利亚、奥地利、比利时、加拿大、捷克、丹麦、芬兰、法国、德国、希腊、冰岛、爱尔兰、意大利、日本、韩国、卢森堡、荷兰、新西兰、挪威、葡萄牙、斯洛伐克、斯洛文尼亚、西班牙、瑞典、瑞士、英国和美国。23 个新兴经济体包括：阿根廷、巴西、比利时、智利、中国、爱沙尼亚、匈牙利、印度、印尼、拉脱维亚、立陶宛、马来西亚、墨西哥、巴基斯坦、菲律宾、波兰、罗马尼亚、俄罗斯、沙特、南非、泰国、土耳其和乌克兰。

2. 本文各种国家组合的平均水平都是按照以购买力平价计算的国内生产总值为权重计算的，除非有特别说明。为保持数据的跨时可比性，对公共卫生支出数据进行了调整（参见附录 2.1）。

3. 关于这些因素对公共卫生支出的影响，学者们的观点存在分歧，很少有人在研究中同时考虑了所有因素的影响。已有文献主要研究了影响医疗总支出的因素，而不是影响公共卫生支出的因素。史密斯、纽豪斯和弗里兰（Smith, Newhouse, and

Freeland，2009）的研究表明，考虑到收入弹性和医疗生产率的变化，从 1960 年到 2007 年，美国医疗总支出的增长中，约 1/3—1/2 是由技术进步引起的，其余推动医疗总支出增长的因素包括收入水平、鲍墨效应、医保覆盖率的提高以及人口结构等。

4. 低收入国家公共卫生支出水平大约与新兴经济体相当，约为国内生产总值的 2%。

5. 医疗成本的上升主要由患非传染性疾病的早逝病人迅速增加导致，非传染性疾病是全球的头号杀手。2011 年 9 月，联合国大会（UN General Assembly）举行了一个高级别会议，首次就非传染性疾病的预防和控制开展讨论。

6. 对公共卫生支出效率衡量方法的讨论参见附录 2.2。此处公共卫生支出效率的结果引自 Joumard，Andre，and Nicq（2010），是在控制非公共卫生支出因素对预期寿命影响的基础上测算出来的。需要注意的是，如果公共卫生支出提升了生活质量，却没有延长预期寿命，这种方法会认为这样的公共卫生支出是无效率的。虽然预期寿命只反映了健康状况的一个方面，但它与其他反映健康状况的指标高度相关（Joumard，Andre，and Nicq，2010）。

7. 本章对德国 1991 年发生的一系列结构性冲击未予调整。法国 1995 年发生了严重的结构性冲击，本章以该国 1996 年的医疗支出与国内生产总值之比作为 1995 年的医疗支出与国内生产总值之比。之所以采用未来的数据作为 1995 年的医疗支出与国内生产总值之比，是为了使之与未来更高水平的医疗支出相吻合。

第三章　公共卫生支出预测（2010—2050）

1. 美国国会预算办公室对基本情形下长期公共卫生支出的预测显示，从 2010 年至 2030 年，强制性联邦支出（医疗保险和医疗补助计划）的上升幅度将达到国内生产总值的 3.2 个百分点。该预测考虑了 2010 年医疗保障改革（专栏 3.2）的影响。如果州政府的医疗补助计划开支以及联邦政府和州政府的非强制性支出均保持与联邦政府强制性支出同样的增速增长，则公共卫生总支出将增长国内生产总值的 5.2 个百分点，略高于我们估计的结果。

2. 《2009 年老龄化报告》（EC and ECP，2009，附录 2）的"技术情形（2060 年趋同）"部分，将所有国家的附加成本增长设定为约 0.8%，从而预测在 2010—2030 年期间，欧洲发达国家公共卫生支出加权平均增幅为国内生产总值的 3 个百分点。

3. 假定贴现率为 1%。

4. 作者感谢劳伦斯·科特里科夫（Lawrence Kotlikoff）对本附录提出的有益建议。

5. 即公共卫生支出增长可以表示为下式的一阶差分：

$$\log(h_{i,t}) = \beta_c + \beta_1 \log(g_{i,t}) + \beta_2 \log(x_{i,t}) + \beta_0 t + \beta_{\mu,i}\mu_i$$
$$+ \beta_{3,i}\mu_i t + \epsilon_{i,t}^*,$$

此式在文献中很常见，例如Smith, Newhouse, and Freeland（2009）。

6. Barros（1998）、Herwartz and Theilen（2002）和 Okunade, Karakus, and Okeke（2004）也采用了这种方法。

7. 从平均水平看，根据最小二乘法估计得到的附加成本增长（未列示）低于固定效应模型的估计结果。这是因为，最小二乘法将过多的医疗支出增长归因于人口因素，从而导致估计结果偏低。

8. 根据最小二乘法估计得到的附加成本增长（未列示）也表现出较大的个体差异，各新兴经济体的平均附加成本增长为 –0.1%。

9. 如果一国的人均医疗支出与国内生产总值之比低于发达国家平均水平的 2/3，就假定该国的人均医疗支出与国内生产总值之比将以每年 5% 的速度追赶发达国家平均水平，直到该国的人均医疗支出与国内生产总值之比超过发达国家平均水平的 2/3 为止。

10. 估计挪威、瑞士和美国的附加成本增长时，本附录选用了较短的样本区间（1995—2008 年），因为工作人员认为这样估计得到的附加成本增长更准确。

第五章　私人部门在满足医疗需求方面发挥的作用

1. 为了确定"质量调整生命年"，我们会就"在特定的不足够健康的状态下生活一定时间（例如 10 年）相当于在完全健康状态下生活多少年"询问有代表性的样本个体。如果调查结果显示，人们认为在特定的不足够健康的状态下生活 10 年相当于在完全健康状态下生活 8 年，则在特定的不足够健康的状态下生活 1 年的质量调整生命年就为 0.8 年。更详细的信息可以参考 http://www.medicine.ox.ac.uk/bandolier/painters/download/whatis/QALY.pdf。

2. 更详细的讨论参见 Roberts and others（2003）和 Ruger（2010）第一章。

3. 如需了解德国医疗体系的更多情况，参见 Busse (2010)。

4. 德国的法定医疗体系的筹资来源主要是按收入一定比例的征税，仅对儿童的医疗费用可以动用一般性联邦收入。目前，该体系由约 200 个自营的非营利性疾病基金组成，这些基金受到联邦法的严格监管。

5. 如需了解此方面的更多内容，参见 Reinhardt (2001)。

6. 关于这一内容，参见 http://www.dartmouthatlas.org。

7. 参见 New Jersey Commission（2008），表 6.1。

8. 如需了解更多关于荷兰和瑞士医疗体系的情况，参见 Leu and others (2009)。

9. New Jersey Commission（2008），表 6.3 和表 6.4。

10. 可参见 Katz and Rosen（1991）第一章和 Reinhardt（2007）。这两篇文献介绍了加

拿大和美国医疗服务配置方式的不同。

11. 参见 http://www.macpac.gov/home。

12. 本章作者中有一位即是一家管理式医疗公司的董事会成员之一。

13. 报告查阅网址：http://docs.google.com/viewer?a=v&pid=sites&srcid=bWFjcGFjJLmd vdnxtYWNwYWN8Z3g6NTM4OGNmMTJ1NjdkMDZiYw。

14. "社区费率"指的是被保险个人支付的保费与其健康状况、年龄和性别无关。该保费是基于整个社区的人均医疗支出——所谓"社区"可能是地理概念的也可能是指雇员范畴。

15. 参见经合组织统计节选，http://stats.oecd.org/index.aspx。

16. 可参见 FoxNews.com, "U.S. Trails Others in Health Care Satisfaction", http://www.foxnews.com/story/0,2933,136990,00.html。

17. 参见 Romanow（2002），特别是第二章。

18. 可参见 Cheng（2003）。

第六章　控制公共卫生支出的增长：
发达经济体的经验教训

1. 具体结果详见附录 6.1（计量分析）和介绍案例研究的章节。

2. "中央政府监督"以经合组织的"一致性"指数为代理变量，一致性指数越低意味着中央政府监督程度越高。计量分析结果表明，一国一致性指数上升会提高该国的附加成本增长。这与经合组织一致性指数的构建有关。如果一国有多级政府参与决策，那么经合组织会将此视为分权体系下施加的一类预算约束，从而给予该国较低的一致性评级。因此，经合组织一致性指数较低的高度分权体系，通常意味着中央政府会参与重大医疗问题的决策。

3. 桑顿和马蒂（Thornton and Mati, 2008）也强调了分权体系下制度安排（例如行政管制和财政规则）在成本控制方面的作用。近期有关分权和公共卫生支出的一些研究强调了预算软约束在成本控制方面的负面影响）（Crivelli, Leive, and Stratmann, 2010）。

4. 管理式医疗指的是主动影响投保人使用的医疗服务类型和数量的医疗计划。与传统的基于保险的医疗计划不同，"管理式医疗"一般会与医疗机构订立详细的合约，或二者之间有雇佣关系。

5. 按诊断相关组付费制度会详细列出既有医疗条件下的治疗方案，并提供相关价目表。

6. 为解决这一问题，可以在调整支付方式的同时，制定预算上限。例如，在加拿大一些省，医疗保险对由个人医生提供的医疗服务是按服务付费的，但合同同时约定，一旦个人医生的收费单据超过一定数量，医疗保险向个人医生支付费用的比例将下降。

7. 有关医疗服务质量与价格的信息越多，附加成本增长就越高。理论上，患者知晓的信息越多，就越能够选出效率最高的医疗机构。然而，研究表明，由于治疗方案通常很复杂，消费者很难理解医疗信息，他们更倾向于听取医疗专家的建议。更重要的是，关于医疗服务质量与价格的信息可能不会形成降低成本的激励，因为患者会选择高质量（高成本）的服务，而不是低质量（低成本）的服务，尤其在其无须承担全部治疗成本的情况下。

8. 就美国而言，图 6.6 只估计了加强预算约束和实施供给约束的影响。由于美国没有对经合组织的调查问卷做出回应，经合组织有关医疗体系的研究没有包含美国。图6.6 进行计算时，假定美国预算上限指数和供给约束指数为那些低于样本平均值国家的平均值。

9. 运用回归分析估计单一改革的影响时，保持其他所有指数不变。

10. 本章与经合组织研究的区别之一是，经合组织的研究关注的是效率，而本章关注的是减缓公共卫生支出的增长，侧重点不同导致研究结果不同。经合组织的研究认为，分权体系下中央政府对支出的严厉监督（一致性指数较高）对效率的影响是正面的。本章的实证研究结果则表明，中央政府监督有助于降低附加成本增长。因此，政策制定者需要在成本控制与效率之间进行权衡。

11. 这里没有考虑希腊于 2010 年推出的财政整顿计划中有关医疗保障改革的内容。

12. 正如本章第一部分谈到的那样，为了在 2030 年之前将一般政府债务与国内生产总值之比降至 60%，发达经济体必须在 2011—2030 年期间将经周期调整的基本财政余额（cyclically adjusted primary balance, CAPB）与国内生产总值之比平均提高约 8 个百分点。因此，在允许一些支出与国内生产总值之比上升的同时，必须相应削减其他支出或是提高收入。

13. 近期推出的里夫林—瑞安（Rivlin-Ryan）提案的主要内容有两点：一是建立医疗券制度（类似带有一定市场机制色彩的严格的预算上限），二是放宽允许参保联邦医疗保险计划的年龄上限。据测算，截至 2030 年，这项改革节省的公共卫生支出与国内生产总值之比至少为 1.25 个百分点（CBO，2010）。同时参见 Committee for a Responsible Federal Budget（2010）。

14. 参见 U.S. Senate, Joint Committee on Taxation（2008）。据估计，美国近期的一项提案计划以与消费者价格指数（CPI）挂钩的补助取代免征雇主赞助的医疗保险税的政策，这将在未来 10 年内累计减少略超国内生产总值的 5% 的公共卫生支出（Committee for a Responsible Federal Budget，2010）。

15. 由于高风险投保人的参保，保费标准被推高。过高的保费标准会使低风险投保人放弃投保，进而导致保险市场上参与风险共担的投保人规模减小且高风险投保人占比明显提高。在极端情况下，逆向选择有可能导致保险市场崩溃。

16. 医疗保险机构有选择性地向那些风险敞口对保险机构有利的投保人提供保险，这可能导致那些风险敞口对保险机构不利的投保人无法获得保险。

17. 主成分分析将一系列指标中包含的信息压缩为少数几个互不相关的主成分，各主成分是一系列原始指标的线性函数。第一主成分尽可能地包含了数据中的信息，以后的各主成分也都依次尽可能尽可能地包含了数据中的剩余信息。经合组织的报告最终保留了第一主成分和第二主成分。其中，第一主成分主要反映了"对市场机制的依赖性"和"监管强度"，对应的原始指标主要为"选择医疗保险机构"、"保险机构操作空间"、"非基本险覆盖程度"、"私人医疗服务的供给"、"数量激励"、"对医疗机构的价格管制"、"用户信息"、"人员和设备管制"、"选择医疗机构"、"守门人制度"以及"对用户的价格信号"。 第二主成分主要反映了"预算约束强度"和"去中心化程度"，对应的原始指标主要为"优先级设定"、"预算约束"、"人员和设备管制"、"第三方支付价格管制"、"去中心化"、"授权"以及"一致性"。

第七章　新兴经济体医疗保障改革的经验教训

1. IMF（2010a，2010b）详细介绍了估计各国财政调整幅度的方法。

2. 韩国逐步将医保覆盖面扩大到不同人群。医保覆盖率在 1980 年时仅为 30%，到 1988 年就已经达到 100%。公共卫生支出与国内生产总值之比从 1980 年的 0.8% 上升至 2008 年的 3.6%。中国台湾社会保险计划的覆盖率在 1994 年时还仅为 57%，到 2005 年（原文为 1995 年，但根据上下文应为 2005 年。——译者注）时就一跃达到 90%。公共卫生支出与地区内生产总值之比从 1994 年的 2.7% 上升至 2005 年的 4.1%〔国际货币基金组织工作人员根据 Wen, Tsai, and Chung（2008）和 Iwamoto and others（2005）估计〕。

第八章　东亚和太平洋地区的医疗筹资体系：
早期的成功与当前的挑战

1. 除非特别指出，本章开头部分参考 Langenbrunner and Somanathan（2011）。

2. 按照世界银行的分类方法，东亚和太平洋地区包括柬埔寨、中国、斐济、基里巴斯、韩国、老挝、马来西亚、马绍尔群岛、密克罗尼西亚联邦、蒙古、帕劳、巴布亚新几内亚、菲律宾、萨摩亚、所罗门群岛、泰国、东帝汶、汤加、瓦努阿图和越南等

20 多个新兴经济体。

3. 伤残调整生命年是一个度量生命长短的时间指标，该指标同时考虑了过早死亡造成的生命损失以及在不健康状态下生活造成的生命损失。

4. 伤残调整生命年的数据来自世界卫生组织的全球疾病负担数据库。

5. 效率和公平是衡量一个地区卫生部门表现的两个最重要的指标。衡量效率的指标很多，其中最常用的是将效率定义为既定投入下的最大产出。有证据表明，东亚和太平洋地区不仅配置效率低（例如，初级医疗和门诊医疗支出占比相对较低，住院率低），技术效率也低（例如，住院时间相对较长），但受数据和信息来源的限制，难以深入研究效率问题。

6. 如果使用公共服务的总人口中穷人的占比高于穷人在总人口中的占比，即认为公共服务是"向穷人倾斜"的。例如，如果超过 20% 的公共医疗设施使用者是穷人，但穷人只占总人口的 20%，那么就可以说公共医疗是向穷人倾斜的。

7. 更多有关医疗财政空间的讨论，参见 Tandon and Cashin（2010）。

8. 个人通信，财政部，北京，2011。

9. 然而，正如本章最后所讲，泰国向资金汇集和保险计划一体化迈进的过程目前似乎已停滞。

10. 参见 World Bank（2010）。

第九章　医疗保障改革对提高社会公众健康水平的作用

1. 这种方法还可用于评估医疗体系，参见 Chandra, Jena, and Skinner（2011）。

2. 这三种临床治疗方法分别对应 Wennberg, Fisher, and Skinner（2002）的有效治疗、偏好敏感型治疗和供给敏感型治疗。

3. 因为要先用针在动脉上扎一个针孔，然后通过针孔将支架安装进动脉血管，这种手术有时也被称为"微创冠状动脉介入术"（PCIs）。这种手术完全不同于使用手术刀的心脏搭桥手术。

4. 这种简单的计算假设推广蚊帐和进行支架手术的成本收益比均为平均水平，并且其他国家的医疗成本与美国相同。显然，如果医疗机构能够以更低的成本完成支架手术，这种手术的成本收益比将得到提高。

5. 对这一问题的讨论主要来自 Chandra and Skinner（即将出版）。

6. 大多数情况下，医疗保障改革试图降低医疗支出的增长速度，这也是为什么点 X 是给定现状下的预期支出，而点 Z 的医疗支出是支出的绝对水平出现下降。不过，点 Z 还是可能比当期（$t-1$）支出高。

7. 克莱门茨等（2010）考虑了公共卫生支出的增长情况。作者发现，除美国外，其他国家医疗支出的增长大部分来自私人部门。

8. DTP3 疫苗可预防白喉、破伤风及百日咳（或哮喘）等三种类型的传染病。

9. 参见 http://www.dartmouthatlas.org/tools/downloads.aspx。

第十章 加拿大、芬兰、意大利、荷兰、瑞典、英国和美国的公共卫生支出改革

1. 所有这些国家公共卫生支出与国内生产总值之比的 5 年移动平均值都下降了。

2. 医保全覆盖在加拿大有很长的历史。自 1958 年起，加拿大所有医院都可以为医保患者提供医疗服务；自 1971 年起，加拿大实现了核心医疗服务的医保全覆盖。

3. 该法案即 1977 年由加拿大议会通过的《联邦与省财政安排法案》（Established Program Financing Act）。

4. 联邦政府对省政府的转移支付包括税收转移支付和现金转移支付两部分。1977 年以来，现金转移支付的增长率由人均支出的增长率决定——实际上是一个预算上限。自 1982 年起，加拿大联邦政府的所有转移支付都将人均增幅作为重要指标，联邦政府通过定期调整人均增幅实现成本控制目标；到目前为止，联邦政府曾于 1986 年和 1989 年两次调低人均增幅，当时确定的人均增幅分别低于国民生产总值增幅 2 个和 3 个百分点。

5. 在加拿大的某些省，医生根据其提供的医疗服务获得医疗保险支付的相关费用，一旦费用金额超过某个限额，医疗保险就会按照较低的费率向医生支付费用。

6. 医疗指导价格将新出现的专利产品的价值与市场上已有治疗方案的价格或者已过专利保护期的产品的价格联系起来。

7. 附加成本增长是指，实际公共卫生支出增速与实际国内生产总值增速之间的差。

8. 与加拿大的情况相反，英国的私人保险机构可以提供大量医疗服务。英国私人保险机构提供的许多医疗服务既未被医疗保险覆盖，也未被禁止。英国私人保险机构已经成为英国国家健康体系的有效补充。

9. 1990 年的《医院法》（Hospital Act）和 1991 年的《特殊医疗服务法》（Specialized Medical Care Act）。

10. 按诊断相关组收费界定了治疗标准和医疗条件，并按照病种制定收费标准。按诊断相关组收费可以在限定医疗条件的情况下，激励医生尽量避免进行不必要的医疗活动，进而控制医疗支出。在医保体系按诊断相关组向医生付费的体制下，医疗机构超出诊断相关组规定的收费标准的费用将得不到补偿。

11. 1993 年以前，医院的收入一半来自中央政府，一半来自地方政府。

12. 医疗保障改革前，芬兰根据已发生费用计算补贴金额。
13. 在实践中，基本医疗水平很难界定。
14. 正面清单指的是可享受医保报销的药品清单。有时，政府也会制定负面清单，即不能享受医保报销的药品清单。
15. 退出正面清单意味着患者使用该药无法享受公共部门的报销待遇。
16. 制定预算时会考虑预计住院天数、收治标准、日间治疗及每家医院每年的门诊量。
17. 1987 年的德克（Dekker）计划和 1989 年的西蒙斯（Simons）计划。
18. 药品支出成本组和诊断成本组是健康水平的变量。
19. 本节内容与 1982 年的健康与医疗法案、1985 年的达格玛（Dagmar）改革及 1992 年的阿德尔（Ädel）改革有关。
20. 医疗服务购买方与服务方分离（意大利、瑞典和英国）指的是，将政府采购和提供医疗服务的职能相分离，允许初级医疗机构更主动地签订合约。
21. 现金限额原本是以年龄结构、当地医疗投入的成本和标准化的死亡率为权重计算确定的。
22. 管理式医疗是一个通用术语，指有预见性的医疗计划。管理式医疗以管理患者适宜的医疗服务种类及数量为目的。与传统以保险为基础的医疗计划不同，患者与提供管理式医疗服务的医疗机构之间通常需签订详细的合约或建立雇佣关系。管理式医疗主要通过医疗服务预授权（守门人）、选择愿意接受该医疗计划的支付方案的医疗机构、医疗费使用检查（utilization review）等措施控制成本。

第十一章　　日本医疗保障体系改革面临的挑战

1. 自 2000 年起，长期医疗保险开始生效。长期医疗保险的覆盖范围不在统计之内。
2. 如果对一家医院或诊所的共付总额超出支付上限，超出的部分能够报销。
3. 医疗总支出根据经合组织卫生经济与政策研究所的国家卫生账户估计。
4. 由于缺少数据，此项不包括医疗领域的固定资本形成。
5. 各自治市都成立了全民健康保险协会；该协会成为保险机构，即医保体系的总营运机构。采取基于自治市的协会的原因之一在于，农村地区的许多人已经在村里从事灌溉和水稻种植活动，并在此基础上形成了社区。这意味着当时已经存在强大的社会关系和相互援助。许多农村地区也有传统的金融互助协会，国家医疗保险反映了这些社会关系（Shimazaki，2005）。
6. 正如本章讨论的那样，政府不应以减少或豁免保险机构支出的形式提供补贴，而应直接向低收入个人提供补贴，即允许低收入个人只缴纳很少的保费或者不缴纳保费就可以享受医疗保险待遇。

第十二章　韩国医保覆盖范围的扩大及成本控制

1. 关于韩国医疗融资的情况，详见 Kwon（2009a）。关于韩国经济和健康水平综合指标的变化情况，详见附表 12.1。
2. 关于韩国长期照护保险的主要机制特征，参见 Kwon（2010）。

第十三章　德国医疗保障体系的市场化改革及
公共卫生支出

1. 见 http://www.pkv.de/zahlen/。
2. 见 http://www.oecd-ilibrary.org/social-issues-migration-health/public-expenditure-on-health_20758480-table3。
3. 见 http://www.destatis.de/jetspeed/portal/cms/Sites/destatis/Internet/DE/Presse/pm/2010/04/PD10__126__23611,templateId5renderPrint.psml。
4. 被称为 Kassenärztliche Vereinigungen。
5. 见 http://www.gkv-spitzenverband.de/ITSGKrankenkassenListe.gkvnet。
6. 按字面意思，法律名称可译为"重组药品支出市场法"。
7. 见 http://www.bundesversicherungsamt.de/cln_115/nn_1046154/DE/DMP/dmp__inhalt.html。

第十四章　中国台湾实现医保全覆盖的经验

1. 根据国际货币基金组织 2011 年 9 月《世界经济展望》数据库计算。
2. 台湾地区官方公布的 2009 年人均医疗支出为 1,126 美元，但这是根据 2009 年即期汇率计算的。2,186 美元是作者 2011 年 10 月 6 日在台北会见台湾地区卫生事务主管部门官员李丞华时拿到的数据。这一数据看上去是根据 2009 年购买力平价计算的。
3. 基于 2011 年经合组织国家卫生数据库计算。
4. 基于作者 2011 年 10 月 6 日在台北与李丞华的会谈内容。

5. 有关瑞士医疗保障体系的更多讨论，可参见 Cheng（2010）。

6. 基于作者 2011 年 10 月 6 日在台北与李丞华的会谈内容。

7. 有关台湾地区私人医疗保险的更多讨论，可参见 Cheng（2009b）第 6 页。

8. 基于作者 2011 年 10 月 6 日在台北与李丞华的会谈内容。

9. 基于作者 2011 年 10 月 6 日在台北与李丞华的会谈内容。

10. 基于作者 2011 年 10 月 6 日在台北与李丞华的会谈内容。

11. 基于作者 2011 年 10 月 6 日在台北与台北市立仁爱医院肠胃病主治医师、医学博士 Liao Li-Yin 的会谈内容。

12. 基于作者 2011 年 10 月 6 日在台北与李丞华的会谈内容。

13. 2012 年 2 月 13 日与李丞华的私人交流。

14. 2011 年 10 月 6 日，李丞华在台北会见作者时指出，如果不是建立了健康保险，台湾地区的医疗支出很可能会比当时的水平高出 20%—40%。多年来，通过建立费用目录实行固定价格制度，也给了医疗服务提供商提高服务效率的压力。但李博士同时也感到，健康保险正在接近效率的极限，未来进一步提高的空间有限。

15. 与李丞华的会谈，同上。

16. 基于作者 2011 年 10 月 6 日在台北与李丞华的会谈内容。

17. 基于作者 2011 年 10 月 6 日在台北与李丞华的会谈内容。

18. 基于作者 2011 年 10 月 6 日在台北与李丞华的会谈内容。

第十五章　印度分散制医疗保障体系下的医疗筹资改革

1. 赫勒（Heeller，2006）将财政空间定义为"在不影响政府财政可持续性的情况下，政府为实现特定目标而筹措资金的预算空间"。

2. 在 193 个国家中，全部国家提供了婴儿死亡率和 5 岁以下儿童死亡率数据，171 个国家提供了孕产妇死亡率数据，180 个国家提供了出生时预期寿命数据。由于并非所有国家都提供了这四个指标的数据，报告只对提供相应数据的国家进行了排名。

3. 例如，《第十个五年计划的中期评估》（Government of India Planning Commission, 2005）指出，"医疗部门的主要关切是如何最好地满足底层 3 亿—4 亿人的需求，这一人群认为他们无法获得或享受不到医疗服务"（第 74 页）。

4. 该计划最初旨在为非正式劳动者提供经济保障，因此由劳动与就业部发起。由于大量非正式劳动者都是贫困人口，该计划覆盖了所有生活在贫困线以下的人口。

5. 印度根据每个邦的部落人口百分比对标准进行了调整。各邦分中心、初级医疗中心和社区医疗中心的数量差异根据印度卫生与家庭福利部《2009 年农村卫生统计公告》中报告的医疗设施数目估算。计算成本时，考虑了现有分中心、初级医疗中心和社区医疗中心在人力、药品和设备上的差距。现有医疗设施在药品与设备上的差距的数据来自国际人口科学研究所《地区级家庭与设施调查（2007—2008）》。现有医疗设施在人力上的差距数据来自上述两个渠道。在每个医疗设施中，薪酬类支出与非薪酬类支出的比率假定为 70 ∶ 30。

6. 第十一个五年计划时期，全国农村健康计划要求邦政府的出资比例应达到中央政府出资比例的 15%。然而，仅少数几个邦能够达到这一要求，而且越是重点邦，出资缺口越大。这导致邦政府无法使用中央政府的转移支付资金。此外，那些达到出资比例要求的邦，其实是削减了医疗卫生领域的其他支出。

7. 近期有关"粘蝇纸效应"的分析，参见 Inman（2008）。

第十六章　泰国以研究分析为基础的医疗保障改革

1. 关于医疗干预与科技评估项目的简介可查阅 http://www.hitap.net/history_en.php。

2. 详见"PReMA 的良好健康（Good Health with PReMA）"，网址为 http://www.prema.or.th/patient.php?CId55&menu5。

3. 出自 RCOST 新闻通告，第 16 卷第 2 期（2011）。

4. 出自 *Nawe Nar*，2011 年 3 月 10 日。

5. 出自 *Thai Post*，2011 年 4 月 11 日。

6. 实行负面清单意味着，除被列入负面清单的项目以外，全覆盖计划覆盖了其他所有费用。被列入负面清单的项目主要是一些非基本医疗服务，例如美容手术和已经被证明无效或尚处试验阶段的干预治疗措施。

7. 医疗干预方面的议题由七个利益相关群体提出，这些利益相关群体包括政策制定者、皇家学院的医疗专家或代表、公共卫生专家、医疗设备及药品支出行业代表、公民社会组织、患者群体以及一般公众。

第十七章　爱沙尼亚、匈牙利、中国、智利和墨西哥的
　　　　　医疗保障改革

1. 医院总体规划（Hostpital Master Plan）2015。

2. 2001 年生效的医疗服务组织法（Health Care Service Organization Act）。

3. 根据 CEIC 的数据（通常低于世界卫生组织的数据），公共卫生支出与国内生产总值之比自 2007 年以来增加了 0.8 个百分点。2007 年，CEIC 估计公共卫生支出与国

内生产总值之比为 0.8%，但世界卫生组织认为该数据为 1.9%。

4. 研究显示，这导致医疗专业人员的服务从高科技领域向基本医疗服务领域转移，二级医院和三级医院的医疗费用增速也有所下降，但高科技服务的利润水平仍然较高（Eggleston and others，2008）。

5. 与按服务付费相比，支付改革降低了医疗支出。但支付改革对医疗服务质量、风险选择和成本转移的影响仍未可知（Eggleston and others，2008）。

6. 研究显示，新型农村合作医疗和其他医疗保险并未起到降低个人自付费用、提高医疗可得性、改善公众健康水平的作用（Lei and Lin，2009；Wagstaff, Lindelow, and others，2009）。

7. 其余 18% 人口享有由其他非营利组织提供的医疗保险或不享受医疗保险。没有医疗保险的人口约占全国人口的 10%，均匀地分布于各收入阶层。

8. UF 是一个与通胀挂钩的单位。2010 年 8 月，1UF 大约价值 40 美元。

9. 卫生监管和管理法案（The Health Authority and Management Law）、私人健康法案（The Private Health Law）、政府支出融资法案（The Financing Government Expenditure Law）和明确的健康保证框架法案（The Regime of Explicit Guarantees in Health Law）。

译后记

 轮番而至的酷热与暴雨，使今年夏天格外不同。在这个夏天即将结束的时候，我终于做完了《医保改革的经济学分析》的最后工作。这是商务印书馆"经济学前沿译丛"的第三本书。这本书是在许多人的共同努力下完成的，此时，我心中充满了感激。

 感谢朱民博士，他是这本书的推荐者。这本书是由国际货币基金组织研究报告和专家论文结成的文集。这些论文和报告主要来源于由国际货币基金组织举办的"全球医疗改革的挑战、经验和教训国际研讨会"。当时朱民博士作为国际货币基金组织副总裁主持了这次会议。朱民博士说："本书作者都是我在国际货币基金组织工作时的同事，多年来，他们一直关注全球医疗改革，持续地总结各国医改的困难和经验，不懈地为提高人类健康水平做出努力。我很高兴他们的研究成果能够在中国出版。"

 感谢作者贝内迪克特·克莱门茨、戴维·科迪和桑吉夫·古普塔，他们都是国际货币基金组织的工作人员。尽管本书是一本文集，包括了十几位顶级专家对全世界几十个国家医保改革历史变迁和经验教训的研究成果，但三位编者功不可没。正如他们所说，多年来，他们专心研究全球医疗改革进展，以及医改对各国宏观经济和财政政策的影响。

感谢冯润祥先生，他是中国人民银行上海总部国际部主任。本书的主要翻译者大都是其部下，这本书的出版与他的大力支持是分不开的。冯润祥先生曾经长期在中国人民银行国际司工作，有多年海外工作经验，出版过多本经济金融著作。

感谢李玉青处长，她对工作总是充满热情并且认真负责。感谢这本书的翻译者：刘孜群、（前言和致谢）、王宇、李玉青（第一章至第三章）、陈苏燕（第四章和第五章）、卢蕾蕾（第六章至第八章）、王凡平（第九章和第十章）、张勤（第十一章至第十三章）、陈松（第十四章和第十五章）、赵蕾（第十六章和第十七章）。

感谢杨娉博士。杨娉博士在中国人民银行研究局工作，具有很高的理论素养和翻译能力。本书初稿是由多个年轻人分别完成的，为了保证译著的一致性和完整性，杨娉博士对全书各章节进行了校译，付出了许多心血和辛劳。

感谢陈小文博士。他是商务印书馆副总编辑、中国资深翻译家。多年来我在商务印书馆出版的学术著作和译著，都得到了陈总真诚而专业的帮助。

感谢商务印书馆学术中心的李彬先生。他是这本书的责任编辑，他的理论修养、专业水准和敬业精神给我留下了十分美好的印象。

感谢所有阅读此书的人。对于那些能够在下班后和节假日走进图书馆或书店阅读学术著作的人，我一直心怀敬意。

最后，需要说明的是，学术翻译是一种相对个体化的思考和写作，而翻译著作却要求在文字表达、写作风格和结构安排上做到相对一致和完整。为此，我对全书进行了统一翻译、审校和定稿。翻译中出现的任何错误由我负责。

请大家多多批评指正。

王宇

2017 年 8 月 18 日于北京康乐里